DIESES ARBEITSBUCH GEHÖRT:

....
NAME

....
KONTAKT

....

Die Kunst der Aufmerksamkeit ist ein persönliches Buch.
Es geht darin um dich und die Entwicklung deiner Praxis.
Die Kunst der Aufmerksamkeit lädt dich ein, an der Kunst
und den Asana-Sequenzen teilzunehmen, und einen Beitrag
in der sich immer weiter entwickelnden Konversation um
Yoga zu leisten.

DARREN RHODES
DIREKTOR DER YOSTUDIOS IN TUCSON, ARIZONA
UND AUTOR VON YOGA RESOURCE

Die KUNST der AUFMERKSAMKEIT ॐ

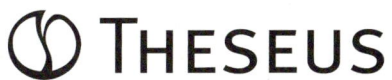

ॐ THESEUS

ॐ

Die KUNST der AUFMERKSAMKEIT ॐ

YOGA PRAXISBUCH

für Lehrer und Praktizierende

ELENA
BROWER

und

ERICA
JAGO

Die amerikanische Originalausgabe
»art of attention – yoga workbook for teachers and practitioners«
wurde im Eigenverlag durch Mittel und Zuwendungen der Indiegogo-Familie veröffentlicht.
Von den dreitausend Kopien der ersten Ausgabe wurden eintausend Bücher
an Yogalehrer in der Ausbildung gespendet.

Copyright © 2012 by Jagoyoga and Virayoga

2. AUFLAGE 2013

Copyright der deutschen Ausgabe © 2013 Theseus
in J. Kamphausen Verlag & Distribution GmbH, Bielefeld

ISBN 978-3-89901-618-5

Übersetzung aus dem Amerikanischen:	Diana Krebs
Projektleitung & Lektorat:	Maren Brand
Layout (in Anlehnung an das Original):	Kerstin Fiebig [ad department, Bielefeld]
Druck & Verarbeitung:	fgb, freiburger graphische betriebe

www.weltinnenraum.de

Unterrichtssequenzen von Elena Brower:	transkribiert von yogaglo.com
Art Direktion, Illustrationen und Design:	Erica Jago
Fotos Kapitel Eins und Vier:	Michael Chichi
Fotos Kapitel Zwei:	Chloe Crespi
Fotos Kapitel Drei:	Alice Marshall
Kapitel Vier und Fünf:	Dominic Neitz
Mandalas:	Sofia Escobar
Portale:	Harlan Emil
Redaktion und Vorwort:	Linda Sparrowe

Wir bedanken uns, aus folgenden Werken zitieren zu dürfen:
»The Reality of Being« von Jeanne de Salzmann, © 2010 von den Erben von Jeanne de Salzmann.
Nachgedruckt in Absprache mit Shambhala Publications Inc., Boston, MA.
www.shambhala.com.

Die Bilder von Black Rock City
sind ausschließliches Eigentum von Burning Man.

Bibliografische Information der Deutschen Nationalbibliothek
Die Deutsche Nationalbibliothek verzeichnet diese Publikation in der Deutschen Nationalbibliografie;
detaillierte bibliografische Daten sind im Internet über http://dnb.d-nb.de abrufbar.

Mit Dank an unsere Familien, Lehrer und Schüler

INHALTSVERZEICHNIS

*Lass deinen Geist
zur Ruhe kommen*

und schaffe Raum zwischen
deinen Gedanken und deinen
Handlungen.

HALTE DIESE WUNDERBARE LEERE
ZWISCHEN DEINEN GEDANKEN.
Deine Organe und dein Oberkörper
bleiben offen und empfangend.

Diene deiner Familie,

deinen Freunden und
deiner Arbeit.

ERFORSCHE DEINE BEMÜHUNGEN.
Welche Opfer bringst du?

*Spüre wie du
feinfühliger wirst.*

Halte diese
Weichheit.

*Übe dich
in Geduld
beim Übergang.*

Finde in jeder
Situation
Vergebung.

FÜHL DICH VERBUNDEN MIT DIR.
Unterstütze dich. Sei dir selbst nah.

SPÜRE
DIE IMMER WÄHRENDE BASIS
der Heilung und Weichheit.

Permanente Ausstrahlung

Bewusste Erweiterung

Bleib

im Fluss

WILLKOMMEN

*Erweitere
deine Bereitschaft*
in allem, was du tust.

Danke, dass du dieses Buch in den Händen hältst. Wir hoffen, dass du dir damit Zeit für dich nimmst, dass du darin deine eigene Stimme findest und es zu einer Ausgangs-basis für deine Yogapraxis und dein Herz wird. Mögen dich diese Sequenzen daran er-innern, dass die Liebe zu dir selbst das einzige Gebet und die wichtigste Übung ist.

Der spirituellste und stärkste Aspekt der menschlichen Natur ist unsere Fähigkeit zur Aufmerksamkeit. **BEWUSSTHEIT.** Unsere Aufmerksamkeit ermöglicht es uns, uns selbst zu erkennen und zu lernen, wie wir uns jeder Situation elegant nähern können. Unsere Fähigkeit zur Selbsterkenntnis und zu sehen, wie wir reagieren, ist der Schlüs-sel, um Unstimmigkeiten zwischen dem inneren und äußeren Dialog zu harmonisieren. Wir lernen, uns selbst zu lieben. Mögen die folgenden Sequenzen diese Harmonie in dir wecken.

Unsere Aufmerksamkeit kunstvoll zu gestalten bedeutet, nachsichtig und ehrlich mit uns zu sein. Dann können wir unseren Mitmenschen in der gleichen Weise begegnen. Nicht immer wissen wir, wie wir in manchen Situationen angemessen reagieren sollen. Wir vergessen, entspannt zu bleiben. Inspiriert durch das Studium der Yogaphiloso-phie, der Handel Coaching-Methode, verschiedenen Traditionen des Hatha Yoga und die Lehren des Vierten Weges, beschreibt dieses Buch fünf Yogasequenzen, die uns gezielt zur inneren Arbeit führen. Es ist eine Arbeit des Zuhörens, des Respekts, des Vertrauens und Heilens.

Die Übungen sind in drei Bereiche unterteilt: **SANKALPA** erklärt die Absicht der Übung. Die **DREI-WELLEN-SEQUENZ** hat eine spezielle Öffnung in deinem Körper während der Übungsfolge zum Ziel. Mit dem **AUFWACHEN** schließt du deine Yoga-sequenz ab. Die leeren Seiten am Ende jedes Kapitels möchten dich dazu motivie-ren, deine persönlichen Notizen, Intentionen und eigene Sequenzen festzuhalten.

SCHAFFE DIR INNERLICH RAUM
für deine Atmung.

Während wir uns in den Asanas und in deren Übergängen befinden, lösen wir die Spannung auf und finden Vergebung. Wir wandeln Schuld und Scham in friedliche Dankbarkeit um. Wir betrachten unsere Gedanken mit einem gewissen Abstand. Sanft lösen wir uns von ihnen und sehen stattdessen die Einheit, die wir bilden. Statt uns blind von unseren Annahmen leiten zu lassen, erfahren wir die höchsten Möglichkeiten in unserem Handeln und unserem Denken. Wir kultivieren eine Umgebung der Dankbarkeit in unserem Dasein, unserem Zuhause und unserer Übungspraxis. Wir wollen ein Beispiel für die Menschen in unserem Leben sein.

Egal, ob du Schüler oder Yogalehrer bist: Wir laden dich ein, innezuhalten, deine Erfahrungen zu reflektieren und aktiv zu entwerfen. Mögen dir diese Sequenzen Offenheit, Mut und Verbindung bringen.

ELENA UND ERICA

DIE KUNST DER AUFMERKSAMKEIT

VORWORT

Im Altertum war das physische Yoga ein Mittel, um den Körper zu kontrollieren und um sich auf die Herausforderungen der Meditation vorzubereiten. Heute umfasst die Asana-Praxis hunderte von Haltungen und steht für eine körperliche Meditation, die uns zu einem verbesserten Selbstverständnis führt und ein Bewusstsein weckt, wie wir mit der Welt interagieren. Asanas wecken unseren Körper auf, stabilisieren, stärken, besänftigen und öffnen ihn.

Wenn wir die Kunst der Aufmerksamkeit in unsere Praxis mit einbeziehen, so wird all das Biegen und Dehnen, das Drehen und Auf-den-Kopf-stellen, was wir Yoga nennen, zu einem kraftvollen Weg für einen klareren Geist und für ein offeneres Herz. Dann geschieht Magie. Die eigenen Stärken und Schwächen zu kennen, **OHNE BEWERTUNG**, gibt uns die Möglichkeit, unsere Beziehung zu uns selbst zu transformieren und unsere angeborene Güte zu erkennen. Diese drei Aspekte – physische Praxis, Selbsterkenntnis und die Aufgabe zu dem zu kommen, was Yogis „müheloses Sein" nennen – fließen zusammen, um aus Yoga zu allererst eine spirituelle Praxis zu machen.

Elena und Erica haben diese drei Konzepte zu einem kostbaren, kunstvollen und wirklich inspirierenden Werk zusammengeflochten. Durch wunderschöne Fotografien, tiefgründige Einsichten und praktische Schritt-für-Schritt-Anweisungen, geben sie sowohl Studenten als auch Lehrern konkrete Werkzeuge, um sich mit den tieferen Aspekten ihres Seins zu verbinden und um der Welt mitfühlender und vollkommen präsent zu begegnen. Elenas Sequenzen öffnen und erden den Körper. Sie lenken unsere Aufmerksamkeit auf das, womit wir am meisten vertraut sind: mit den Muskeln und Knochen unseres Daseins. Diese Disziplin für die physische Praxis – **TAPAS** in Sanskrit – ermöglicht es uns, die Weisheit des Körpers zu erschließen. Sie ermöglicht den ersten Schritt auf dem Weg zu Vertrauen, Respekt und schließlich zu unserer Heilung. Im Zusammenspiel mit Ericas meisterhaftem Design laden uns Elenas Instruktionen und Fragen dazu ein zu handeln – auf unseren Yogamatten und in unserem Leben. Wir erhalten eine Anleitung, die uns zur Heilung führt.

Während wir uns unserer physischen Form bewusster werden, sind wir dazu eingeladen, unsere Handlungen und Aktionen zu erkennen und zu reflektieren. Dieses Konzept von **SVADHYAYA** – Selbst-Erforschung – hilft uns dabei, die Muster und Gewohnheiten zu identifizieren, die uns in negativen Gefühlen festhalten. Es ermöglicht uns, diese Muster und Gewohnheiten von einem Ort der Akzeptanz zu betrachten statt sie zu werten. Die Sequenzen und Meditationstechniken helfen uns, Schuld und andere selbstzerstörerische Gedanken und Gefühle loszulassen, die uns nicht länger dienlich sind. Indem wir uns selbst und anderen vergeben, können wir jegliches Gefühl von Getrenntheit auflösen.

Wenn wir unsere Ängste und Unsicherheiten loslassen und unsere wahre Natur annehmen, so lernen wir, was es bedeutet, am Leben zu sein. In diesem Akt des Vertrauens, **ISHVARA PRANIDHANA**, kultivieren wir einen Geist, der uns die göttliche Essenz in allen Wesen sehen lässt – einschließlich in uns selbst. Durch die Klarheit der Übungen in diesem Buch werden wir aufgefordert, unser Yoga in all unseren Handlungen zu leben, unsere Anhaftung an Resultate aufzugeben, die in der Zukunft liegen, und mit Dankbarkeit im gegenwärtigen Augenblick zu leben.

Ich möchte dich dazu ermutigen, dieses Buch intensiv zu studieren und das zu erleben, was es zu geben hat. Die Bildsprache und das Design werden dich inspirieren, dein Yoga zu tanzen und in den Übergängen von einer Asana zur nächsten zu fliessen. Du wirst Ericas Zeichnungen der Yogasequenzen und Elenas prägnante Betrachtungen im Buch als wertvolle Lernmittel empfinden. Und wenn du das letzte Kapitel beendet hast, wirst du diesen beiden unglaublichen Frauen dankbar für den Geist ihrer Zusammenarbeit sein, der sich auf jeder Seite bemerkbar macht und der die wahre Bedeutung von Yoga in einer großartigen und herzöffnenden Weise offenbart.

LINDA SPARROWE
CHEFREDAKTEURIN, YOGA INTERNATIONAL

MC YOGI

VERGEBUNG GESCHIEHT NICHT IMMER SOFORT, ABER DER PROZESS DER VERGE-BUNG KANN SOFORT BEGINNEN. Wer sich bewusst auf den Prozess der Vergebung einlässt, der tritt eine Reise zu einem tieferen Verständnis an und erkennt, dass nichts ohne einen Grund passiert. Wenn es uns gelingt, Weisheit aus unseren vergangenen Dramen und Traumata zu gewinnen, haben wir einen direkten Zugang zu tieferem Wissen. Wenn wir zurückblicken, können wir selbst für die Dinge, die uns in der Vergangenheit passiert sind, Dankbarkeit empfinden: Sie haben uns dabei geholfen, zu wachsen und achtsamer zu werden.

Die Kunst der Aufmerksamkeit und die Kultivierung von Mitgefühl ist häufig mit viel Arbeit verbunden. Aber es ist wichtig, sich daran zu erinnern, dass diese Arbeit äußerst lohnenswert ist. Wenn wir vergeben, fällt eine große Last von uns ab.

Wir können klarer denken und sehen. Wir haben einen besseren Zugang zu der Energiequelle in uns – und um uns herum. Die Energie, die zuvor von der Vergangenheit aufgefressen wurde, wird nun zu einer offenen Ressource für ein Leben im Hier und Jetzt.

Der Prozess der Vergebung kann darüber hinaus demütig machen. Uns wird bewusst, dass es da draußen vermutlich auch jemanden gibt, dessen Vergebung wir benötigen.

Wenn wir uns und anderen vergeben, dann eilt das ganze Universum zur Hilfe, um uns in diesem heilenden Prozess zu unterstützen.

Die Yogis vergleichen den Prozess, Weisheit aus unseren Erfahrungen zu ziehen, mit einer Biene, die Blütenstaub für den Nektar sammelt. Die Biene transportiert immer eine kleine Portion Gift mit den Pollen. Und wenn sie dies zurück in den Bienenstock bringt, wird es in Nektar umgewandelt. Wenn wir lernen, negative Situationen in pure Weisheit umzuwandeln, so ist das ein Zeichen, dass wir uns in unserer Yoga- und Meditationspraxis weiterentwickeln.

Wenn wir im Umgang mit Liebe und Mitgefühl geschickter werden, wird die schwere Last, die wir mit uns herumschleppen, leichter – und verschwindet allmählich. Wenn wir es schaffen, Dankbarkeit in unserem Prozess der Vergebung zu finden, wissen wir, dass wir es auf die andere Seite geschafft haben.

Verzeihen ist eine Eigenschaft des Starken.

MAHATMA GANDHI

ICH LADE DICH EIN,
SPANNUNG IN VERGEBUNG UMZUWANDELN.

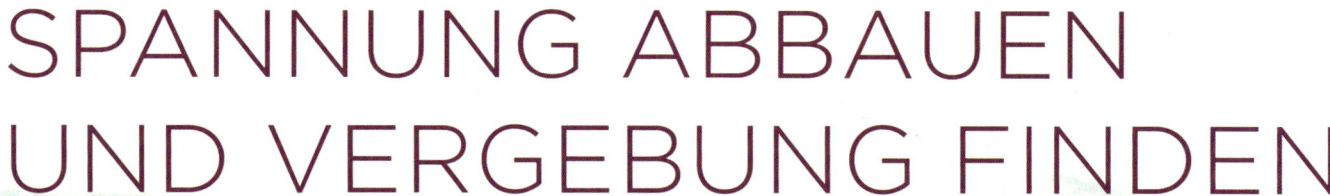

SPANNUNG ABBAUEN
UND VERGEBUNG FINDEN

Schnelle, fließende Sequenz mit dem Fokus, Geschwindigkeit zu erhöhen und Stabilität zu verbessern. Gleichzeitig wird Spannung im Körper abgebaut. Dieses Prinzip kann sowohl auf Asanas als auch auf tägliche Begegnungen und Beziehungen übertragen werden. Die folgende Sequenz macht uns durchlässiger und leichter, stärker und weicher zugleich. Wir lernen, uns selbst und anderen zu vergeben.

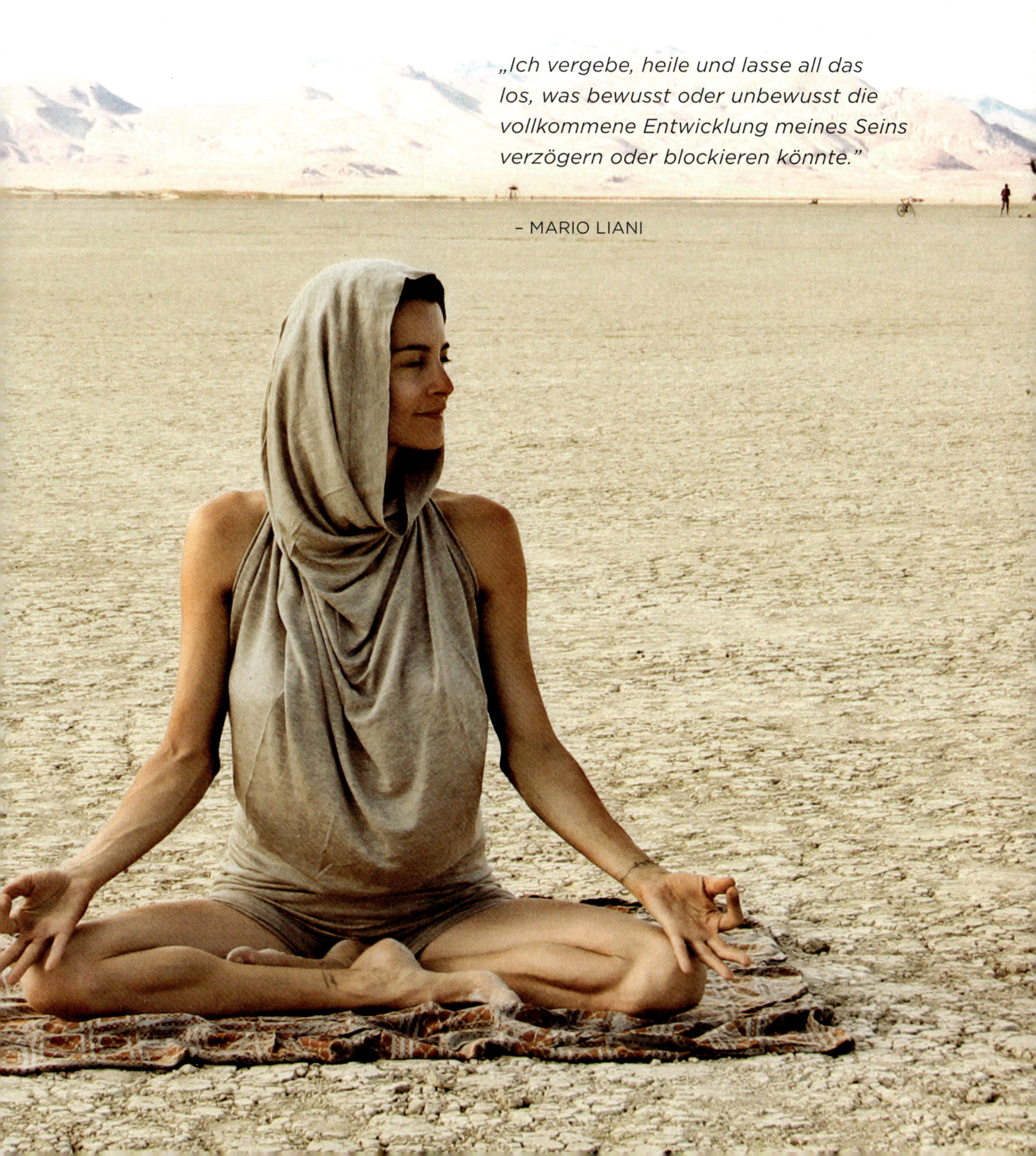

KAPITEL EINS

„Ich vergebe, heile und lasse all das
los, was bewusst oder unbewusst die
vollkommene Entwicklung meines Seins
verzögern oder blockieren könnte."

– MARIO LIANI

WILLKOMMEN. NIMM EINEN BEQUEMEN SITZ EIN.

Schließe sanft deine Augen und lege deine Hände auf die Oberschenkel. Neige dein Kinn zur Brust. Dies ist eine fließende Sequenz mit steigender Geschwindigkeit. Wir üben, das Tempo zu erhöhen und gleichzeitig körperliche Spannungen abzubauen.

Ich las einmal eine Geschichte über einen Mann, der in seiner Jugend seinem Vater dabei half, Häuser zu streichen. Sein Vater war Maler und bereits in seinen Sechzigern, und damit fast dreimal so alt wie sein Sohn. Dennoch arbeitete er zweimal so schnell. Als der Sohn fragte, wie es denn möglich sei, so schnell und gründlich zu arbeiten, entgegnete der Vater: „Das Geheimnis ist, schneller und gleichzeitig körperlich ruhiger zu werden."

Es gibt immer wieder Momente in unserem Alltag, in unserer Asanapraxis und in unseren Gedanken, in denen wir die Wahl haben, bewusst Spannung herauszunehmen, obwohl das Tempo anzieht.

Übe es: Du fühlst dich wacher, durchlässiger, einsichtiger und schaffst genügend Raum für Vergebung, egal in welcher Situation.

Bring die Hände vor deinem Herzen zusammen. Verbinde dich mit deinem Herzen. Nimm bewusst das Tempo raus.

Solltest du dich zu irgendeinem Zeitpunkt von dir oder deiner Umwelt getrennt fühlen, so ist dies ein Zeichen dafür, dass du dich nach mehr Verbundenheit sehnst.

Atme tief ein.

ॐ

OM NAMAH SHIVAYA

Ich verbeuge mich vor dem Guten in mir.

Neige dein Kinn zur Brust. Bleibe während der gesamten Sequenz mit Dir verbunden, egal wie schnell du dich bewegst. Je näher du bei dir selbst bleibst, um so weniger Anspannung spürst du – und um so mehr erlebst du innere Verbindung und Vergebung.

SPANNUNG ABBAUEN UND VERGEBUNG FINDEN

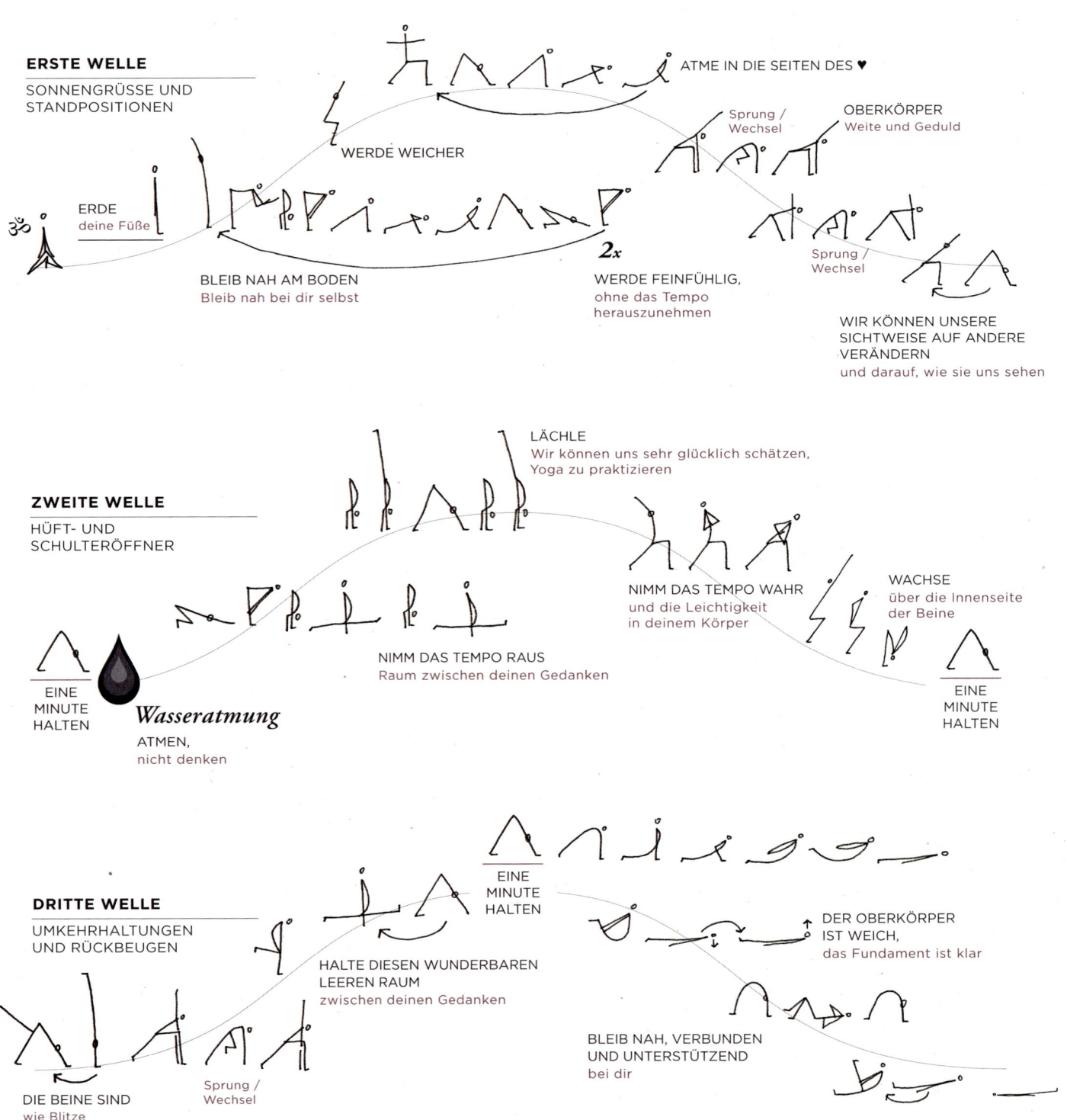

ERSTE WELLE

SONNENGRÜSSE UND
STANDPOSITIONEN

ATME IN DIE SEITEN DES ♥

WERDE WEICHER

Sprung /
Wechsel

OBERKÖRPER
Weite und Geduld

ERDE
deine Füße

BLEIB NAH AM BODEN
Bleib nah bei dir selbst

2x

WERDE FEINFÜHLIG,
ohne das Tempo
herauszunehmen

Sprung /
Wechsel

WIR KÖNNEN UNSERE
SICHTWEISE AUF ANDERE
VERÄNDERN
und darauf, wie sie uns sehen

ZWEITE WELLE

HÜFT- UND
SCHULTERÖFFNER

LÄCHLE
Wir können uns sehr glücklich schätzen,
Yoga zu praktizieren

NIMM DAS TEMPO WAHR
und die Leichtigkeit
in deinem Körper

WACHSE
über die Innenseite
der Beine

EINE
MINUTE
HALTEN

Wasseratmung

ATMEN,
nicht denken

NIMM DAS TEMPO RAUS
Raum zwischen deinen Gedanken

EINE
MINUTE
HALTEN

DRITTE WELLE

UMKEHRHALTUNGEN
UND RÜCKBEUGEN

EINE
MINUTE
HALTEN

HALTE DIESEN WUNDERBAREN
LEEREN RAUM
zwischen deinen Gedanken

DER OBERKÖRPER
IST WEICH,
das Fundament ist klar

BLEIB NAH, VERBUNDEN
UND UNTERSTÜTZEND
bei dir

DIE BEINE SIND
wie Blitze

Sprung /
Wechsel

SPÜRE DIE BASIS FÜR
HEILUNG UND WEICHHEIT,
die immer präsent ist

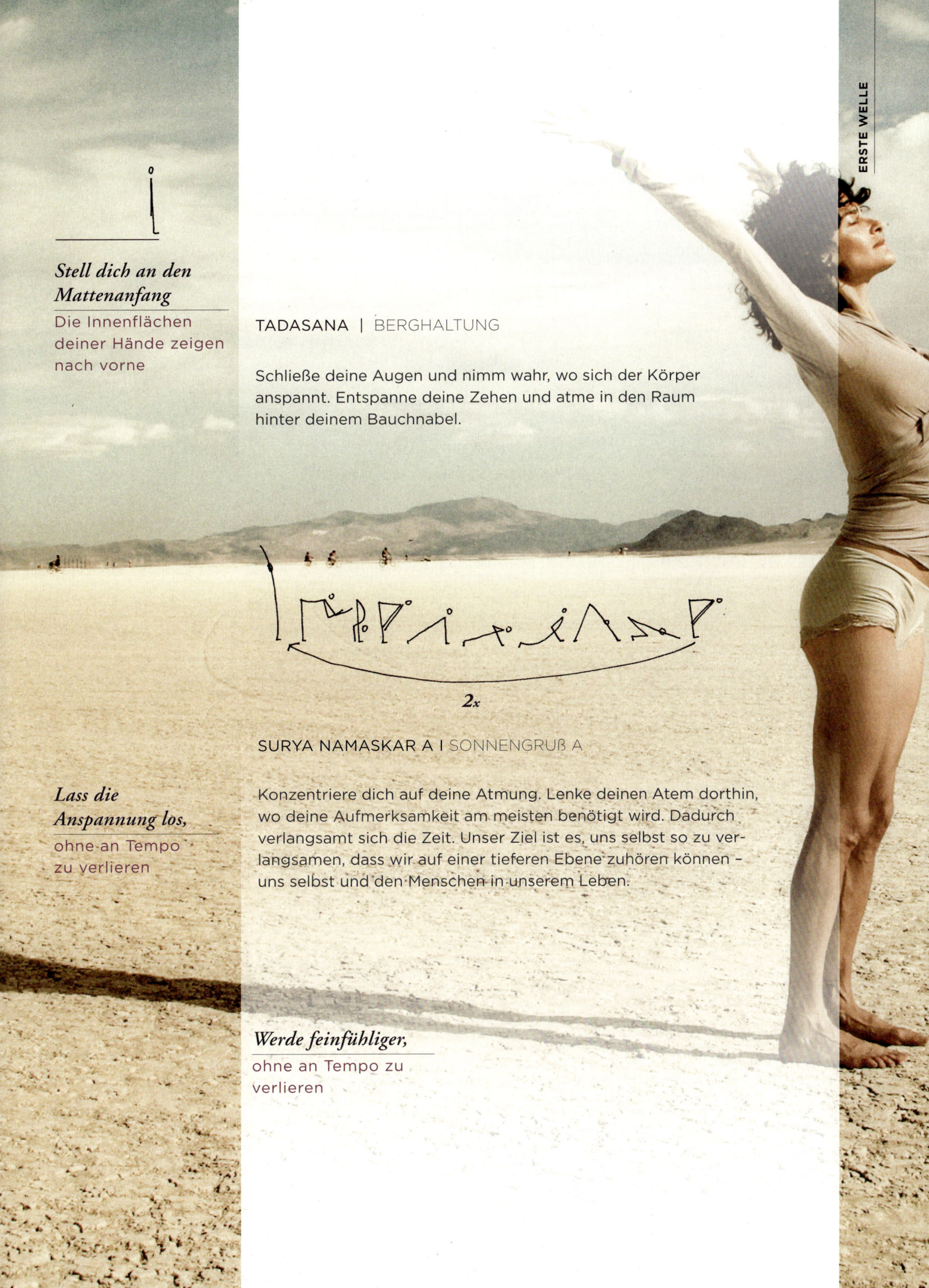

Stell dich an den Mattenanfang
Die Innenflächen deiner Hände zeigen nach vorne

TADASANA | BERGHALTUNG

Schließe deine Augen und nimm wahr, wo sich der Körper anspannt. Entspanne deine Zehen und atme in den Raum hinter deinem Bauchnabel.

2x

SURYA NAMASKAR A | SONNENGRUSS A

Lass die Anspannung los,
ohne an Tempo zu verlieren

Konzentriere dich auf deine Atmung. Lenke deinen Atem dorthin, wo deine Aufmerksamkeit am meisten benötigt wird. Dadurch verlangsamt sich die Zeit. Unser Ziel ist es, uns selbst so zu verlangsamen, dass wir auf einer tieferen Ebene zuhören können – uns selbst und den Menschen in unserem Leben.

Werde feinfühliger,
ohne an Tempo zu verlieren

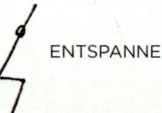 ENTSPANNE

UTKATASANA | STUHLPOSITION

Entspanne deine Augäpfel, Augenhöhlen und den Raum hinter den Augen. Halte deine Oberschenkelknochen in den Leisten entspannt. Werde an der Rückseite deines Bauchnabels weicher und ziehe ihn sanft nach oben Richtung Lungen. Werde in den Schlüsselbeinen weiter.

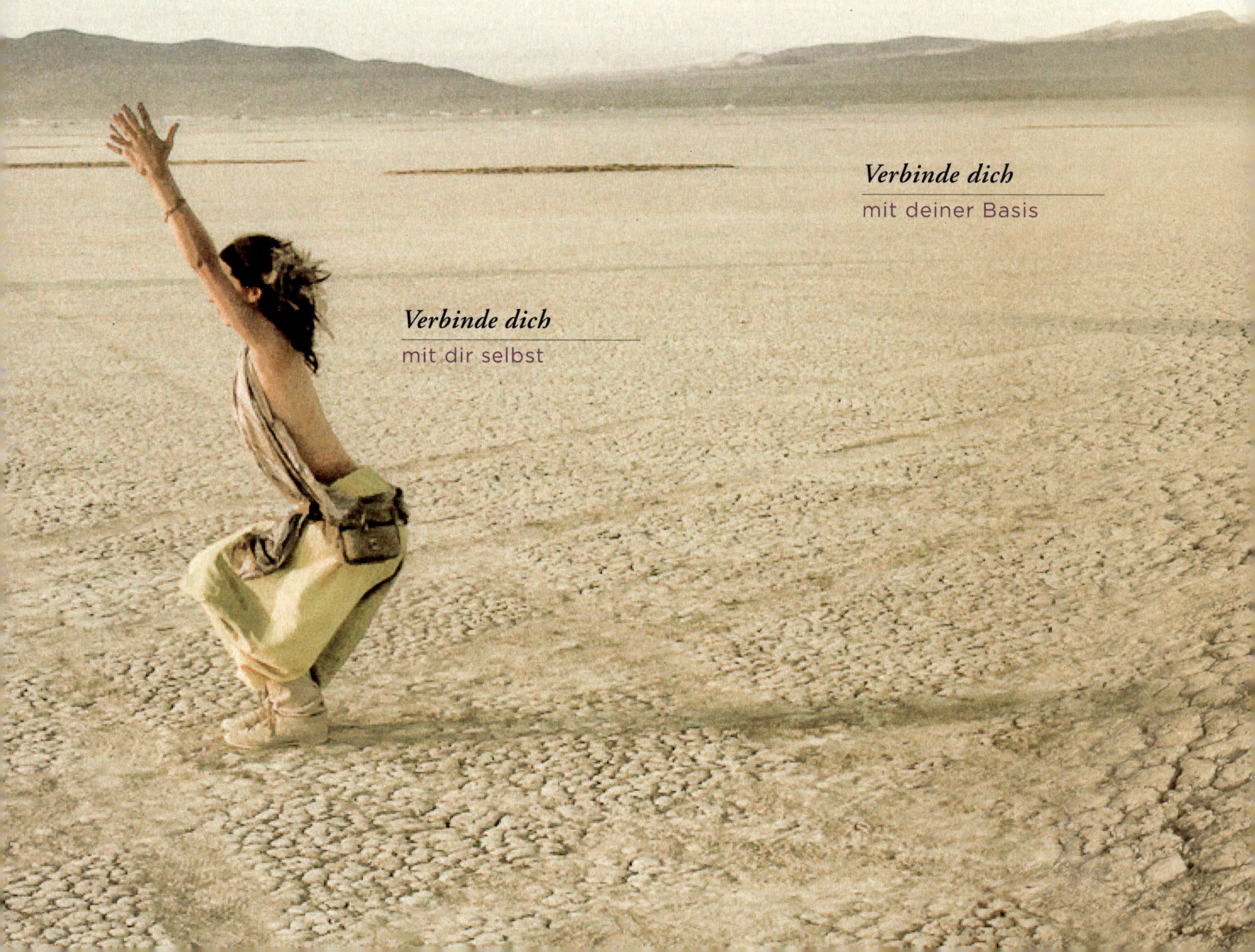

Verbinde dich
mit deiner Basis

Verbinde dich
mit dir selbst

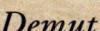

VIRABHADRASANA II | KRIEGER II

Übe dich in Demut. Auch wenn du dich in alle Richtungen
ausdehnst, schließe deine Augen, entspanne deine Haut und übe
dich in Demut. Demut ist eine Form des respektvollen Zuhörens,
ist Einfühlungsvermögen. Diese Form des Zuhörens stoppt jegliche
Anspannung in deinem Körper: zellulär, muskulär und im Nervensystem. Du bleibst im Fluss des Augenblicks.

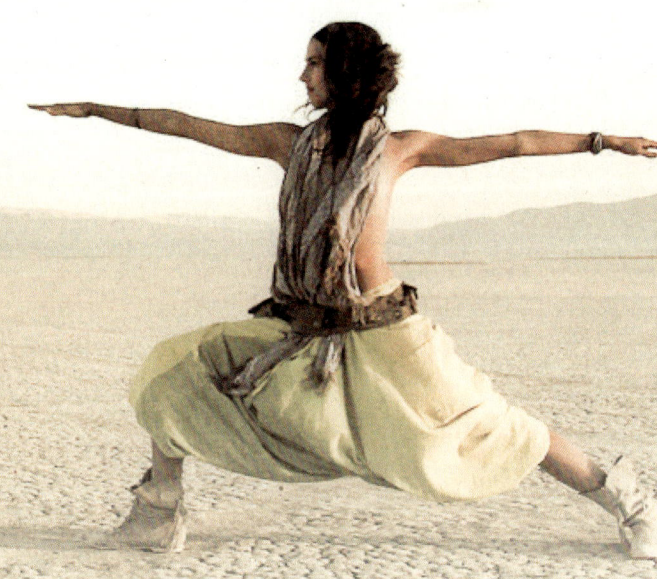

**Zuhören stoppt
Anspannung**
auf zellulärer,
muskulärer und
der Ebene des
Nervensystems

Demut
ist eine Form
des Zuhörens

Deine Beine bleiben die ganze Zeit stabil, kraftvoll und
geerdet. Der restliche Körper ist offen, weich, wachsam
und demütig.

Beuge dein vorderes Knie tiefer, indem du das vordere Gesäß weiter
unter dich führst. Dreh die Oberschenkelinnenseite des vorderen Beines
leicht nach außen. Beuge nun dein vorderes Knie noch etwas tiefer.
Spüre in deinen Körper hinein und fühle, wo sich der Körper anspannt.
Werde weicher und halte deine Beine kraftvoll.

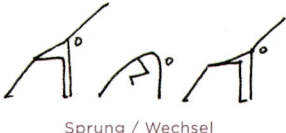

Sprung / Wechsel

UTTHITA PARSVAKONASANA | GESTRECKTER SEITWINKEL

Stell die Fingerspitzen an die Außenseite deines nach vorne gerichteten Fußes. Dein Knie drückt gegen den Oberarm. Dieser Stabilisierungspunkt hilft dir, die vordere Hüfte weiter unter den Körper zu bringen.
Meine Iyengarlehrerin Nikki Costello hat mich auf diesen kleinen, aber sehr wichtigen Unterschied aufmerksam gemacht: *Halte den äußeren Fußballen des hinteren Fußes fest in den Boden gedrückt und spüre dabei die Innenkante des Fußballens.* Diese Methode verbindet dich mit deiner Basis und schafft einen Zugang zur Körperrückseite. Das wiederum öffnet das Herz und macht uns feinfühliger, ohne dass wir dabei an Erdung oder Stabilität verlieren. Beuge dein vorderes Knie tiefer, atme in den Raum hinter deinem Bauchnabel und gehe in eine leichte Rückbeuge, während du dein Steißbein nach unten und innen verlängerst. Von deinen Hüften weitet sich Energie nach außen aus. Entspann deine Augen.

Oberkörper =
Öffnung + Geduld

Wechsel die Seite mit einem Sprungwechsel, wenn du bereit bist.

Kultiviere Stärke und Stabilität in der unteren Körperhälfte. Übe aufrichtiges Zuhören, Raum und Geduld in der oberen Körperhälfte.

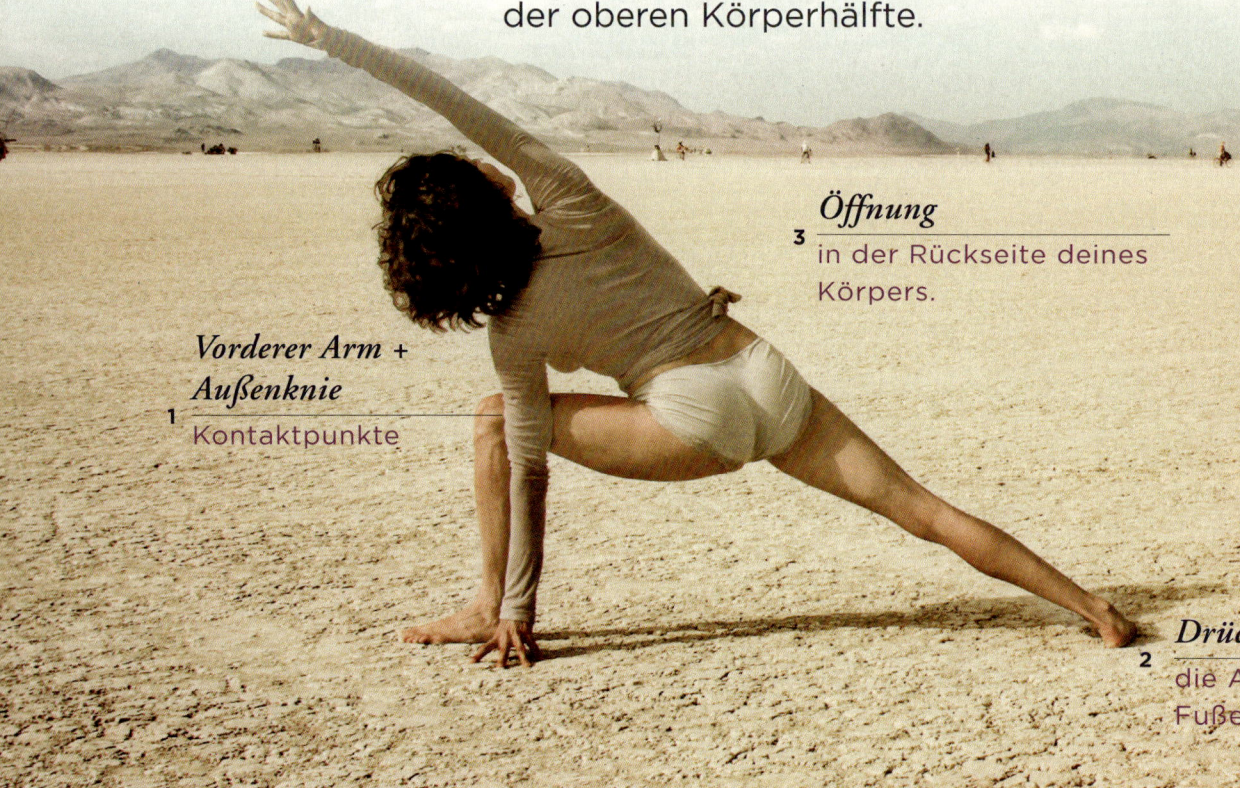

Öffnung
3 in der Rückseite deines Körpers.

Vorderer Arm +
Außenknie
1 Kontaktpunkte

Drück
2 die Außenkante des Fußes in den Boden

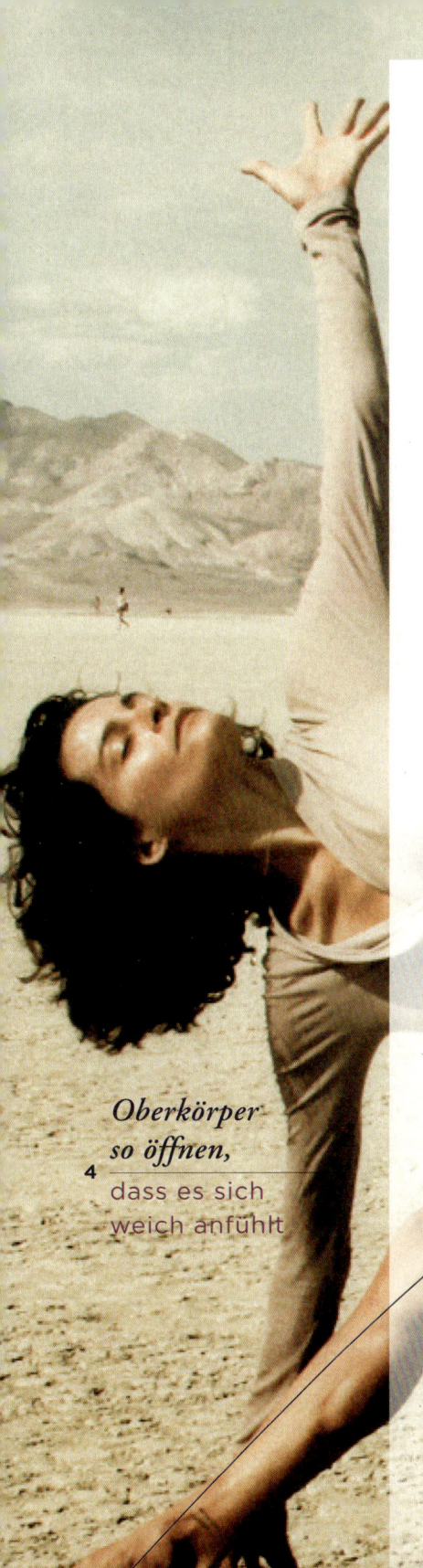

Sprung / Wechsel

UTTHITA TRIKONASANA | DREIECK

Zieh deine Füße energetisch zueinander. Hebe deine inneren Fersen in Richtung deiner Leisten und drehe die Innenseite deiner oberen Hüfte nach hinten, um weiter im Becken zu werden. Werde weich. Verlängere nun dein Steißbein. Führ deinen Oberkörper in eine leichte und respektvolle Rückbeuge. Zieh deinen Bauchnabel nach innen und empfange ein paar Atemzüge. Beuge dein vorderes Bein, um springend die Seiten zu wechseln.

Sieh die Schönheit dieses Übergangs, während du einen Sprungwechsel machst, um die Seite zu wechseln.

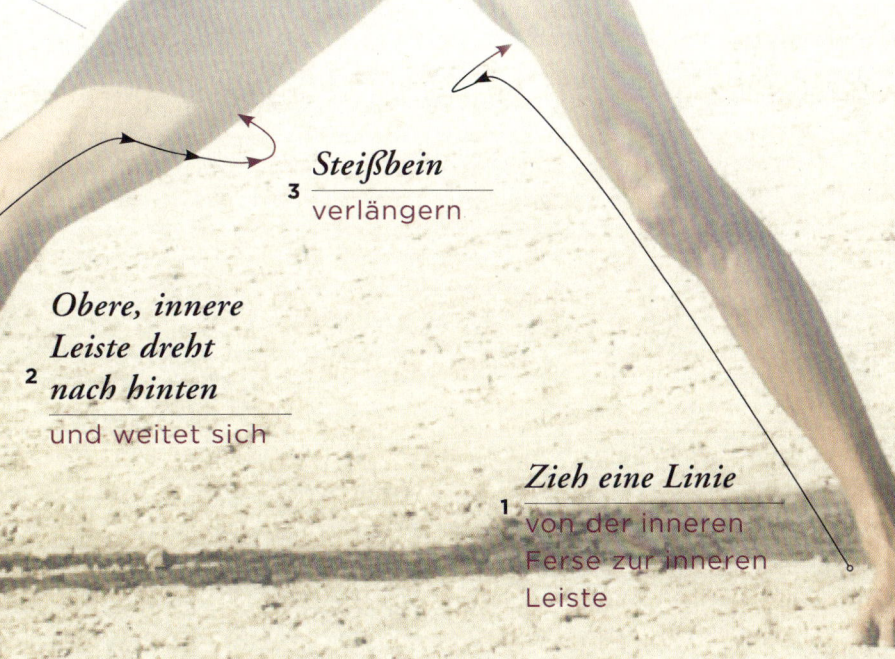

Oberkörper so öffnen,
4 dass es sich weich anfühlt

Steißbein
3 verlängern

Obere, innere Leiste dreht nach hinten
2 und weitet sich

Zieh eine Linie
1 von der inneren Ferse zur inneren Leiste

Wenn wir aufmerksam sind, fällt es uns leichter, den Boden unter unseren Füßen wahrzunehmen. Versuche in allen Gesprächen durchlässig und empfänglich, ohne eigene Annahmen oder vorgefasste Meinungen, zuzuhören.

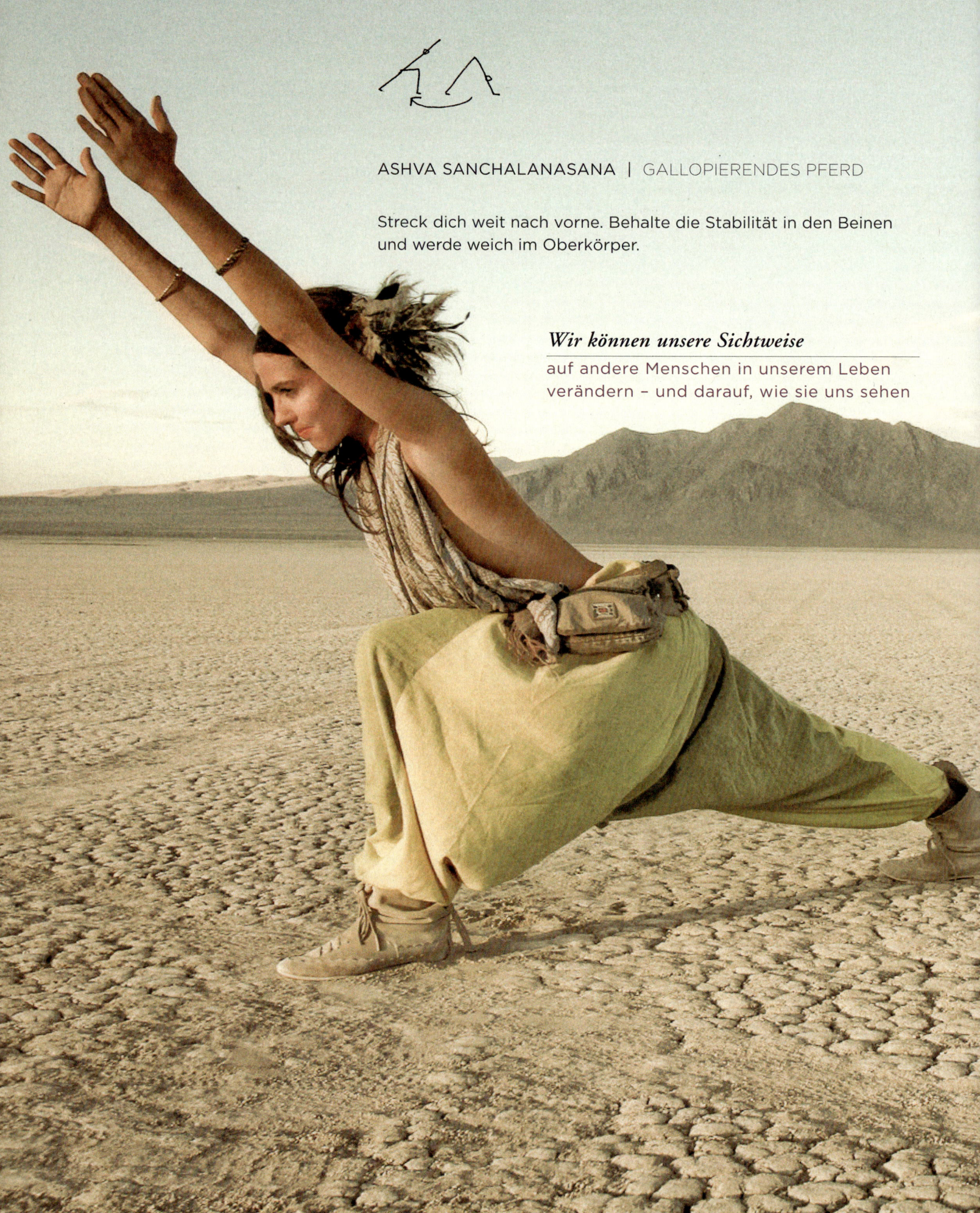

ASHVA SANCHALANASANA | GALLOPIERENDES PFERD

Streck dich weit nach vorne. Behalte die Stabilität in den Beinen
und werde weich im Oberkörper.

Wir können unsere Sichtweise
auf andere Menschen in unserem Leben
verändern – und darauf, wie sie uns sehen

EINE
MINUTE
HALTEN

ADHO MUKHA SHVANASANA | NACH UNTEN SCHAUENDER HUND

Stabile Beine. Schieb deine inneren Oberschenkel nach hinten und oben.

*Spüre, wie dich
diese Bewegung*
weicher macht

*Dein Mund
ist leicht geöffnet,*
die Lippen berühren
sich kaum.

WASSERATMUNG
nach
SALLY KEMPTON

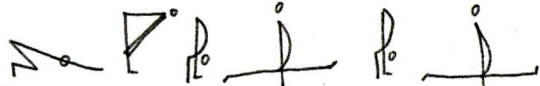

UTTANASANA | VORWÄRTSBEUGE
HANUMANASANA | SPAGAT

Führ deinen linken Fuß aus Uttanasana heraus an das hintere Ende der Yogamatte. Schieb deinen vorderen Fuß zum vorderen Mattenrand. Halt inne. Zieh deine Füße in Hanumanasana, dem Spagat, energetisch zueinander. Dadurch generierst du Stabilität und Klarheit. Beuge nun deinen Oberkörper nach vorne über das ausgestreckte Bein, dehne dich sanft über beide Beine aus.

Fünf bis zehn tiefe Atemzüge halten, wechsele dann die Seite.

DER UNTERSCHIED: Werde weicher in Gesicht und Nacken. Trau dich, dies auch in Gesprächen zu tun – bleib geerdet und empfänglich gleichzeitig. Du wirst immer wieder die gleiche Reaktion erleben, solange du nicht weißt, wie du geerdet bleibst. **ÜBE DICH IN VERTRAUEN:** Werde weicher im Oberkörper, um ein Verständnis für Vertrauen zu erlangen. Jeder einzelne von uns hat die Fähigkeit, die Grenzen der Sinneswahrnehmungen zu überschreiten und wirklich „zu sehen". Die Yogapraxis hilft uns, dies zu tun.

*Deine Beine waren
niemals kraftvoller*
Dein Oberkörper war
niemals weicher

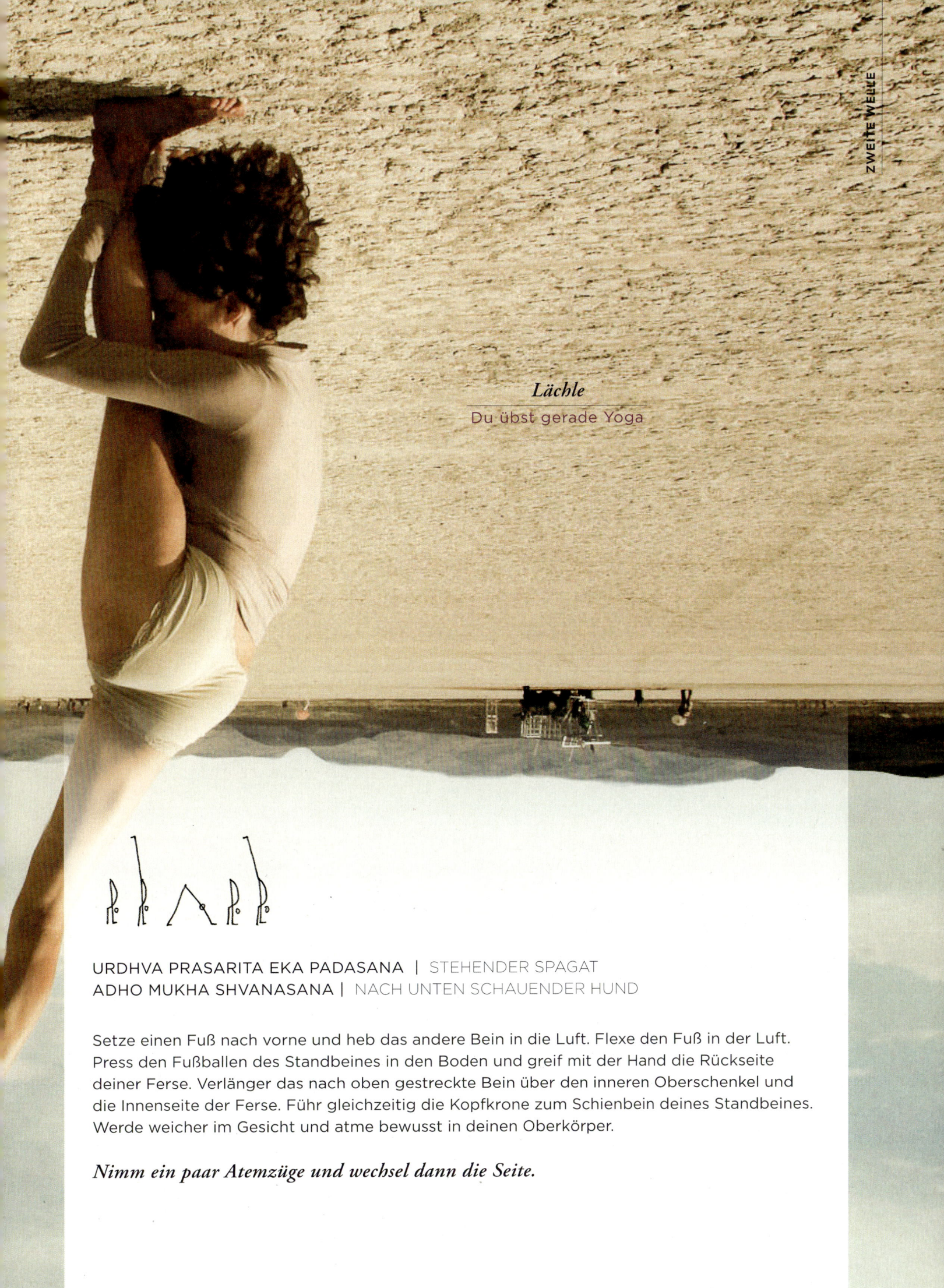

Lächle
Du übst gerade Yoga

URDHVA PRASARITA EKA PADASANA | STEHENDER SPAGAT
ADHO MUKHA SHVANASANA | NACH UNTEN SCHAUENDER HUND

Setze einen Fuß nach vorne und heb das andere Bein in die Luft. Flexe den Fuß in der Luft. Press den Fußballen des Standbeines in den Boden und greif mit der Hand die Rückseite deiner Ferse. Verlänger das nach oben gestreckte Bein über den inneren Oberschenkel und die Innenseite der Ferse. Führ gleichzeitig die Kopfkrone zum Schienbein deines Standbeines. Werde weicher im Gesicht und atme bewusst in deinen Oberkörper.

Nimm ein paar Atemzüge und wechsel dann die Seite.

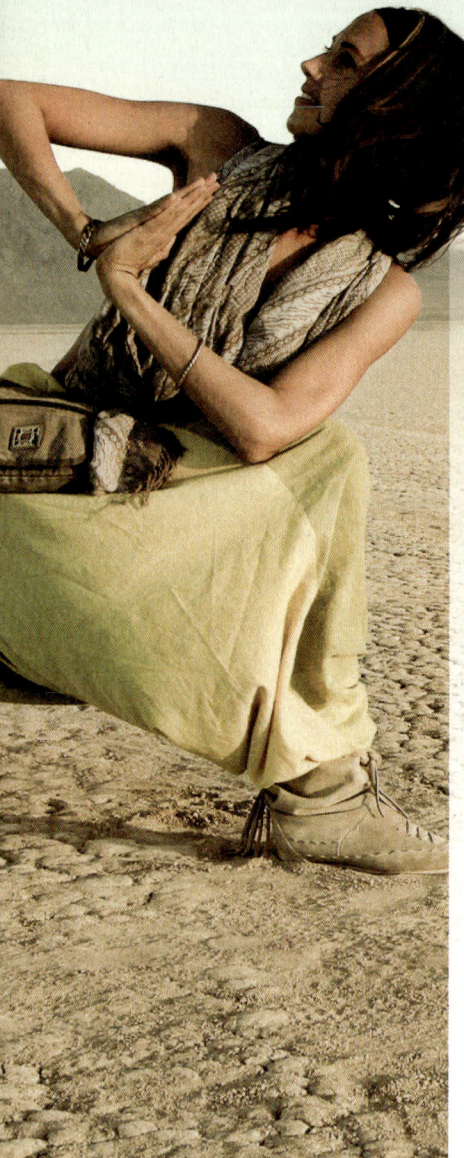

PARIVRITTA ANJANEYASANA MIT ANJALI MUDRA |
GEDREHTER AUSFALLSCHRITT MIT HÄNDEN VOR DEM HERZEN

Tritt aus dem nach unten schauenden Hund nach vorne in den tiefen Ausfallschritt. Atme ein und bring deine Arme nach oben. Atme aus und führ die Hände vor deinem Herzen zusammen. Atme tief ein, um innerlich weit zu werden. Dreh deinen Oberkörper über dein vorderes Bein und führ den entgegengesetzten Ellenbogen an das Knie. Zieh die Füße energetisch zusammen und dreh den Ober-schenkel des gestreckten Beines nach innen. Werde weicher im Oberkörper und atme tief. Dreh dich von der unteren Lunge aus zur Seite, deine Beine bleiben kraftvoll und die Spannung fällt von dir ab. Beobachte für zwei weitere Atemzüge die Geschwindigkeit und die Leichtigkeit in deinem Körper.

Bring die Hände zurück auf die Matte. Nach unten schauender Hund.
Seite wechseln.

UTKATASANA | STUHLPOSITION ZU UTTANASANA | STEHENDE
VORWÄRTSBEUGE MIT VERSCHRÄNKTEN HÄNDEN

Mehr Länge
über die Innenseite
deiner Beine

Verschränke deine Hände hinter dem Rücken, um deine Schultern zu öffnen. Press die Handflächen aufeinander. Atme zwischen deine Schulterblätter und in den Raum hinter deinem Herzen. Atme zwei bis fünf Mal ein und aus. Fühle, wie du integrierter und weicher wirst. Mit der nächsten Ausatmung bring deine Arme nach oben über deinen Kopf. Streck deine Beine und entspanne die Zehen. Heb deine inneren Fersen zur Innenseite deiner Knie und zu den inneren Leisten. Weite den Raum zwischen der Innenseite deiner Knie und der Innenseite deiner Oberschenkel, um dein Kreuzbein zu stabilisieren. Atme tief in deinen unteren Rücken.

Fünf bis zehn tiefe Atemzüge, führe dann deine Hände
sanft zum Boden.

ADHO MUKHA SHVANASANA | NACH UNTEN SCHAUENDER HUND

Deine Hände sind ein Teil deiner Basis. Hände und Arme sind kraftvoll, deine inneren Organe sind weich und weit. Inspiriert durch meine liebe Freundin und Kollegin Christina Sell, genieße nun eine Minute im nach unten schauenden Hund. Während du atmest, fühlst du in dich hinein und fragst dich: Kann ich in meinem Geist, meinen Augen und meinem Herzen weicher werden?

EINE
MINUTE
HALTEN

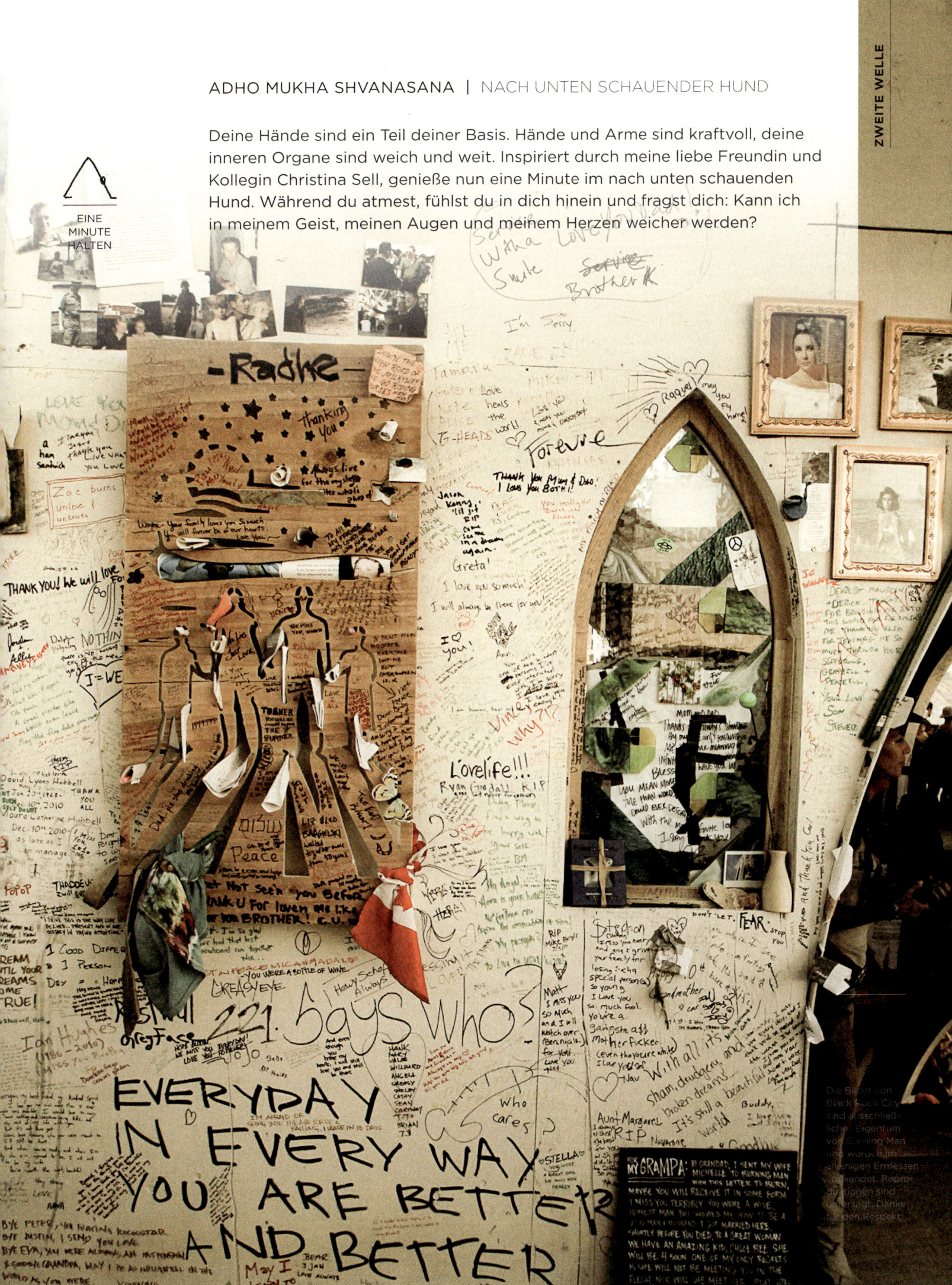

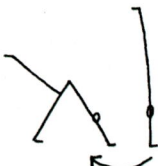

VRKSASANA | HANDSTAND

Übe an der Wand oder im freien Raum in der Mitte des Zimmers. Entspann deine Organe, deinen Bauch und dein Gesicht. Halte deine Beine und Arme stabil und schick deine Atmung in deinen ganzen Körper.

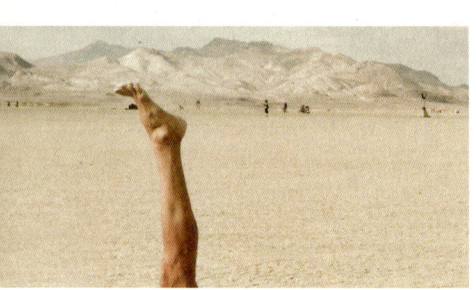

Deine Beine
_____

sind wie Blitze

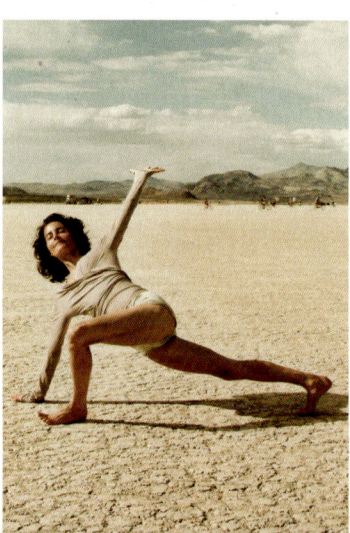

Sprung / Wechsel

Atmen
_____

und weit denken

PARIVRITTA ANJANEYASANA | DREHUNG IM AUSFALLSCHRITT

Aus dem nach unten schauenden Hund stellst du deinen rechten Fuß außerhalb deiner rechten Hand und streckst dann deinen rechten Arm nach oben. Halte deine Beine stabil und atme tief in beide Lungen. Bleib innerlich weich. Heb die obere Lunge, um deine untere Lunge mehr nach vorne zu drehen. Atme bis zu fünfmal. Dehne dich über deine Hüfte bis in die Füße aus. Dein Körper bleibt entspannt.

Kehr zurück in den nach unten schauenden Hund. Bring nun den linken Fuß nach vorne und streck den linken Arm nach oben aus.

BAKASANA | KRÄHE

Dein Brustkorb bleibt weit und offen im nach unten schauenden Hund. Lauf mit deinen Füßen nach vorne. Drück die Knie gegen deine Oberarme. Bring deine Füße auf dem Boden zusammen, so dass sich die großen Zehen berühren. Atme in deine Körperrückseite und drücke deine Knie in deine Oberarme. Atme in dein Herz und richte den Blick nach vorne. Atme wieder ein, zieh deine Knie zusammen und heb die Füße an, während sich dein Rücken leicht rundet. Atme aus, um Füße und Gesäß weiter anzuheben. Richte deinen Blick und dein Herz nach vorne. Zweimal tief ein- und ausatmen.

Halte diese wunderbare Leere
zwischen deinen Gedanken

Deine Organe bleiben entspannt, dein Oberkörper bleibt offen und aufmerksam

Zurück in den
nach unten
schauenden Hund.

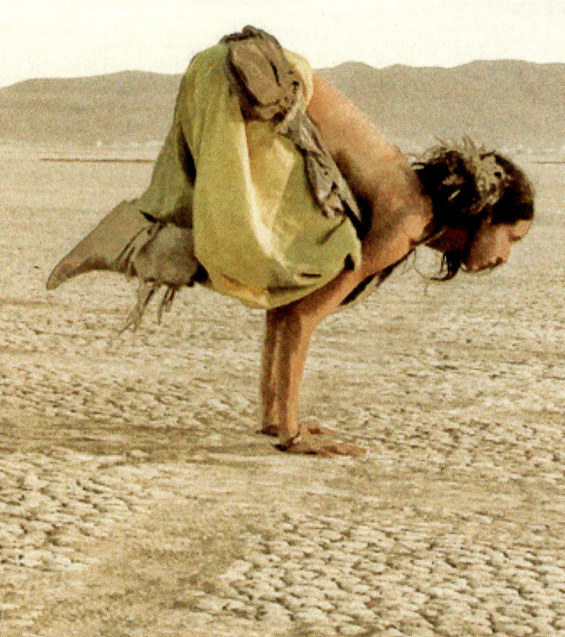

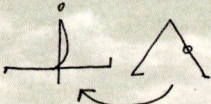

WIEDERHOLUNG

HANUMANASANA | SPAGAT

Vom nach unten schauenden Hund bring einen Fuß nach vorne zwischen deine Hände. Kannst du bereits die Vorfreude spüren? Fühlen, wie dein Geist Fahrt aufnimmt? Versuche, das Tempo aus deinen Gedanken zu nehmen. Bring Raum zwischen deine Gedanken. Bleib geduldig, während du nun deine Füße energetisch zueinander ziehst. Anspannen und entspannen – über die Füße hinein und hinaus, um deine Beine zu strecken. Es ist wichtig, in dieser Asana geduldig mit dir zu sein. Weite deine hintere Gesäßhälfte nach außen und drehe die vordere Gesäßhälfte nach innen ein – verlängere den Teil zwischen unterem Bauch und Lunge – atme aus den Hüften aus, um deine Beine mehr zu strecken und tiefer in die Position zu kommen. Fühle, wie sich dein ganzer Körper in Geduld übt.

Kehre zurück in den nach unten schauenden Hund und wechsele die Seite.

*Nimm das Tempo
aus deinen Gedanken*
Bring Raum zwischen deine
Gedanken und Handlungen

Bleib geduldig im Oberkörper, während du dich stabilisierst und ausdehnst. Bleib in schnellen und anstrengenden Momenten geduldig mit dir und mit anderen.

Wir lösen Anspannungen in unserem Körper. Wir kultivieren Raum, um Vergebung zu finden.

Zurück in den nach unten schauenden Hund.

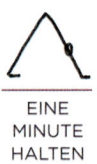

EINE
MINUTE
HALTEN

ADHO MUKHA SHVANASANA | NACH UNTEN SCHAUENDER HUND

Stabile Basis, kraftvolle Arme und Beine, entspanntes Herz, entspannter
Bauch, entspannte Nieren. Lass deinen inneren Körper durchlässiger und
weiter werden. Fühle, wie Aufmerksamkeit, Akzeptanz und Vergebung in
deinem Herzen aufsteigen und schick dieses Licht in deine Arme, deine
Hände, in deine Hüften, in deine Beine, bis in die Füße.

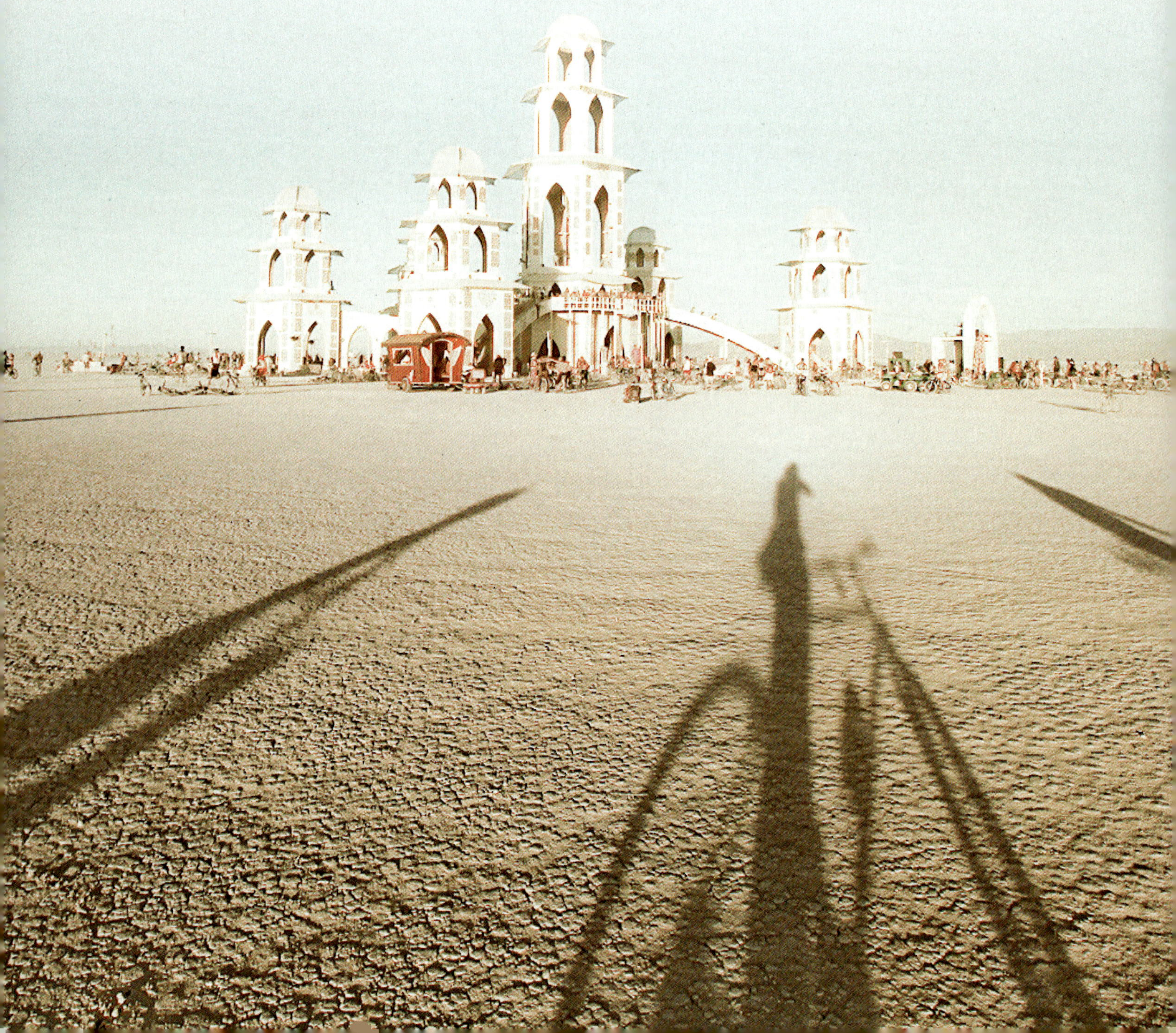

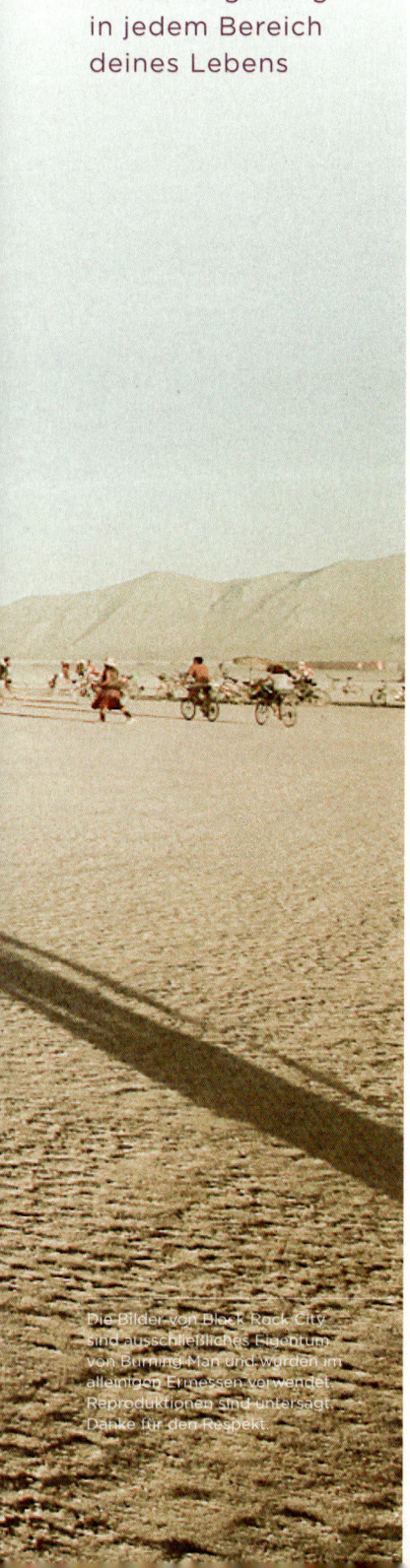

Übe dich in Geduld im Übergang

Finde Vergebung
in jedem Bereich
deines Lebens

NACH UNTEN SCHAUENDER HUND > SCHIEFE EBENE > NACH OBEN SCHAUENDER HUND > SCHIEFE EBENE > KOBRA > HEUSCHRECKE

Vom nach unten schauenden Hund halte deine Arme gestreckt
und komm nach vorne in den nach oben schauenden Hund.

Winkel deine Ellenbogen an, um deinen Rippenbogen nach unten
in die Kobra zu senken. Dann senke deine Brust langsam
zum Boden. Komm in eine kleine Kobra und weite
deinen Brustkorb zu den Seiten.

Halte deinen Oberkörper leicht angehoben.
Verschränke deine Hände hinter dem Rücken für die Heuschrecke.

An dem Punkt,
wo die Oberschenkel in die Hüfte übergehen,
hebe deine Beine vom Boden.
Hebe deine Füße von den Hüften aus
in die Luft.

Fühl die Anstrengung, das Tempo.
Atme jegliche verbleibende Anspannung in deinem Innern aus.

Zieh deine Knie energetisch zueinander und bring deine Füße
näher zusammen. Halte deinen Nacken lang und deine Augen weich,
heb deine Arme und deinen Kopf vom Boden ab.

Verlängere dein Steißbein in Richtung Fersen. Werde weich in der
Nierengegend, damit der Oberkörper sich ausdehnen kann, während
du Ihn kraftvoll anhebst.

Halte das Steißbein lang und atme in deinen unteren Rücken.
Honoriere das, was ist.

Fünfmal ein- und ausatmen,
die Augen bleiben weich.

Löse die Stellung sanft nach unten auf.
Entspanne dich, dreh den Kopf auf eine Seite.

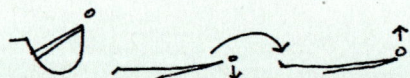

DHANURASANA | BOGEN

Winkel deine Knie an. Greif nach hinten zu deinen Füßen. Führe die Knie enger zueinander. Die Stirn ruht auf dem Boden. Atme in alle Seiten deines Herzens, bis unter deine Schlüsselbeine und in den unteren Bauch. Heb die Oberseiten deiner Oberschenkel. Gleichzeitig und in der gleichen Geschwindigkeit verlängere dein Steißbein nach hinten. Die Knie sind parallel, damit deine Beine kraftvoll bleiben und gleichzeitig länger werden können.

Heb dich über deine Oberschenkel, deine Knie und deine Füße nach oben. Deine Beine heben den Oberkörper an. Atme hier fünfmal und löse die Asana sanft auf. Streck dich lang auf dem Boden aus, dreh den Kopf in eine Richtung, die Handinnenflächen liegen neben den Hüften und sind nach oben gerichtet.

Fühle, wie die Qualitäten von Geduld und Vergebung in dieser Ruheposition durch deinen Körper fließen.

DER UNTERSCHIED: Fühle die Erdung (durch das energetische Zueinanderziehen) und eine vollständige Akzeptanz (durch das Öffnen und Dehnen) in deinem physischen Körper. Beide Qualitäten können wir täglich in Begegnungen und Gesprächen mit unseren Mitmenschen anwenden. In Gegenwart bestimmter Menschen sollten wir geerdeter sein. Bei anderen wiederum fällt es uns vielleicht schwer, zuzuhören. Sobald wir mit ihnen zusammen sind, zieht sich alles in uns zusammen und wir möchten am liebsten die Flucht ergreifen. Hier können wir uns in Aufgeschlossenheit und Offenheit üben. Wir nehmen diese Menschen an, wie sie sind. Auch in diesen besonders anstrengenden Situationen können wir die Anspannung in uns reduzieren und tiefe Heilung schaffen.

Dort, wo du den größten Widerstand in dir spürst, kannst du deine Aufmerksamkeit hinlenken. Achte auf die kleinen Widerstände. Sie sind wie eine Landkarte für dich, die dir zeigt, wo du bedächtiger sein oder besser zuhören solltest.

Fünf tiefe Atemzüge
Sanft lösen und ausruhen

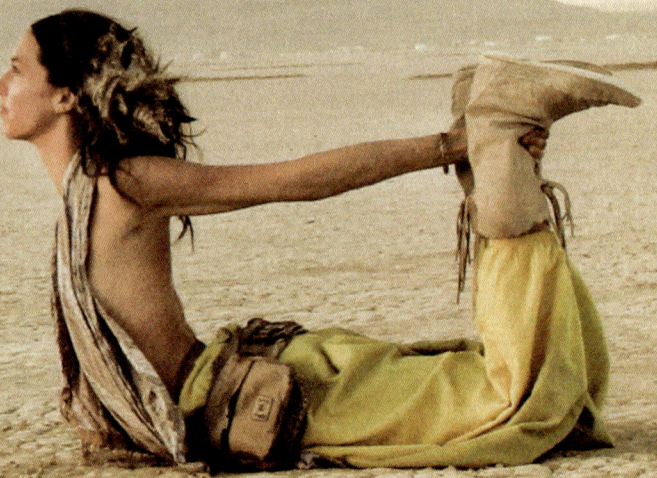

SUPTA TADASANA |
BERGHALTUNG
IM LIEGEN

Dreh dich auf den
Rücken.
Deine Beine sind
gestreckt.
Flex deine Füße,
erde deine Ober-
schenkel und spüre
die Erde unter dir.
Zieh die Energie
von den Füßen ins
Becken hinauf.
Halte die Beine
kraftvoll gestreckt
und geerdet.
Die Zehen zeigen zur
Decke.
Fühle die Öffnung
in deinem Körper.
SEI WEIT UND EMPFANGEND.

*Bleib aufmerksam.
Beuge deine Knie,
um deine Füße
auf den Boden zu
bringen. Bereite
dich für Urdhva
Dhanurasana vor.*

URDHVA DHANURASANA | VOLLES RAD

Platziere deine Hände neben deinen Ohren. Winkel deine Beine so an,
dass deine Füße fest auf dem Boden stehen. Zieh die Energie von deinen
inneren Fersen über die Innenseite deiner Knie die Oberschenkeln hinauf
ins Becken und dann für mehr Erdung zurück in den Boden. Drücke dich
nun mit kraftvollen Beinen ins volle Rad hoch. Schieb dein Herz sanft über
deine Handgelenke. Streck deine Beine, drück die Füße fest in den Boden.
Werde weicher im Oberkörper, empfang deinen Atem. Drei gleichmäßige,
volle Atemzüge. Atme langsamer, besonders dann, wenn du spürst, dass
du dich beeilen willst.

*Leg deinen Körper behutsam auf dem Boden ab. Lass deine Knie sanft
zueinander fallen, die Füße sind hüftbreit geöffnet.*

Jedes Mal, wenn wir Asanas mit einer Intention üben, heilen wir lang an-
gestaute Ängste, Anspannungen, Hast und lösen das Gefühl der Trennung
auf. Diese Heilung ist wahr, sie findet in diesem Augenblick statt, während
du diese Zeilen hier liest oder Yoga praktizierst. Es ist Heilung für unseren
Körper und unseren Geist. Zu Ehren der Menschen, die vor uns da waren
und die Lehren weitergegeben haben – schaffe Raum für Geduld, Loslassen
und tiefe, heilsame Akzeptanz.

WIEDERHOLUNG: Bring deine Hände in Position, um dich noch einmal in das
volle Rad zu drücken. Bau wieder Kraft in deinen Beinen und Armen auf.
Bleib dabei weich und offen mit einem empfangenden Herzen.

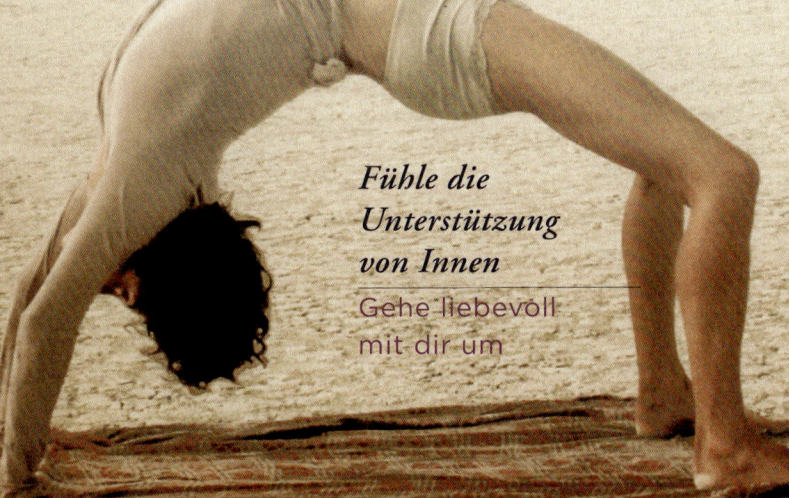

*Fühle die
Unterstützung
von Innen*

Gehe liebevoll
mit dir um

SUPTA PADANGUSTHASANA |
LIEGENDE BEINDEHNUNG

Streck deine Beine lang auf dem Boden aus,
flex deine Füße. Ein Bein bleibt fest mit dem
Ober-schenkel in den Boden gedrückt. Winkel
das an-dere Knie an und ziehe es sanft zur Brust.
Verschränke die Hände hinter dem Oberschenkel
des zur Brust gezogenen Beines, nahe am Ober-
schenkelhalsknochen. Strecke dann das Bein in
die Luft. Beuge deinen Ellenbogen, um deinen
Rücken vom Boden zu heben. Bring deine Nase
in Richtung des Schienbeins des gestreckten
Beines. Halte beide Beine kraftvoll. Werde
weich im Gesicht, im Hals und in den Schultern.
Dehne dich für ein paar Atemzüge von deinem
Becken in Richtung Füße aus. Löse die Stellung
langsam auf.

Bleib für zwei bis drei Atemzüge ruhig liegen.
Wenn du soweit bist, wechsel die Seite.

Wir entwickeln Beständigkeit. Unser Oberkörper
bleibt weich, unsere Basis bewusst und kraftvoll,
in uns herrscht Ruhe – egal, in welcher Situation
wir uns befinden. Lass die Anspannung los und
lade Vergebung in dein Leben ein, egal, an wel-
chem Punkt in deinem Leben du dich gerade
befindest.

Der Oberkörper ist weich,
die Basis kraftvoll

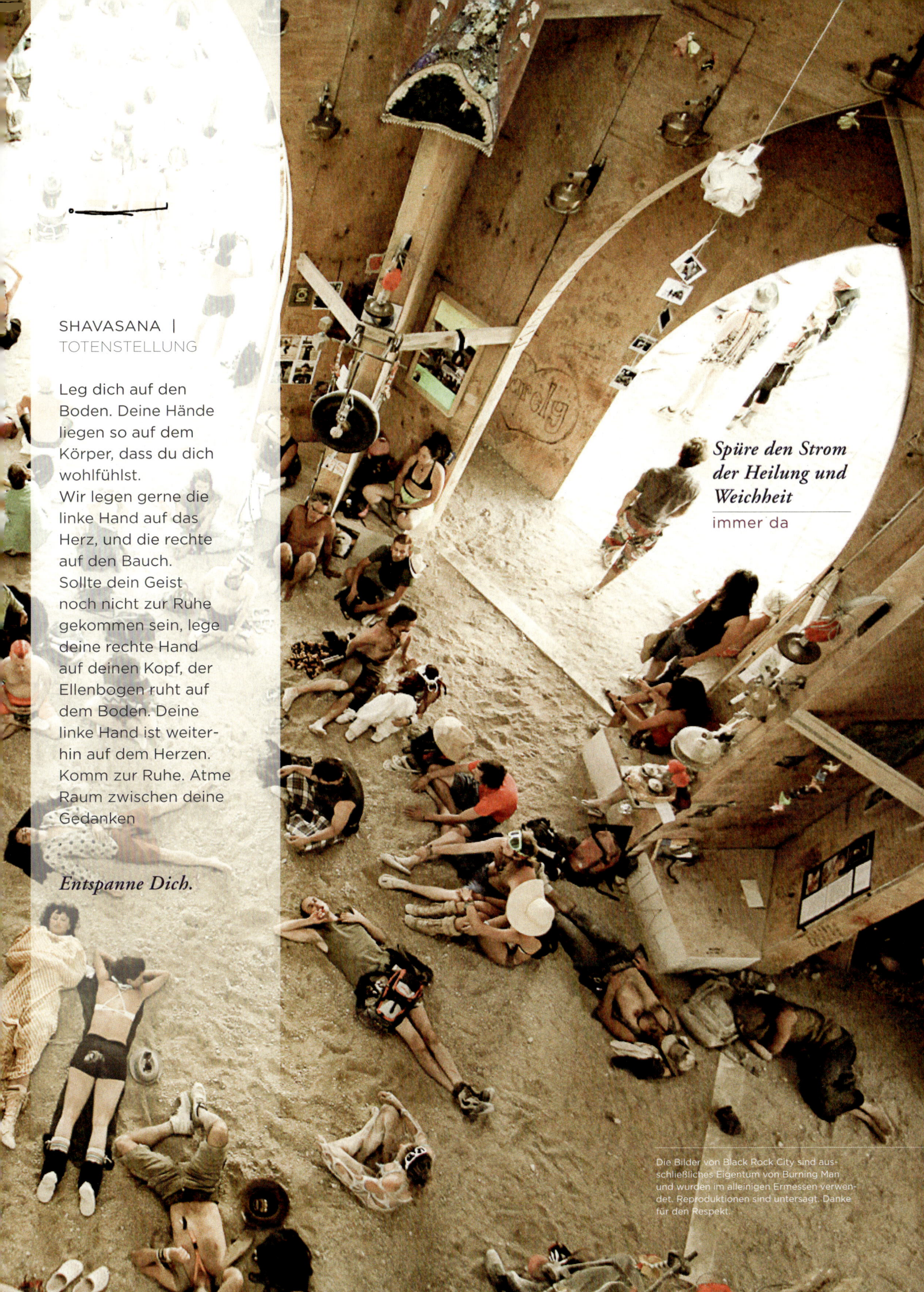

SHAVASANA |
TOTENSTELLUNG

Leg dich auf den
Boden. Deine Hände
liegen so auf dem
Körper, dass du dich
wohlfühlst.
Wir legen gerne die
linke Hand auf das
Herz, und die rechte
auf den Bauch.
Sollte dein Geist
noch nicht zur Ruhe
gekommen sein, lege
deine rechte Hand
auf deinen Kopf, der
Ellenbogen ruht auf
dem Boden. Deine
linke Hand ist weiter-
hin auf dem Herzen.
Komm zur Ruhe. Atme
Raum zwischen deine
Gedanken

Entspanne Dich.

*Spüre den Strom
der Heilung und
Weichheit*
immer da

AUFWACHEN

Vertiefe nun sanft deine Atmung.

Zieh deine Knie langsam zur Brust.

Komm über die rechte Seite zum Sitzen.

Bring deine Hände ins Anjali Mudra vor deinem Herzen.

Es ist eine Kunst, schneller zu werden und gleichzeitig
Anspannung loszulassen. Diese Sequenz hilft uns dabei,
Raum in uns zu schaffen, um diese Kunst zu erlernen –
in Bewegung, in der Ruhe und in unserem Alltag.

Probier es für dich aus
Sag innerlich mindestens
zweimal leise zu dir selbst:

*„Ich vergebe, heile und lasse all das los,
was bewusst oder unbewusst die vollkommene
Entwicklung meines Seins verzögern
oder blockieren könnte."*

– MARIO LIANI

Wir widmen diese Praxis unseren Lehrern, unserer Familie und den
unzähligen Gelegenheiten, der Welt mit Geduld und Vergebung zu
begegnen, in jedem Augenblick unseres Lebens.

NAMASTE.

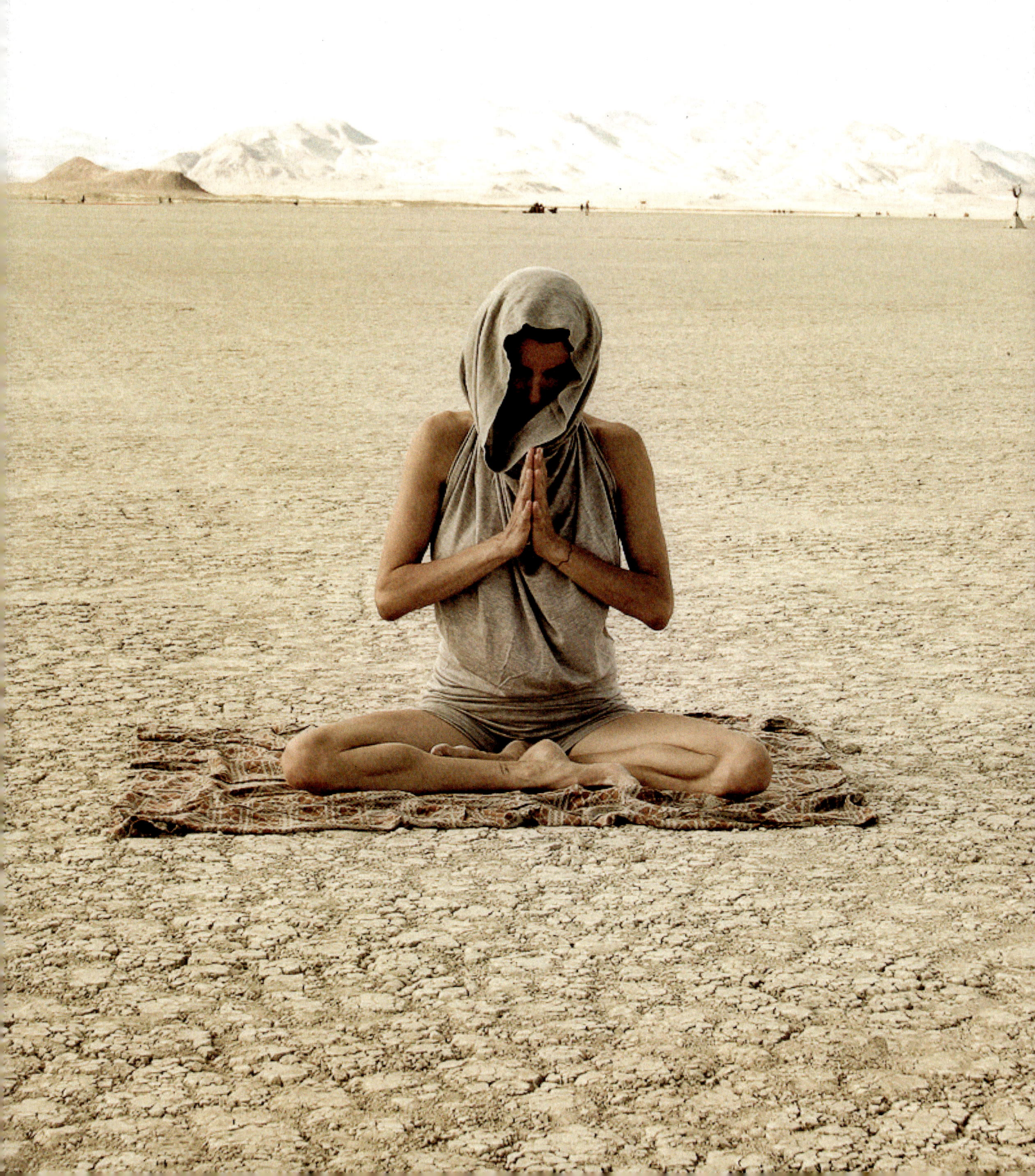

SANKALPA

_____

_____

_____

_____

_____

_____

_____

_____

_____

_____

_____

_____

_____

_____

_____

_____

_____

_____

_____

_____

_____

_____

_____

_____

ICH BIN
DER FESTEN
ÜBERZEUGUNG,
DASS ALLE
MENSCHEN,
DIE SICH
DER NEUEN
HARMONIE
VERSCHRIEBEN
HABEN, SICH
KENNEN UND
ERKENNEN
SOLLTEN.
ZUMINDEST
BEIM NAMEN
UND WENN
MÖGLICH PER-
SÖNLICH. IHRE
GEMEINSAME
ANERKENNUNG
UND DAS
ERKENNEN
DES GROSSEN
PLANES, DER
ÜBER IHR
VERSTÄNDNIS
HINAUSGEHT,
SCHAFFT EIN
POSITIVES
KRAFTFELD,
IN DEM VIELE
DINGE MÖGLICH
SIND.

– RODNEY COLLIN

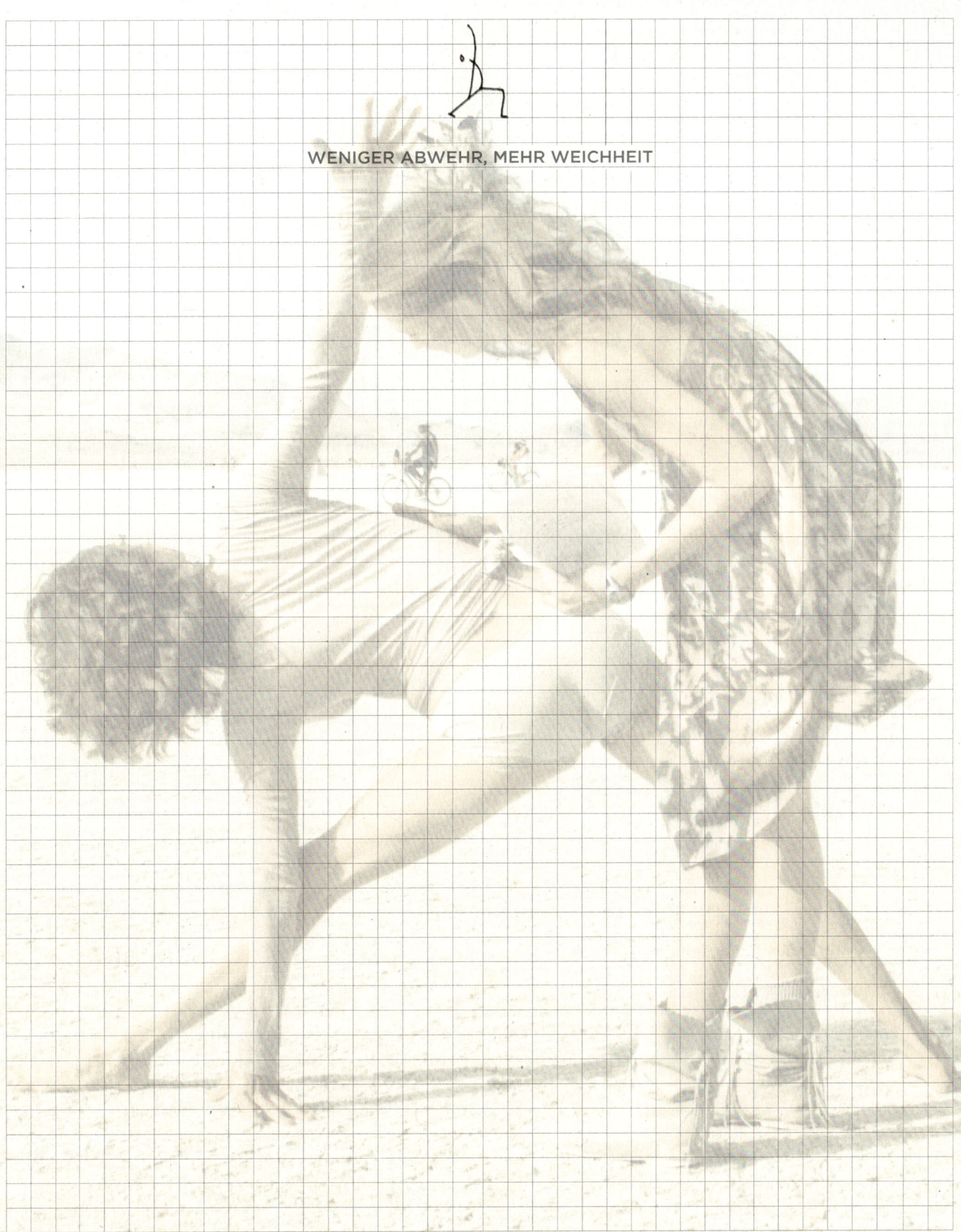

WENIGER ABWEHR, MEHR WEICHHEIT

WAS MICH GERADE BESCHÄFTIGT

BLEIBE IN VERBINDUNG MIT DIR SELBST

DEMUT IST EINE FORM DES ZUHÖRENS

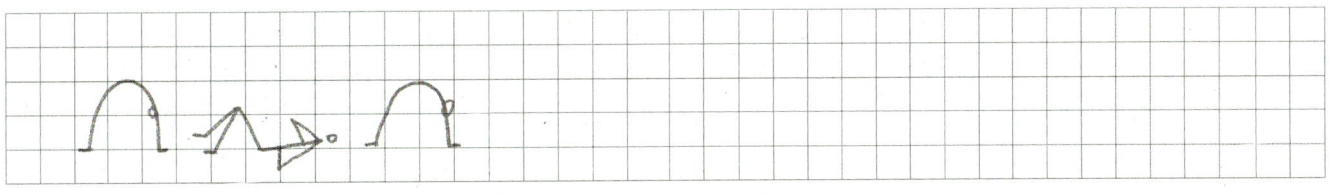

WAS MICH GERADE BESCHÄFTIGT

SETZE DEINE SCHÖNHEIT DAZU EIN, ANDEREN AUFZUZEIGEN, WIE SIE IHRE EIGENE SCHÖNHEIT FINDEN

ZIEL:

ERSTE WELLE

ZWEITE WELLE

DRITTE WELLE

AUFWACHEN

DAS GESETZ DER VERSORGUNG:
**WAS KEINE NAHRUNG ERHÄLT,
BLEIBT SCHWACH.
WAS GEFÜTTERT WIRD,
GEWINNT AN STÄRKE.**

- RED HAWK

GABRIELLE BERNSTEIN

ALS SPIRITUELLE SCHÜLERIN UND LEHRERIN HABE ICH AKZEPTIERT, DASS EIN-FÜHLSAMES VERSTÄNDNIS FÜR MICH SELBST UND DIE FÄHIGKEIT ZU VERGEBEN MEINE GRÖSSTEN TUGENDEN SIND. Wenn wir spirituell wachsen wollen, muss unser Ausgangspunkt ein Ort des Nicht-Urteilens sein. Wir müssen gewillt sein, uns selbst und anderen zu vergeben.

Die Praxis beginnt bei uns. Schuld und Verurteilung sind die Tricks des Egos, uns in einer illusorischen Welt von Angst gefangen zu halten. Es ist einfach, in der Vergangenheit festzustecken und sich zu wünschen, man hätte anders gehandelt oder die Dinge wären anders gelaufen.

Wir müssen akzeptieren, dass die Vergangen-heit nicht länger existiert und die Gegenwart eine Gelegenheit für spirituelles Wachstum und Heilung bietet. Schuldzuweisungen gegen sich selbst aufzuheben, ist eine kraftvolle Bejahung der Selbstliebe. Sofort lösen wir uns von unserer Vergangenheit und sind in der Gegenwart. Als spirituelle Schüler müssen wir über unsere limitierenden Glaubenssätze hinauswach-sen und unser Bewusstsein der Liebe steigern, die in unseren stillsten Momenten ruht. Wir müssen zu unserer Unschuld zurückkommen und unsere Schuld überwinden.

Das Praktizieren
beginnt bei uns

Wenn wir unsere Angst durch eine Brille der Liebe betrachten, können wir zu einem neutralen Zeugen der Tricks unseres Egos werden. Alles, was wir benötigen, um zu sehen und loszulassen, ist die Kunst der Aufmerksamkeit. Als Lehrer nutzen wir unsere Angst als Lehrmaterial für Selbstliebe und neue großartige Lektionen, die wir mit unseren Schülern teilen.

Die Kunst der Aufmerksamkeit entzündet den Frieden, die Ruhe und die vollkommene Selbstakzeptanz

Das ist es, was wir
in diesem Buch lernen

Möge dir die folgende Praxis helfen, durch jegliche schleichende Selbstvorwürfe hindurchzufließen. Zentriere dich in deiner Unschuld, vergib dir und erwecke Liebe und Wahrheit in dir. Um Liebe zu lehren, musst du in einem Raum der Liebe leben.

ICH LADE DICH EIN, SCHULD LOSZULASSEN
UND DEINEN WEG WEITERZUGEHEN.

SCHULD LOSLASSEN

In dieser nährenden Sequenz geht es darum, Schuld abzubauen, die innere Kraft wieder herzustellen und eine stärkere Verbindung mit dem eigenen Sein zu erzeugen. Wir beginnen mit vier Standhaltungen, worauf eine Reihe sehr entspannender Asanas folgt, um dich mit deinem Herzen zu verbinden.

Heute ist der Sinn meines Lebens, der Präsenz in mir vollkommen zur Verfügung zu stehen. Dies erreiche ich durch einen Zustand, in dem ich gleichzeitig passiv und wach bin.

— THE REALITY OF BEING: THE FOURTH WAY OF GURDJIEFF
VON MADAME JEANNE DE SALZMANN

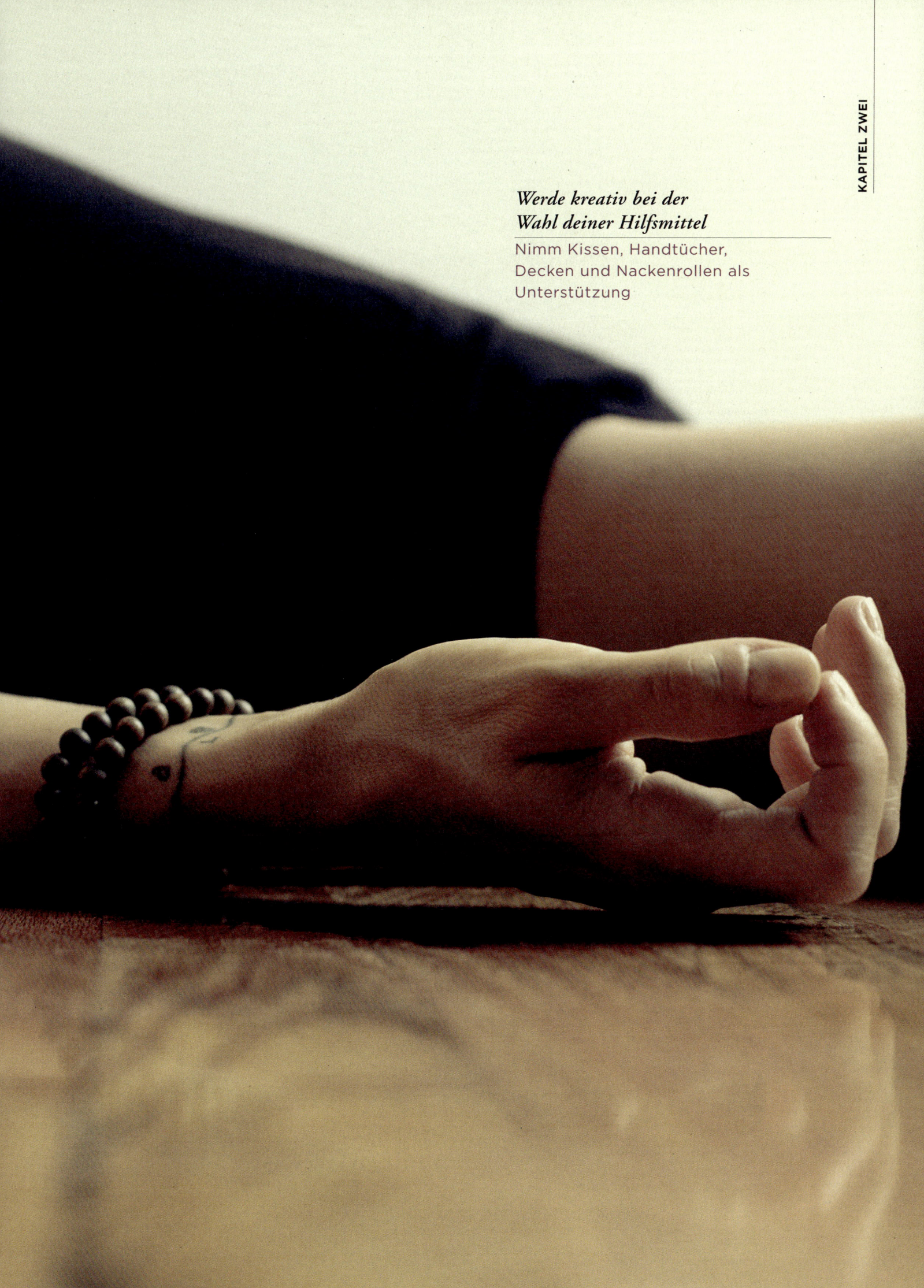

KAPITEL ZWEI

*Werde kreativ bei der
Wahl deiner Hilfsmittel*

Nimm Kissen, Handtücher,
Decken und Nackenrollen als
Unterstützung

SANKALPA

WILLKOMMEN. NIMM EINEN BEQUEMEN SITZ EIN.

Deine Hände ruhen auf deinen Oberschenkeln. Schließ die Augen. Verbinde dich mit der Absicht, alle Schuldgefühle loszulassen. Komm in deinem Sitz an, spür deine Sitzknochen auf dem Boden und wachse von hier aus in die Länge.

Vertiefe nun deine Atmung, so dass du ein umfassendes Bild von dir selbst in diesem Moment bekommst.

Eines meiner Lieblingsbücher ist „The Reality of Being: The Fourth Way of Gurdjieff" von Jeanne de Salzmann. Sie war eine direkte Schülerin von Gurdjieff. In Ihrer Arbeit stellt sie sich immer wieder die Frage: „Wie kann ich offener, präsenter und aufmerksamer für das sein, was gerade in diesem Augenblick passiert, statt eine Reaktion zu leben, die von etwas in der Vergangenheit ausgelöst wird?"

Ist es dir in der Meditation möglich zu sehen, wo du dich jetzt gerade in deinem Leben befindest? Kannst du deine Aufmerksamkeit auf das lenken, was ist, statt darauf, was bereits geschehen ist?

Bring deine Hände vor dem Herzen zusammen und verbinde dich mit dem Aspekt in dir, der vollkommen, aufmerksam und bewusst ist.

Atme aus. Das Bild, das du während dieser Yogasequenz von dir schaffst, ist nicht statisch wie ein Foto. Jedes Mal, wenn du dich selbst beobachtest und siehst, was dich berührt und dich beeinflusst, gewinnst du Entschlossenheit, Kraft und Meisterschaft. *Es hat nichts damit zu tun, Macht über andere auszuüben, sondern dir deiner Selbst in allen Aspekten bewusst zu sein.* Frage dich erneut: „Was beeinflusst mich? Was berührt mich?" Mach während dieser Sequenz Momentaufnahmen von dir. Mach dich von deinen Erinnerungen frei. Lass dich nicht von ihnen lenken. Entwirf ein vollkommen neues Bild von dir. Das ist die Magie des Menschseins.

Atme tief ein.

ॐ

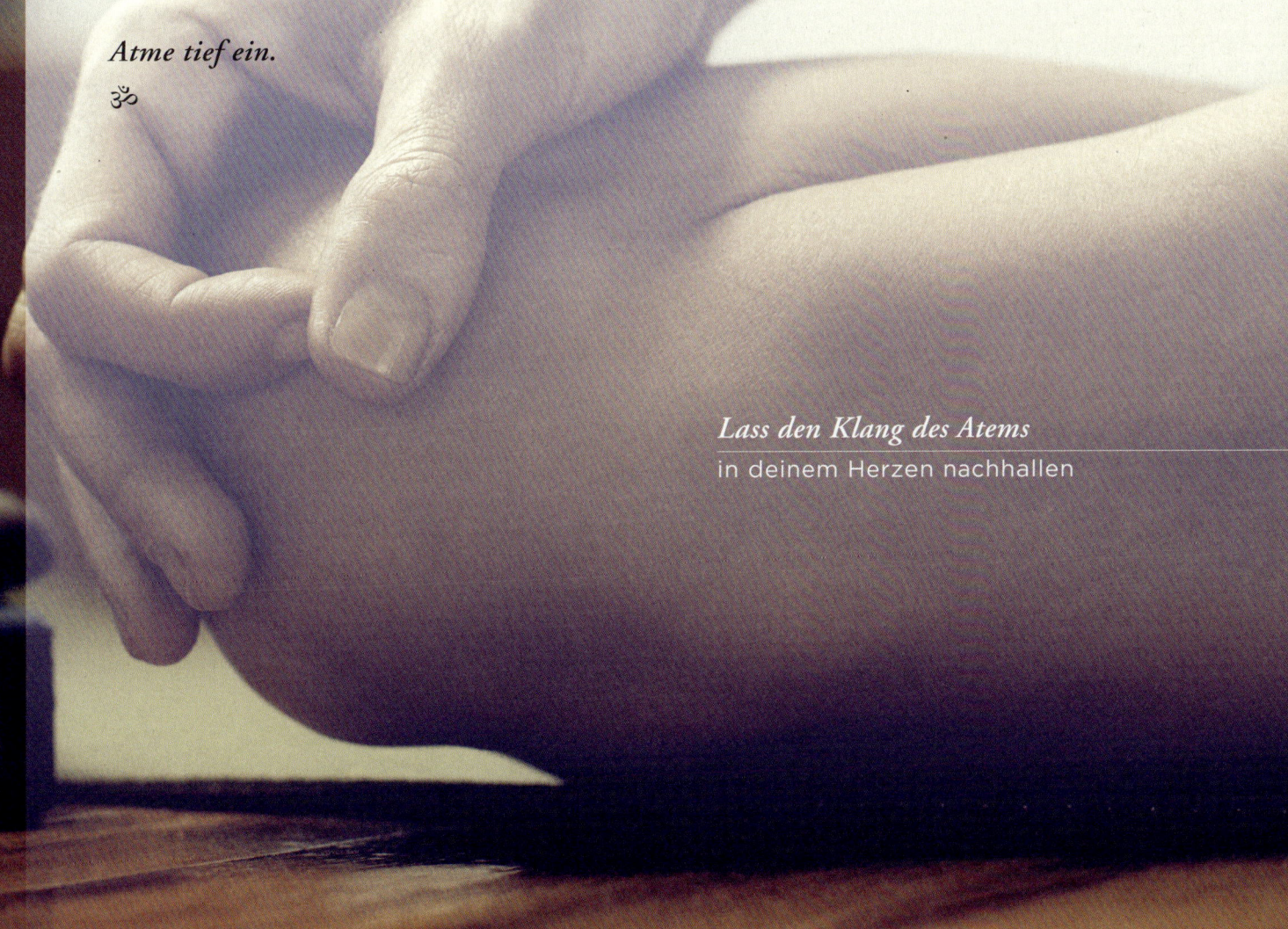

Lass den Klang des Atems
in deinem Herzen nachhallen

SCHULD LOSLASSEN

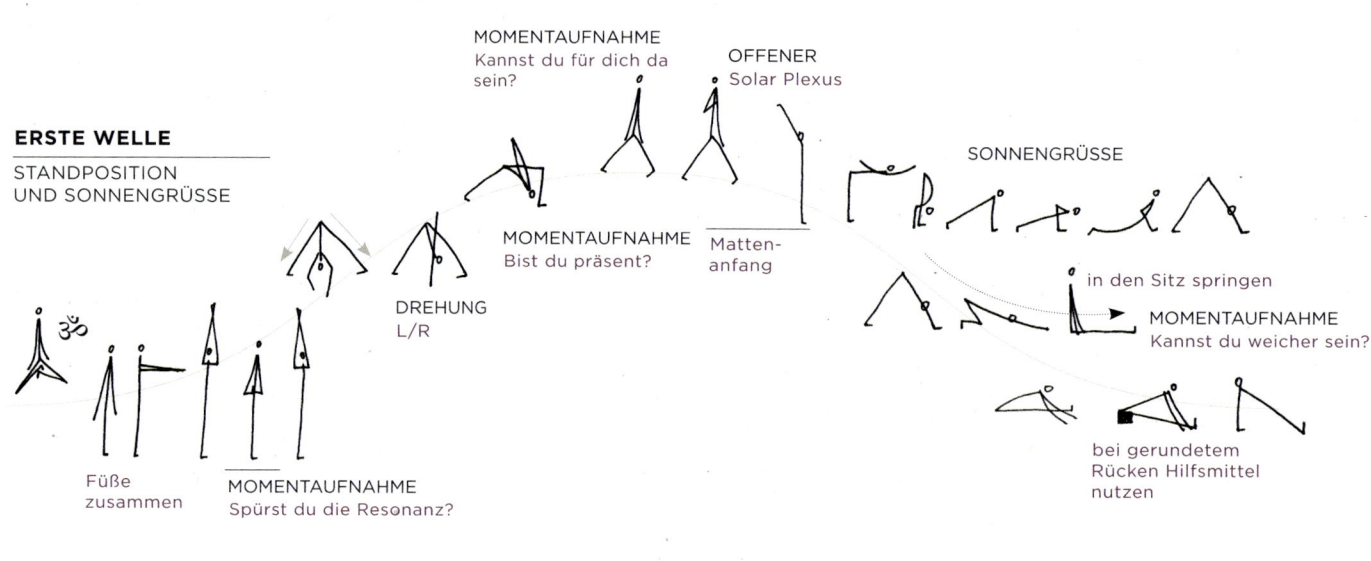

ERSTE WELLE

STANDPOSITION
UND SONNENGRÜSSE

MOMENTAUFNAHME
Kannst du für dich da
sein?

OFFENER
Solar Plexus

SONNENGRÜSSE

MOMENTAUFNAHME
Bist du präsent?

Matten-
anfang

DREHUNG
L/R

in den Sitz springen

MOMENTAUFNAHME
Kannst du weicher sein?

Füße
zusammen

MOMENTAUFNAHME
Spürst du die Resonanz?

bei gerundetem
Rücken Hilfsmittel
nutzen

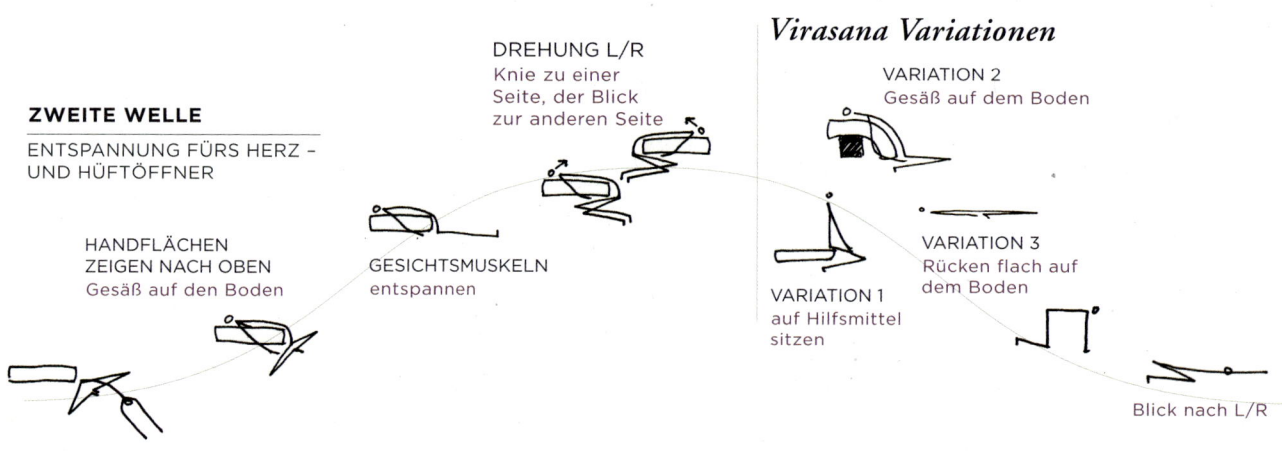

ZWEITE WELLE

ENTSPANNUNG FÜRS HERZ –
UND HÜFTÖFFNER

DREHUNG L/R
Knie zu einer
Seite, der Blick
zur anderen Seite

Virasana Variationen

VARIATION 2
Gesäß auf dem Boden

HANDFLÄCHEN
ZEIGEN NACH OBEN
Gesäß auf den Boden

GESICHTSMUSKELN
entspannen

VARIATION 3
Rücken flach auf
dem Boden

VARIATION 1
auf Hilfsmittel
sitzen

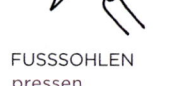
FUSSSOHLEN
pressen
aufeinander

Blick nach L/R

Shavasana Variationen

VARIATION 2
Sitzknochen
auf dem Boden

DRITTE WELLE

NÄHRENDE UMKEHRHALTUNGEN

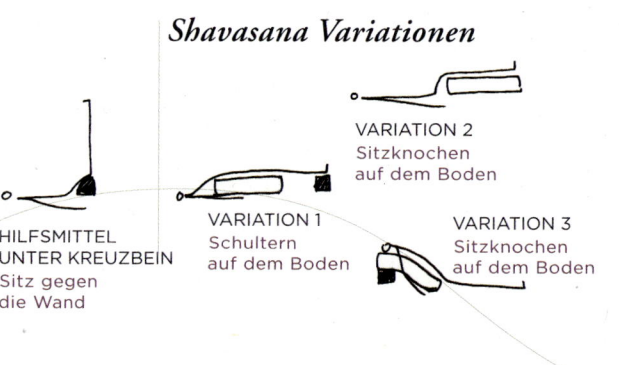

HILFSMITTEL
UNTER KREUZBEIN
Sitz gegen
die Wand

VARIATION 1
Schultern
auf dem Boden

VARIATION 3
Sitzknochen
auf dem Boden

MOMENTAUFNAHME
Vollständiger Eindruck
des ganzen Seins

HALTUNG
DES KINDES
Kissen/Decke
unter dem Bauch

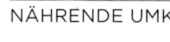
NACH UNTEN
SCHAUENDER HUND
Kopf ruht
auf Hilfsmittel

URDHVA BADDHA
HASTASANA | BERG
MIT VERSCHRÄNKTEN
HÄNDEN

Stell dich an den
Mattenanfang. Die
Handflächen zeigen
nach vorne, die Füße
berühren sich. Werde
lang in den Seiten,
während du einatmest.
Streck deine Arme
in die Luft, atme ein
und verschränke
deine Hände über
dem Kopf. Zieh dich
in die Länge. Atme
aus. Fühl in deinen
Körper, während du
eine MOMENTAUFNAHME
machst: Wo bist du?
Gibt es Punkte in
deinem Körper, die
eng sind? Lenk deine
Atmung – das Licht
der Aufmerksamkeit –
genau dorthin.

*Löse deine Hände
und bring sie vor dem
Herzen zusammen.
Schließ deine Augen
für einen Augenblick.
Spüre nach, fühl
die Dehnung in den
Schultern, Oberarmen
und im Herzbereich.*

MOMENTAUFNAHME

Kannst du mehr Resonanz fühlen?

Nach ein paar Atem-
zügen faltest du deine
Hände in umgekehrter
Weise und führst sie
über den Kopf. Deine
Handflächen zeigen
zur Decke.

Erde deine Füße. Spüre
die Verbindung der bei-
den Körperseiten. Dies
sollte sich sehr stabil
anfühlen.

Senk deine Arme und
bring deine Hände wie-
der vor dem Herzen zu-
sammen. Schließ deine
Augen. Es braucht nur
wenige Sekunden, sich
wieder mit dem Herzen
zu verbinden und sich
selbst zu spüren. Mach
noch eine MOMENTAUF-
NAHME von deinem
Inneren: Wie geht es
dir?

Löse sanft die Hände.

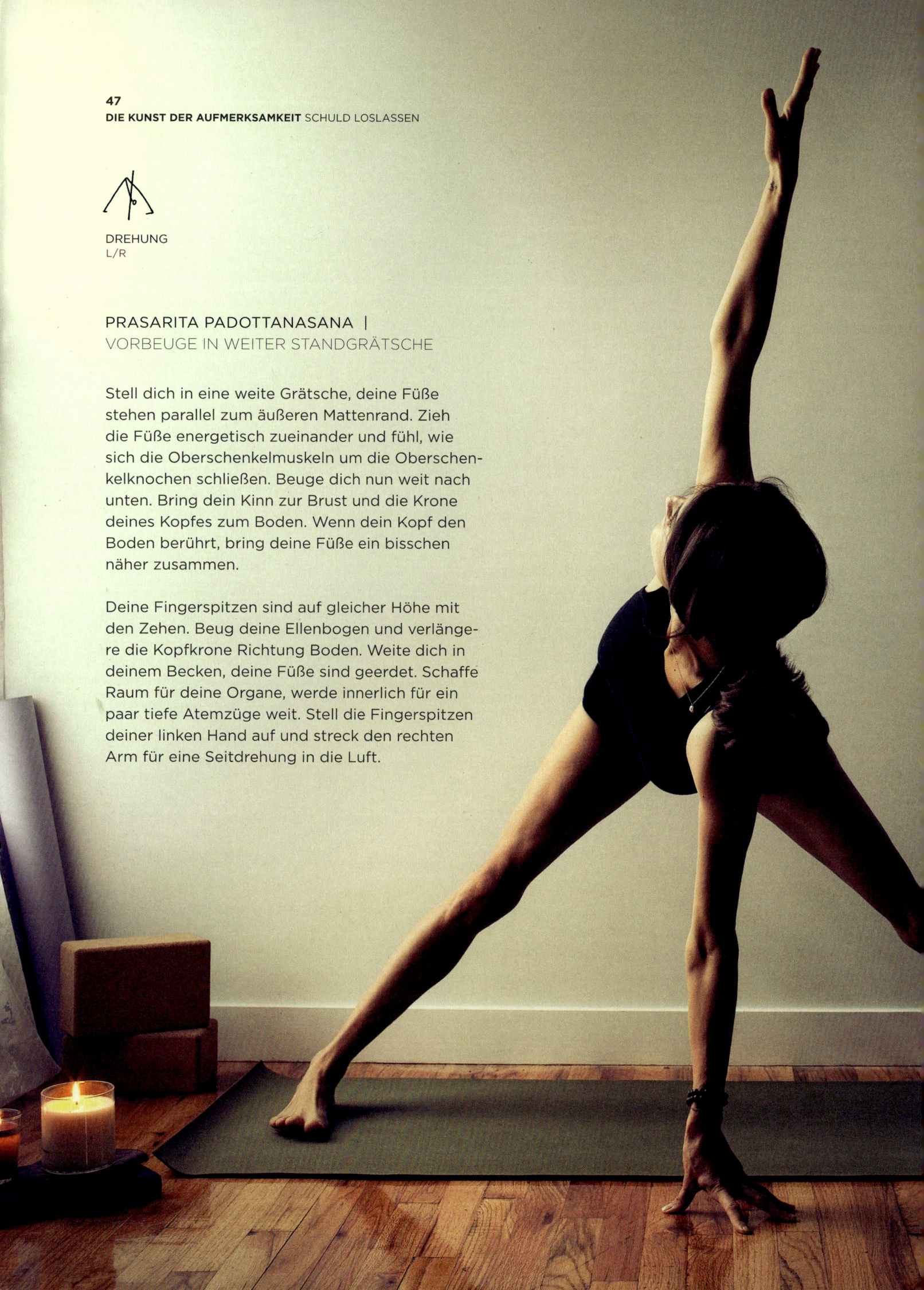

DREHUNG
L/R

PRASARITA PADOTTANASANA |
VORBEUGE IN WEITER STANDGRÄTSCHE

Stell dich in eine weite Grätsche, deine Füße
stehen parallel zum äußeren Mattenrand. Zieh
die Füße energetisch zueinander und fühl, wie
sich die Oberschenkelmuskeln um die Oberschenkelknochen schließen. Beuge dich nun weit nach
unten. Bring dein Kinn zur Brust und die Krone
deines Kopfes zum Boden. Wenn dein Kopf den
Boden berührt, bring deine Füße ein bisschen
näher zusammen.

Deine Fingerspitzen sind auf gleicher Höhe mit
den Zehen. Beug deine Ellenbogen und verlängere die Kopfkrone Richtung Boden. Weite dich in
deinem Becken, deine Füße sind geerdet. Schaffe
Raum für deine Organe, werde innerlich für ein
paar tiefe Atemzüge weit. Stell die Fingerspitzen
deiner linken Hand auf und streck den rechten
Arm für eine Seitdrehung in die Luft.

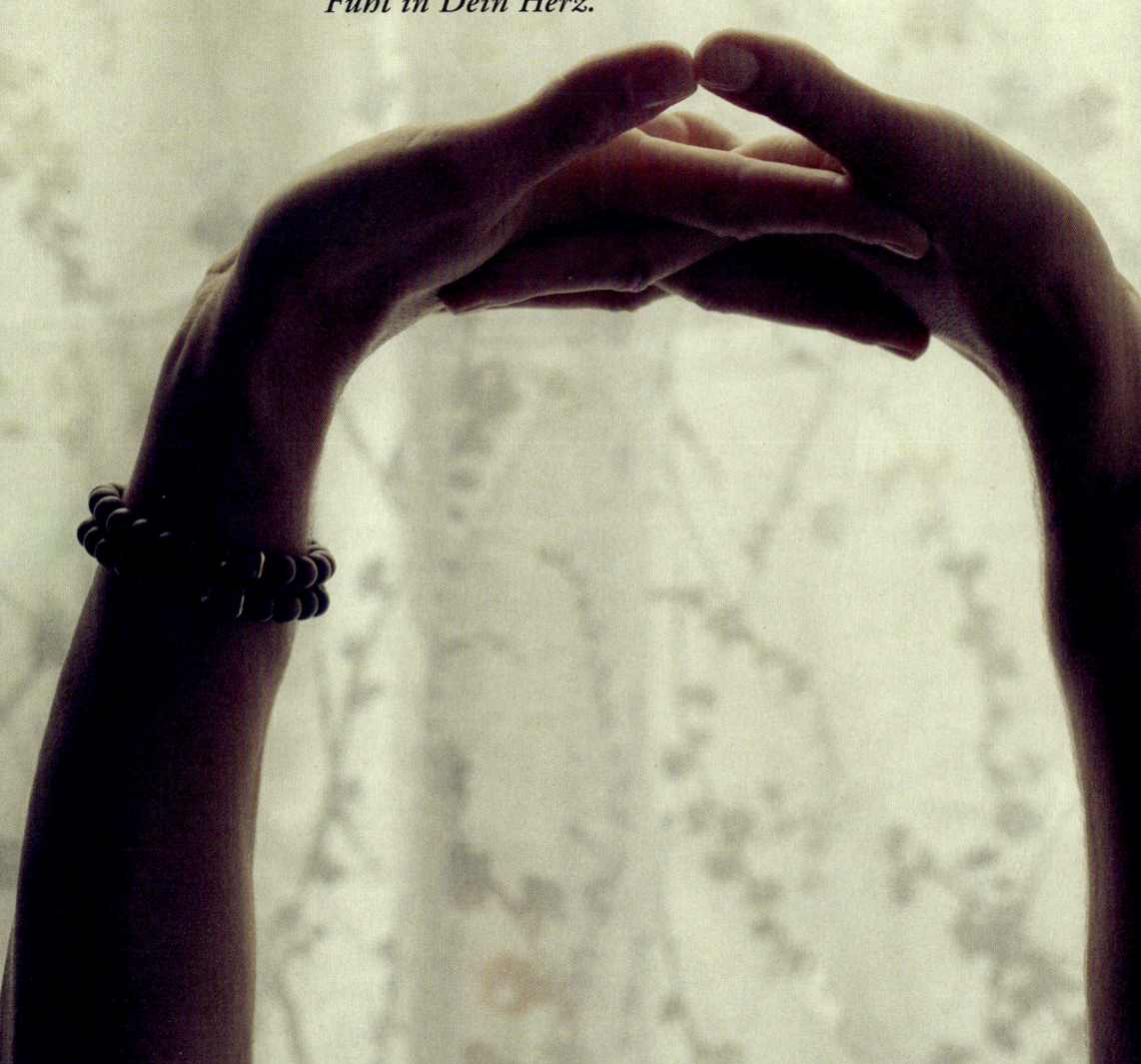

MOMENTAUFNAHME

Atme und werde länger, das Steißbein zieht nach unten.
MOMENTAUFNAHME: Bist du *eins* mit deinem Atem? Bist du im Augenblick? Bist du präsent?

Bring deine rechte Hand zurück zum Boden.

Bist du wirklich präsent? Komm auf die Fingerspitzen deiner rechten Hand. Bei der nächsten Einatmung streck den linken Arm in die Luft. Du wirst von deinen Füßen getragen. Atme tief ein. Sei für dich da, so wie ein guter Freund für dich da ist.

Du bist zuhause.

Löse sanft deine linke Hand vom Boden und verschränke deine Hände hinter dem Rücken. Streck die verschränkten Hände nach oben und heb langsam den Oberkörper in eine aufrechte Haltung. Deine Beine bleiben kraftvoll, die Füße sind geerdet.

Fühl in Dein Herz.

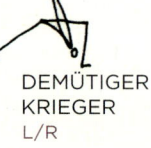

DEMÜTIGER
KRIEGER
L/R

BADDHA VIRABHADRASANA |
DEMÜTIGER KRIEGER

Dreh dich zu deinem linken Fuß. Dreh den Fuß
nach vorne. Die rechte Ferse steht fest auf dem
Boden. Beug dein vorderes Knie tief und komm
in Krieger I. Deine Hände sind noch immer hinter deinem Rücken verschränkt.

Um deine Hüften zu öffnen, bring deine linke
Schulter zur Innenseite deines linken Knies und
beuge dich nach vorn. Führe deine Arme über
den Kopf. Der rechte Fuß drückt kraftvoll in
den Boden, das rechte Bein bleibt gestreckt.
Beuge das vordere Knie tief. Richte dich von
der Innenseite deiner Knie auf. Werde lang im
Steißbein und ziehe es Richtung Boden. Erde
dich von der Innenseite deiner Knie. Atme ein
und richte dich auf. Streck das vordere Bein.

Wechsel die Seite.

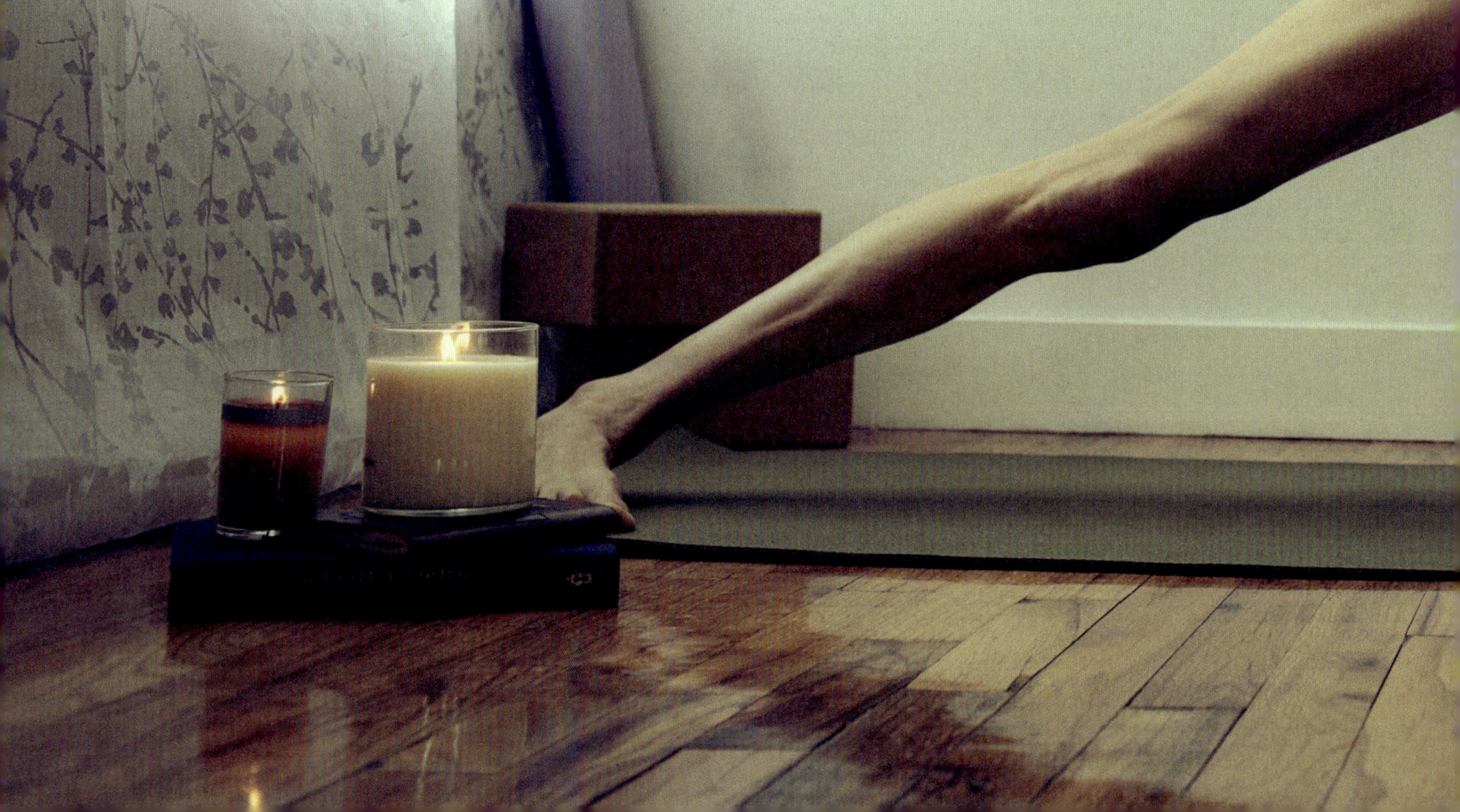

Dies ist die kraftvollste Haltung in der Sequenz. Beuge das rechte Knie in einen rechten Winkel. Bring deine rechte Schulter zur Innenseite deines rechten Knies. Die Kopfkrone zieht zur Innenseite deines rechten Fußes. Dein vorderes Knie ist tief gebeugt. Atme ein und richte dich von der Knie-Innenseite über die Innenseite deiner Leisten auf. Erde dich über die Innenseite deiner Knie zu der Innenseite deiner Fersen. Ziehe das Steißbein lang Richtung Boden. Hände über den Kopf, tief atmen. **MACH EINE MOMENTAUFNAHME:** Wie gehst du hier mit dir um? Bist du wirklich für dich da? Kannst du noch mehr für dich da sein? Sink tiefer in das vordere Knie. Atme.

Kraftvolle Beine und Füße, atme ein und komm zurück zum Stehen.

MOMENTAUFNAHME

Bist du für dich selbst da?

SOLARPLEXUS

Deine Füße stehen parallel zueinander. Löse deine Hände und lass für einen Augenblick deine Arme locker an den Seiten herabbaumeln. Schließ deine Augen und atme. Fühl den Raum, den du zwischen deinen Schultern geschaffen hast. Fühl die Rückseite deines Halses. Drück deine Finger in den Solarplexus und öffne dich dort. Diese Übung hilft besonders dann, wenn du wütend auf dich bist. Es ist heilsam, diesen Punkt mit der Atmung bewusst zu öffnen. Richte deine Aufmerksamkeit auf diesen Punkt und halte sie dort, während du deine Hände löst und für ein paar Augenblicke tief atmest.

Sollte es dir schwerfallen, diesen Punkt zu öffnen und den Atem dorthin zu lenken, dann lehn dich zurück auf deine Fersen und komm in eine sanfte Rückbeuge. Heb den mittleren und oberen Teil der Wirbelsäule, steh aufrecht, dein Nacken wird lang. Halte deine Oberschenkelknochen hinten, lehn dich in die Rückseite deines Körpers und entspann dein Gesicht. Nimm ein paar Atemzüge. Hebe dann sanft deine Rippen und komm zurück zum Stehen. Halte einen Augenblick inne – spüre, wie du dich innerlich entspannst und offener im Oberkörper wirst.

Spring mit deinen Füßen zusammen und komm zum Stehen an den Mattenanfang.

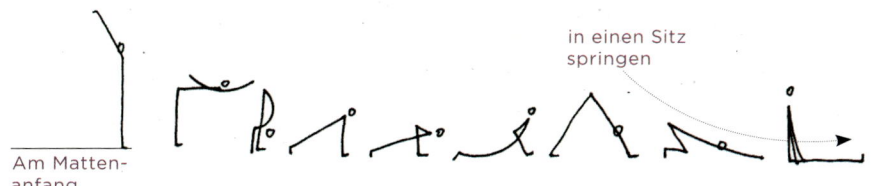

in einen Sitz springen

Am Matten-anfang

SURYA NAMASKARA A | SONNENGRUSS A

Einatmen, Arme nach oben strecken, ausatmen, in eine Vorwärtsbeuge kommen. Einatmen, das Herz nach vorne öffnen. Weiche Ausatmung und zurück in Chaturanga Dandasana. Einatmen, in den nach oben schauenden Hund fließen, ausatmen, in den nach unten schauenden Hund.

Bleib für einen Moment im nach unten schauenden Hund. Zieh Energie über die Hände und Füsse zum Herzen. Füll dein Herz mit deiner Atmung. Halte die Arme kraftvoll und schaffe mehr Länge und Weite im Herzen. Erde dich über deine Füße.

Beuge behutsam deine Knie. Blick nach vorne zwischen deine Hände und spring nach vorne zum Sitzen.

Streck deine Beine.

MOMENTAUFNAHME

Bist du für dich da?

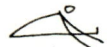 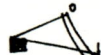

Bei gerundetem Rücken
Hilfsmittel benutzen

PASCHIMOTTANASANA |
GESTRECKTE VORWÄRTSBEUGE IM SITZEN

Aufrecht in Dandasana sitzen. Dreh deine Oberschenkel mit den Händen nach innen. Das Gesäß
weitet sich. Erde nun die Außenseiten deiner Beine. Halte Blöcke oder Kissen griffbereit. Die Hände gehen an die Außenseiten deiner Waden. Deine Sitzknochen strecken sich so weit nach hinten
wie möglich. Werde weit im Gesäß, sitz aufrecht.
Wenn du im unteren Rücken nicht gerade sitzen
kannst, so nutze eine Decke, ein doppelt gefalte-
tes Handtuch oder ein Kissen, um deine Hüften
anzuheben. Eine erhöhte Zirkulation im unteren
Rücken nährt deine Nieren in dieser Haltung.

Beuge behutsam deinen Oberkörper nach
vorne über deine Beine. Deine Beine bleiben
geerdet und die Füße sind aktiv und geflext.

Es geht in einer erholsamen, stärkenden Yogapraxis darum, die inneren Organe mit Qualitäten
wie Geduld und Entspannung zu versorgen, die
wir unserem Körper sonst selten geben. Deine
Hände bleiben auf dem Boden, unabhängig davon, wie flexibel du bist. Deine Beine sind geerdet. So bist du vollkommen präsent, bevor du
in die Vorbeuge gehst.
Nach Madame de Salzmann sind die Eindrücke,
die wir in uns aufnehmen, mit dem, was wir
essen, vergleichbar. Jeder Eindruck, egal, ob wir
eine MOMENTAUFNAHME von uns selbst oder eine
Erfahrung machen, bringt eine Energie mit sich,
die wir empfangen müssen.

Bleib für ein paar Atemzüge oder mehrere
Minuten hier. Richte dann deinen Oberkörper
langsam auf.

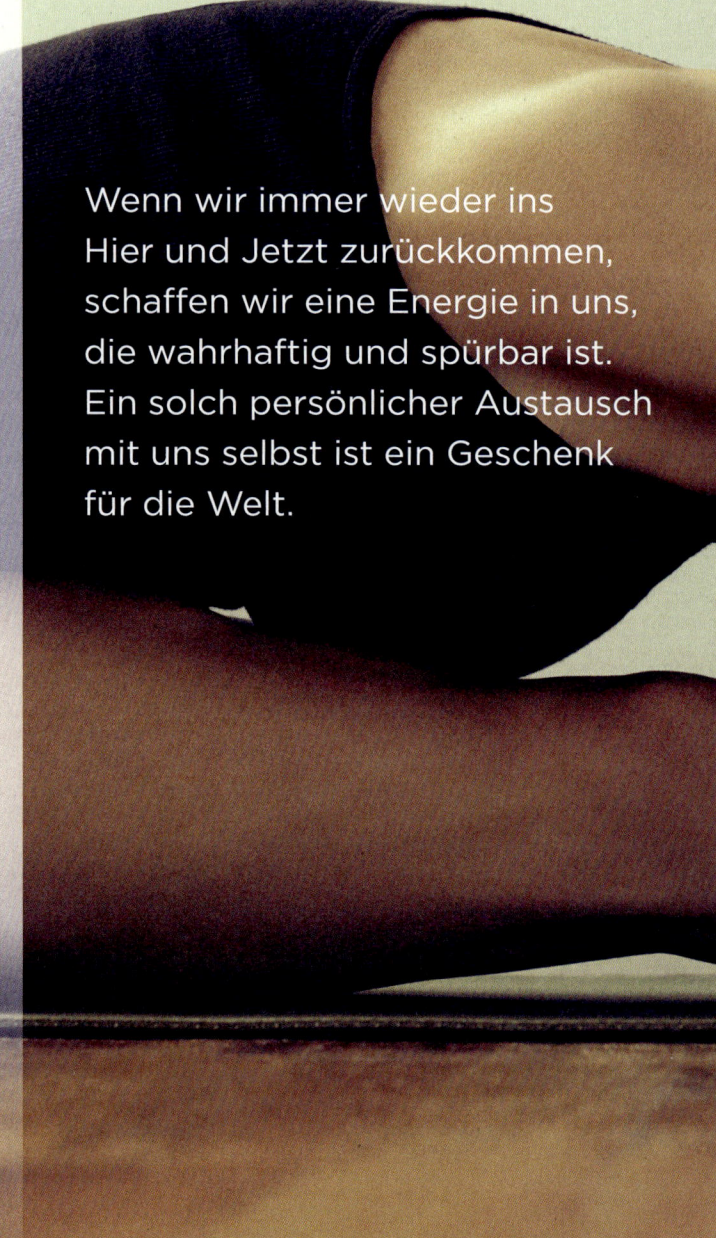

Wenn wir immer wieder ins
Hier und Jetzt zurückkommen,
schaffen wir eine Energie in uns,
die wahrhaftig und spürbar ist.
Ein solch persönlicher Austausch
mit uns selbst ist ein Geschenk
für die Welt.

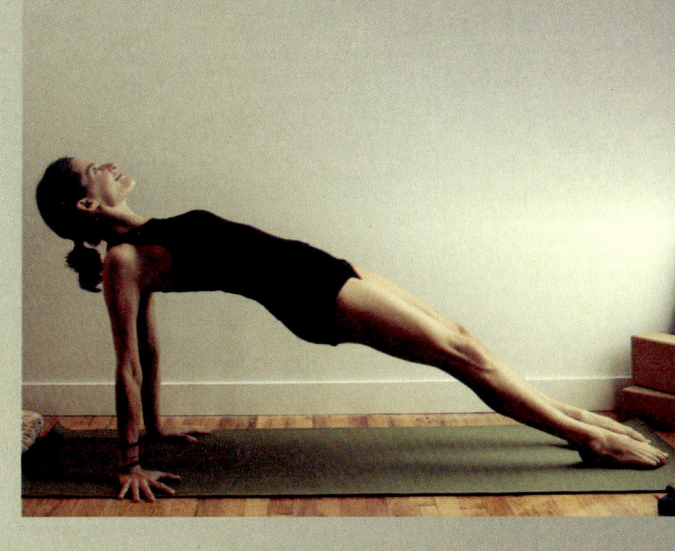

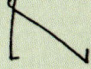

MOMENTAUFNAHME

Wie geht es dir hier mit dir selbst?
Mögest du geduldig, liebevoll, aufmerksam und empfangend sein.

PURVOTTANASANA |
UMGEDREHTE SCHIEFE EBENE

Stell deine Hände hinter dir auf, die Finger zeigen
nach vorne und sind leicht ausgedreht. Streck deine Zehen und heb dein Becken. Schaffe Länge in
der Vorderseite bis in die Schultern. Atme tief ein
und aus, während du deine Zehen mehr und mehr
zum Boden führst.

Atme hier drei bis fünf Atemzüge. Beobachte,
wie du dich innerlich öffnest. Löse die Asana
sanft auf.

FUSSSOHLEN
pressen aufeinander

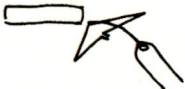

BADDHA KONASANA | SCHMETTERLING

Bring deine Fußsohlen für Baddha Konasana zueinander. Leg eine Decke oder ein Kissen der Länge nach unter dein Gesäß. Beuge dich langsam nach vorne. Press deine Fußsohlen gegeneinander, weite deine Gesäßknochen nach hinten und beuge dich langsam nach vorne zu deinen Füßen. Sei aufmerksam und nimm über deine Atmung die körperlichen Grenzen war, ohne etwas verändern zu wollen.

Wenn du versuchst, Dinge zu verändern – was menschlich ist und unserer Gewohnheit entspricht – verlierst du den Kontakt zu dem, was wirklich ist. Egal, was du heute tun möchtest, sieh es klar vor dir. Beobachte es mit all seinen Facetten und Aspekten, in seiner ganzen Ungereimtheit und Schönheit.

Der Augenblick, in dem du ES sehen kannst, ohne es ändern zu wollen, ist der Augenblick der BEWUSSTWERDUNG. Und dieser entscheidende Augenblick hält eine Lösung bereit.

Atme langsam ein und richte dich auf.

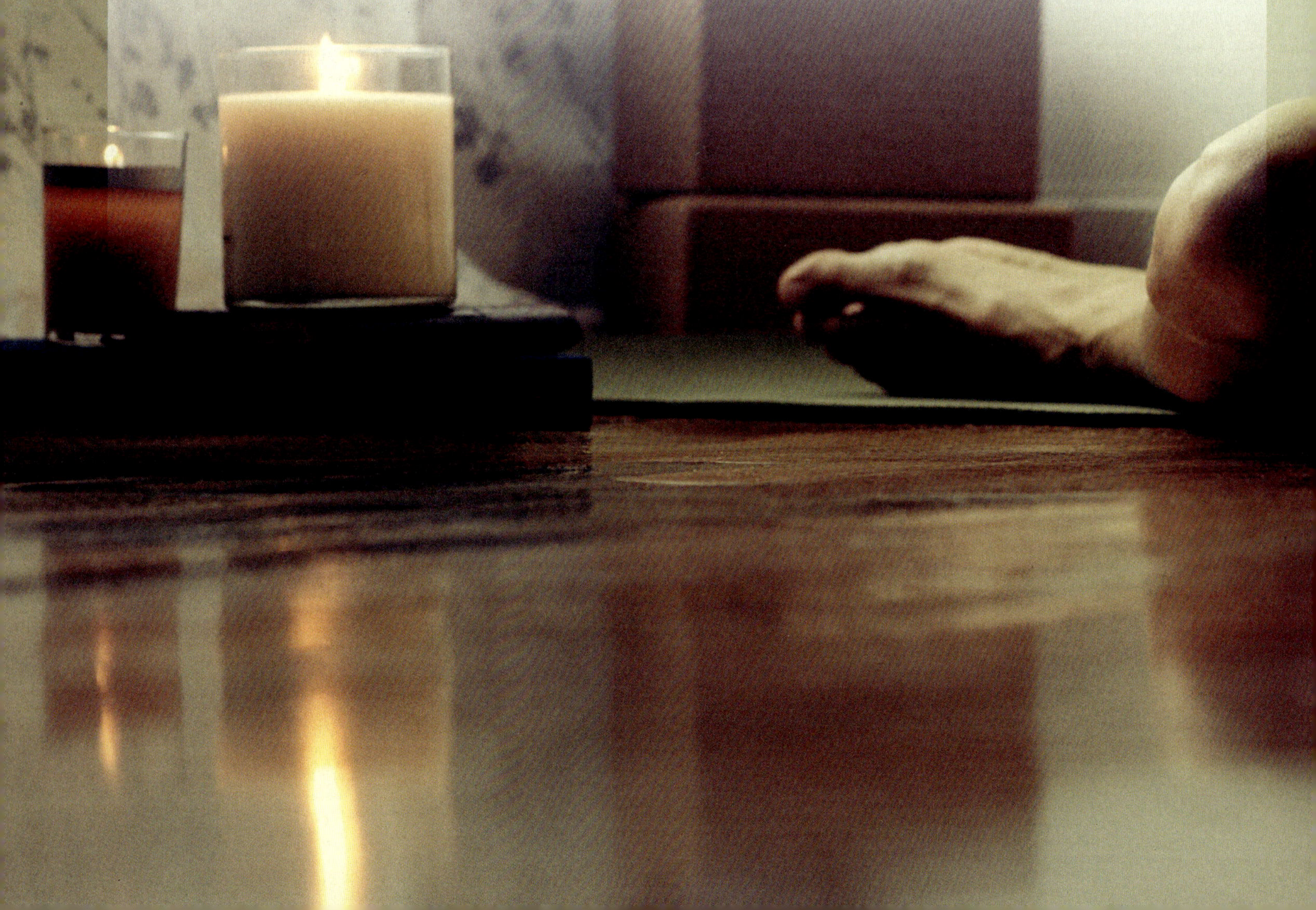

HANDFLÄCHEN ZEIGEN NACH OBEN
Gesäß auf dem Boden

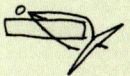

SUPTA BADDHA KONASANA |
LIEGENDER SCHMETTERLING

Deine Füße bleiben in Baddha Konasana, leg dich mit dem Rücken auf die Unterlage. Dein Gesäß bleibt dabei auf dem Boden. Der Boden trägt dich, ein entspanntes Gefühl entsteht.

Begrüße dich selbst.

Immer, wenn du dich getrennt von dir fühlst oder du deine Aufmerksamkeit nicht bündeln kannst, erinnere dich an die Kraft und Magie, Mensch zu sein. Du hast in jedem Augenblick die Wahl, dir bewusst zu machen, wo du dich gerade befindest, wie die Dinge wirklich sind und was du dafür tun kannst, innerlich Raum zu schaffen und der Realität angemessen zu begegnen.

*Dieser Raum hält eine Lösung
für alles bereit.*

Mehr beobachten
weniger tun

Bleib mindestens zwei Minuten in dieser Haltung, um dich auszuruhen.

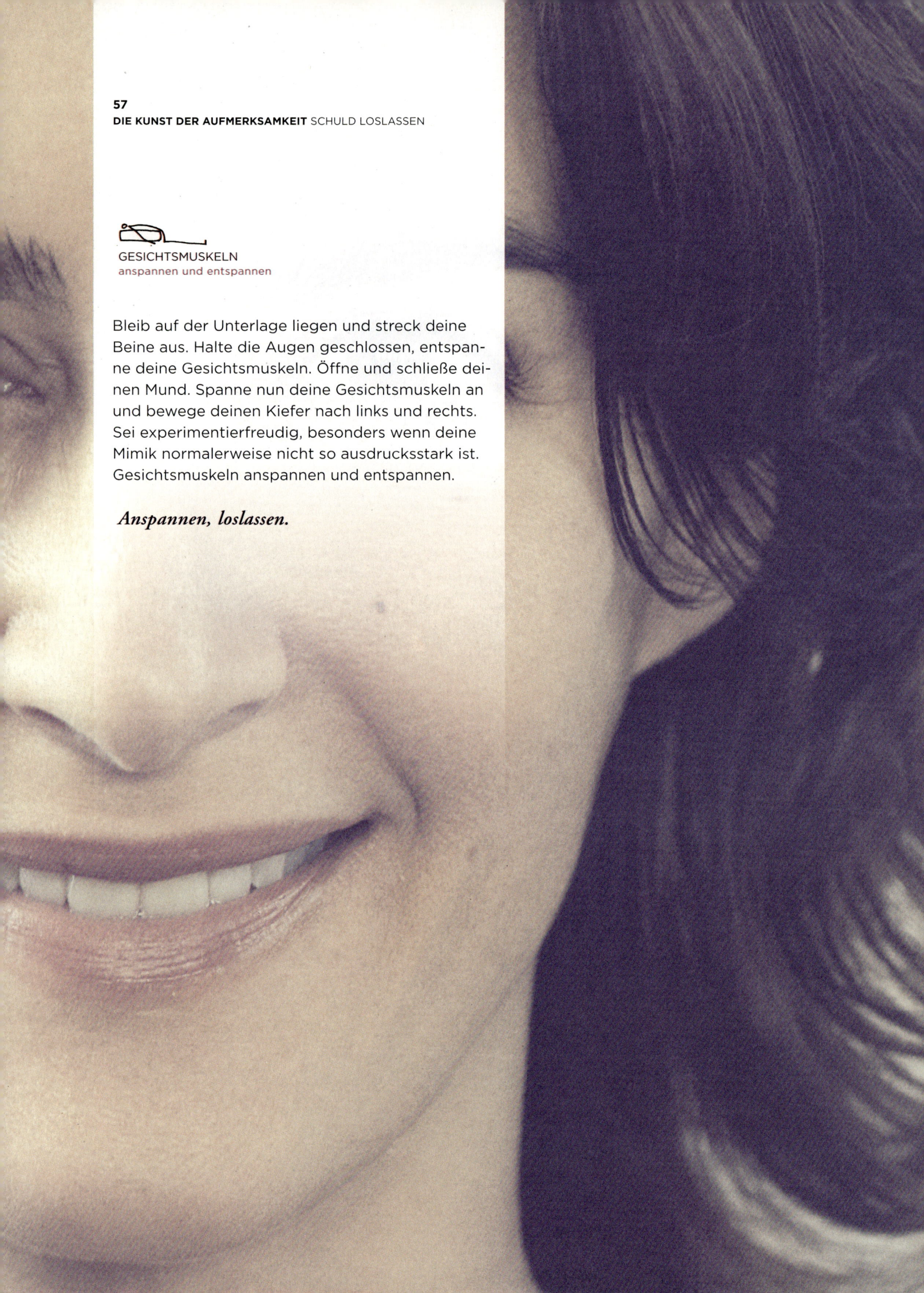

GESICHTSMUSKELN
anspannen und entspannen

Bleib auf der Unterlage liegen und streck deine Beine aus. Halte die Augen geschlossen, entspanne deine Gesichtsmuskeln. Öffne und schließe deinen Mund. Spanne nun deine Gesichtsmuskeln an und bewege deinen Kiefer nach links und rechts. Sei experimentierfreudig, besonders wenn deine Mimik normalerweise nicht so ausdrucksstark ist. Gesichtsmuskeln anspannen und entspannen.

Anspannen, loslassen.

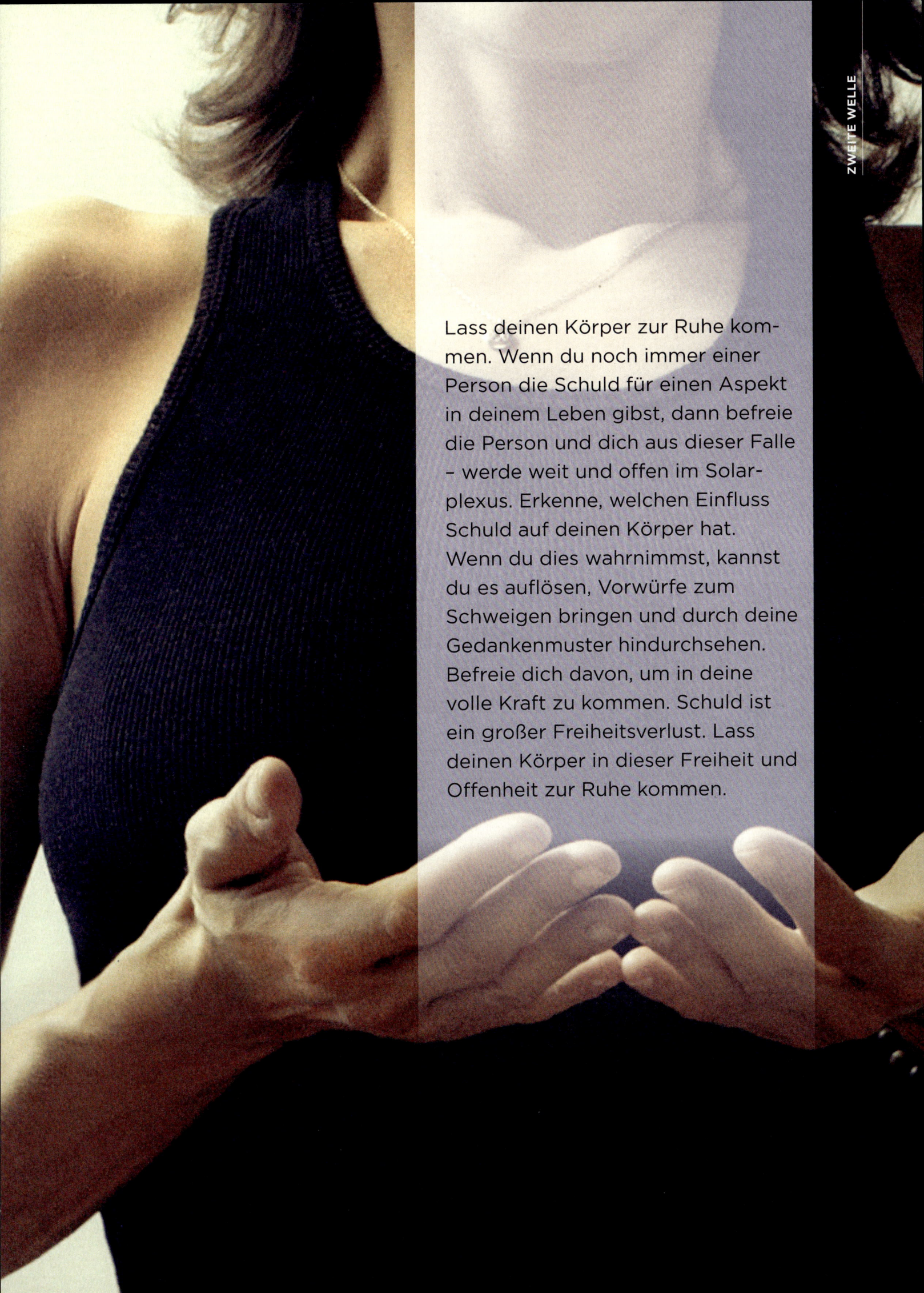

Lass deinen Körper zur Ruhe kommen. Wenn du noch immer einer Person die Schuld für einen Aspekt in deinem Leben gibst, dann befreie die Person und dich aus dieser Falle – werde weit und offen im Solarplexus. Erkenne, welchen Einfluss Schuld auf deinen Körper hat. Wenn du dies wahrnimmst, kannst du es auflösen, Vorwürfe zum Schweigen bringen und durch deine Gedankenmuster hindurchsehen. Befreie dich davon, um in deine volle Kraft zu kommen. Schuld ist ein großer Freiheitsverlust. Lass deinen Körper in dieser Freiheit und Offenheit zur Ruhe kommen.

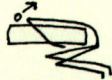 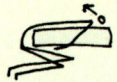 DREHUNG L/R
Knie zu einer
Seite, den Blick
zur anderen

JATHARA PARIVARTANASANA |
DREHUNG IM LIEGEN

Winkel deine Knie an, deine Füße stehen auf dem
Boden. Lass deine Knie sanft zur linken Seite fallen,
komm in eine behutsame Drehung. Deine Arme
liegen ausgestreckt neben dir.

Beobachte deine Atmung
für ein paar Augenblicke.

Bleib eine weitere Minute hier und gib dich der
vollkommenen Ruhe hin. Diese Offenheit hat
heilende Wirkung.

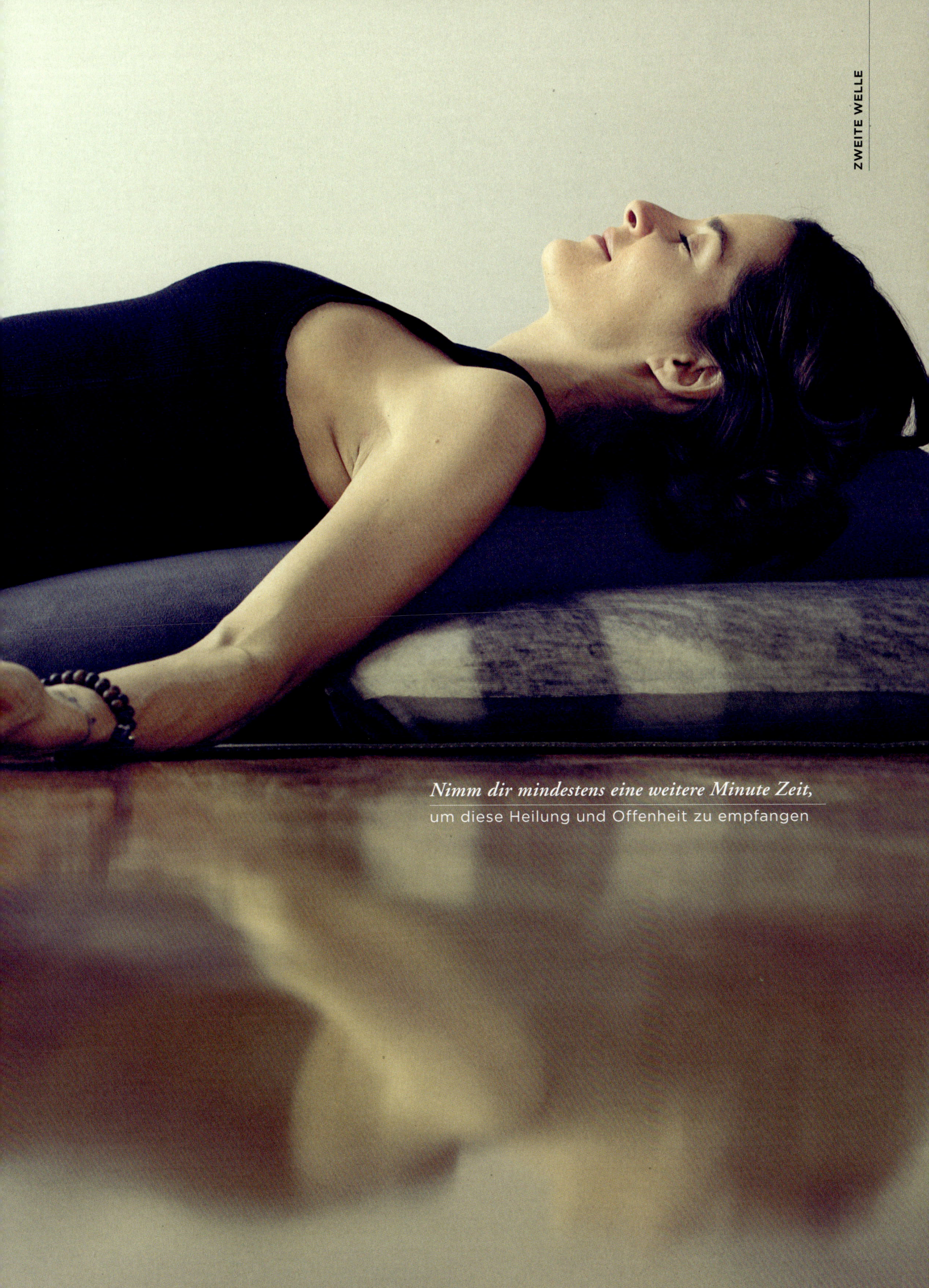

Nimm dir mindestens eine weitere Minute Zeit,
um diese Heilung und Offenheit zu empfangen

VARIATION 1
Gesäß auf der Unterlage

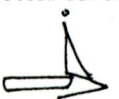

VARIATION 2
Gesäß auf dem Boden

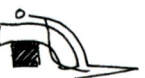

VARIATION 3
liegend,
Gesäß auf dem Boden

VIRASANA | HELDENPOSITION

Bring deine Füße sanft zurück zur Mitte und richte dich zum Sitzen auf. Komm am Matten- anfang auf deine Hände und Knie für Virasana. Setz dich sachte zwischen deine Füße. Solltest du diese Asana noch nicht lange machen, setz dich mit den Fersen auf den Rand des Kissens (**VARIATION 1**). Du kannst dich auch vor das Kis- sen setzen (**VARIATION 2**) und dich dann lang- sam nach hinten legen für Supta Virasana, eine tiefere Dehnung.

Nimm dir Zeit für die Ausrichtung. Erde die In- nen- und Außenseiten der Beine gleichermaßen und verlängere das Steißbein. Drück die Zehen in den Boden und die Fersen nach innen.

Du kannst das Kissen auch entfernen und ganz zum Liegen kommen (**VARIATION 3**). Wenn du im sitzenden Virasana bist, leg deine Hände mit den Handflächen nach unten auf deine Oberschenkel. Entspanne deine Gesichts- und Halsmuskeln. Die Innen- und Außenseite deiner Oberschenkel sind gleichermaßen geerdet. Von den Hüftgelenken aus verlaufen deine Ober- schenkel parallel zueinander.

Atme in die Körperseite und lass deine Muskeln weich und offen werden. Sei aufmerksam für die nächsten Atemzüge. Erde dich über die Zehen und lenk die Atmung in die Vorderseite der Ober- schenkel für mehr Raum in deinem Körper.

Bleibe eine volle Minute in dieser Haltung. Wenn du liegst, komm langsam hoch auf deine Hände und Knie.

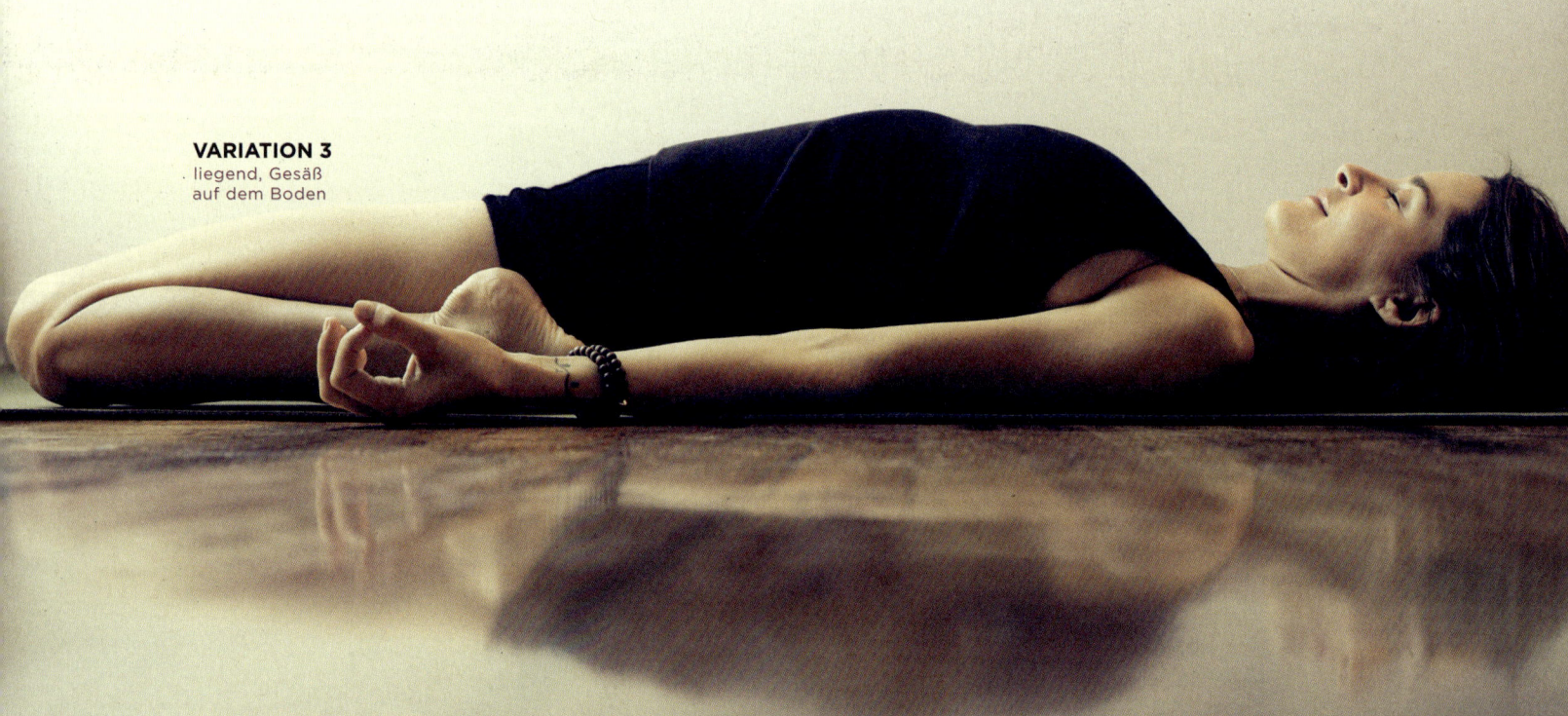

VARIATION 3
liegend, Gesäß
auf dem Boden

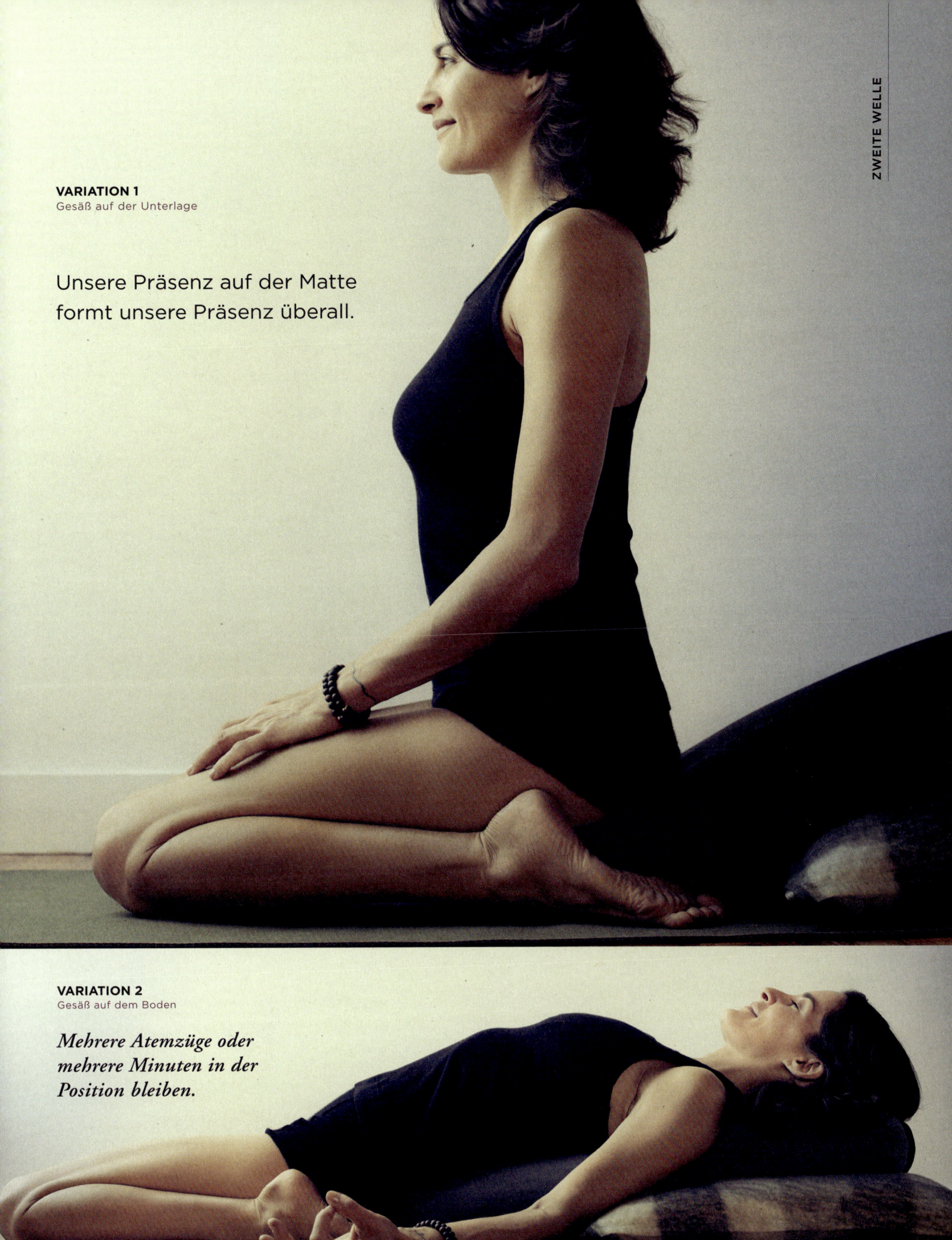

VARIATION 1
Gesäß auf der Unterlage

Unsere Präsenz auf der Matte
formt unsere Präsenz überall.

VARIATION 2
Gesäß auf dem Boden

Mehrere Atemzüge oder
mehrere Minuten in der
Position bleiben.

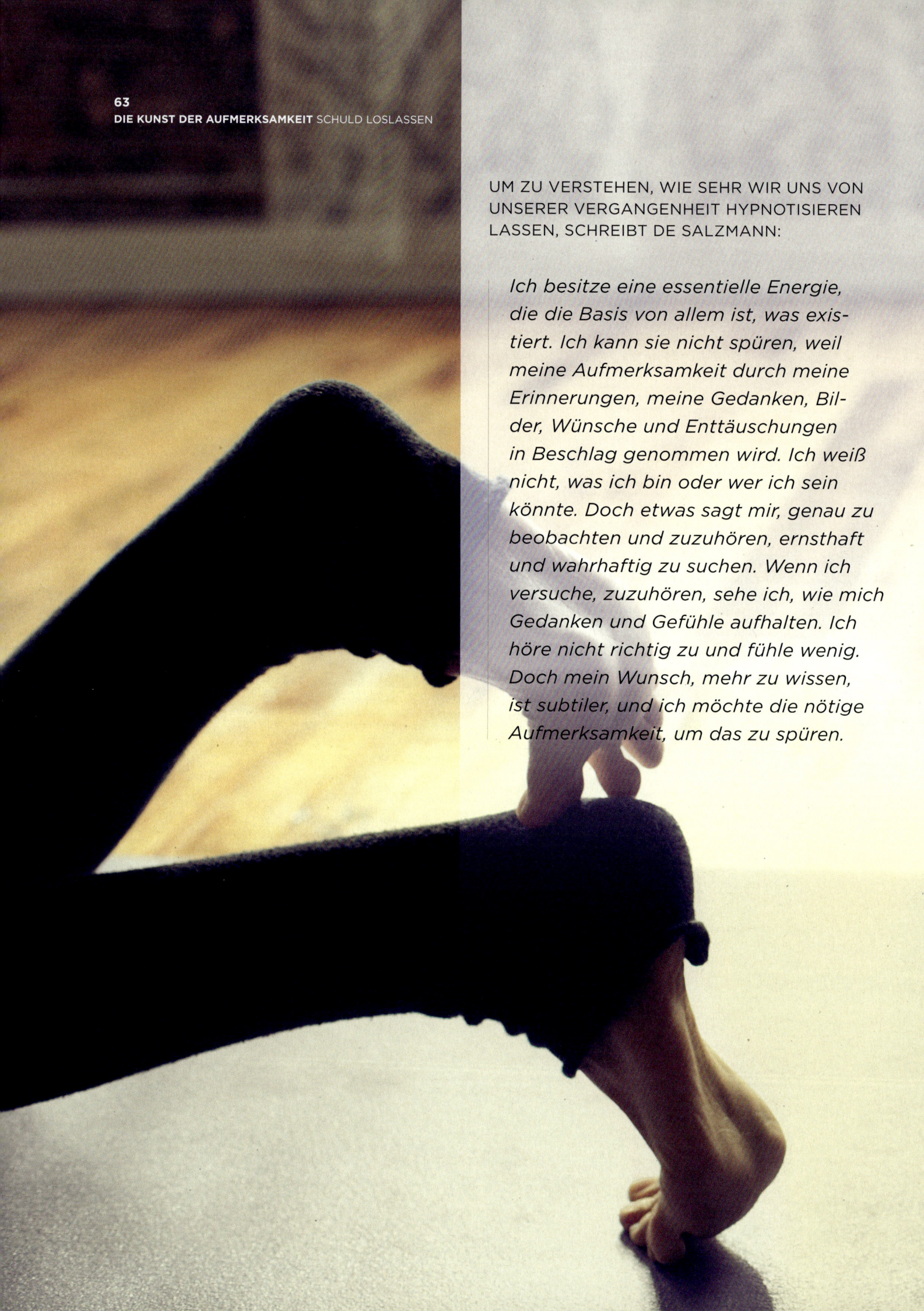

UM ZU VERSTEHEN, WIE SEHR WIR UNS VON UNSERER VERGANGENHEIT HYPNOTISIEREN LASSEN, SCHREIBT DE SALZMANN:

Ich besitze eine essentielle Energie, die die Basis von allem ist, was existiert. Ich kann sie nicht spüren, weil meine Aufmerksamkeit durch meine Erinnerungen, meine Gedanken, Bilder, Wünsche und Enttäuschungen in Beschlag genommen wird. Ich weiß nicht, was ich bin oder wer ich sein könnte. Doch etwas sagt mir, genau zu beobachten und zuzuhören, ernsthaft und wahrhaftig zu suchen. Wenn ich versuche, zuzuhören, sehe ich, wie mich Gedanken und Gefühle aufhalten. Ich höre nicht richtig zu und fühle wenig. Doch mein Wunsch, mehr zu wissen, ist subtiler, und ich möchte die nötige Aufmerksamkeit, um das zu spüren.

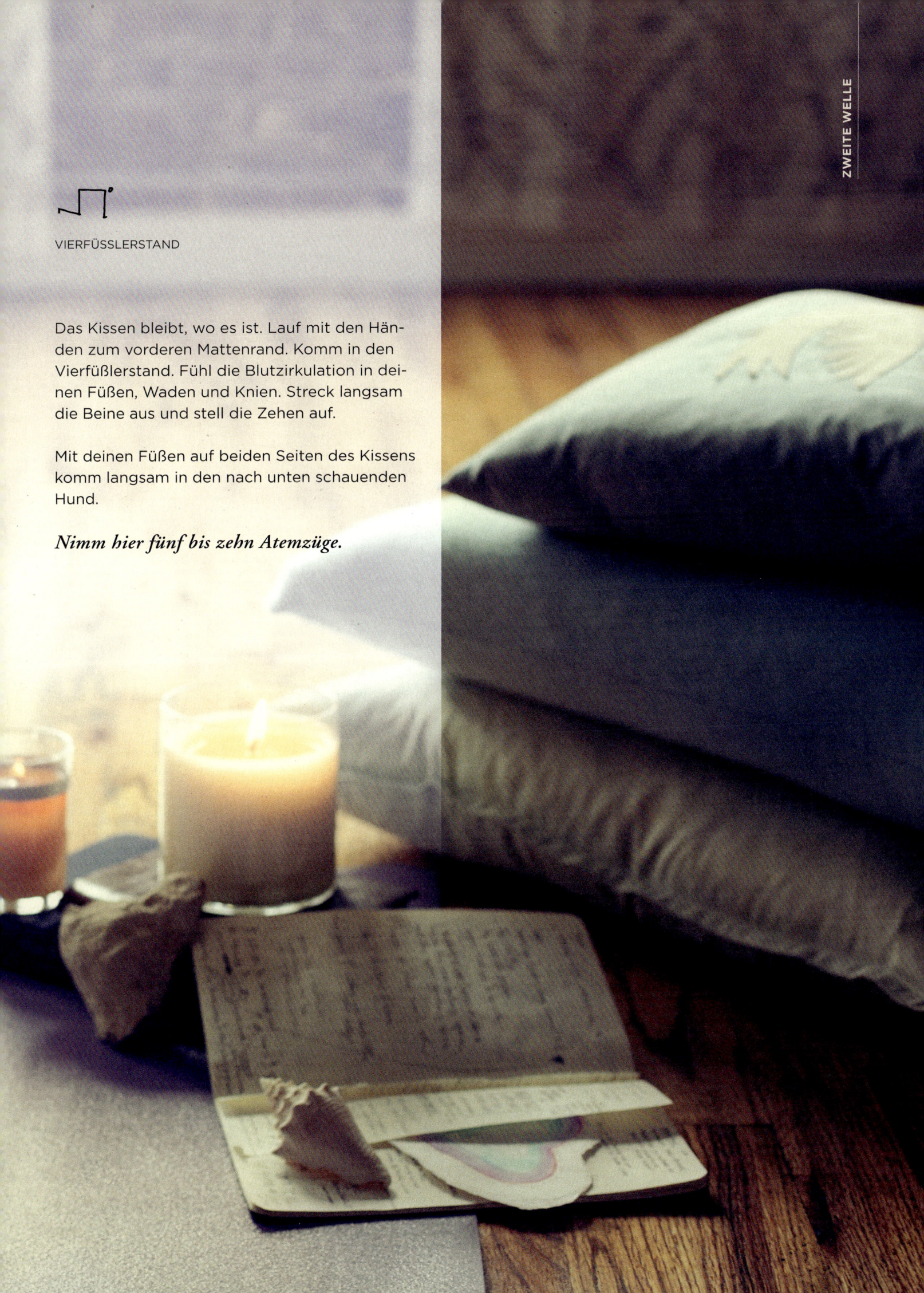

VIERFÜSSLERSTAND

Das Kissen bleibt, wo es ist. Lauf mit den Händen zum vorderen Mattenrand. Komm in den Vierfüßlerstand. Fühl die Blutzirkulation in deinen Füßen, Waden und Knien. Streck langsam die Beine aus und stell die Zehen auf.

Mit deinen Füßen auf beiden Seiten des Kissens komm langsam in den nach unten schauenden Hund.

Nimm hier fünf bis zehn Atemzüge.

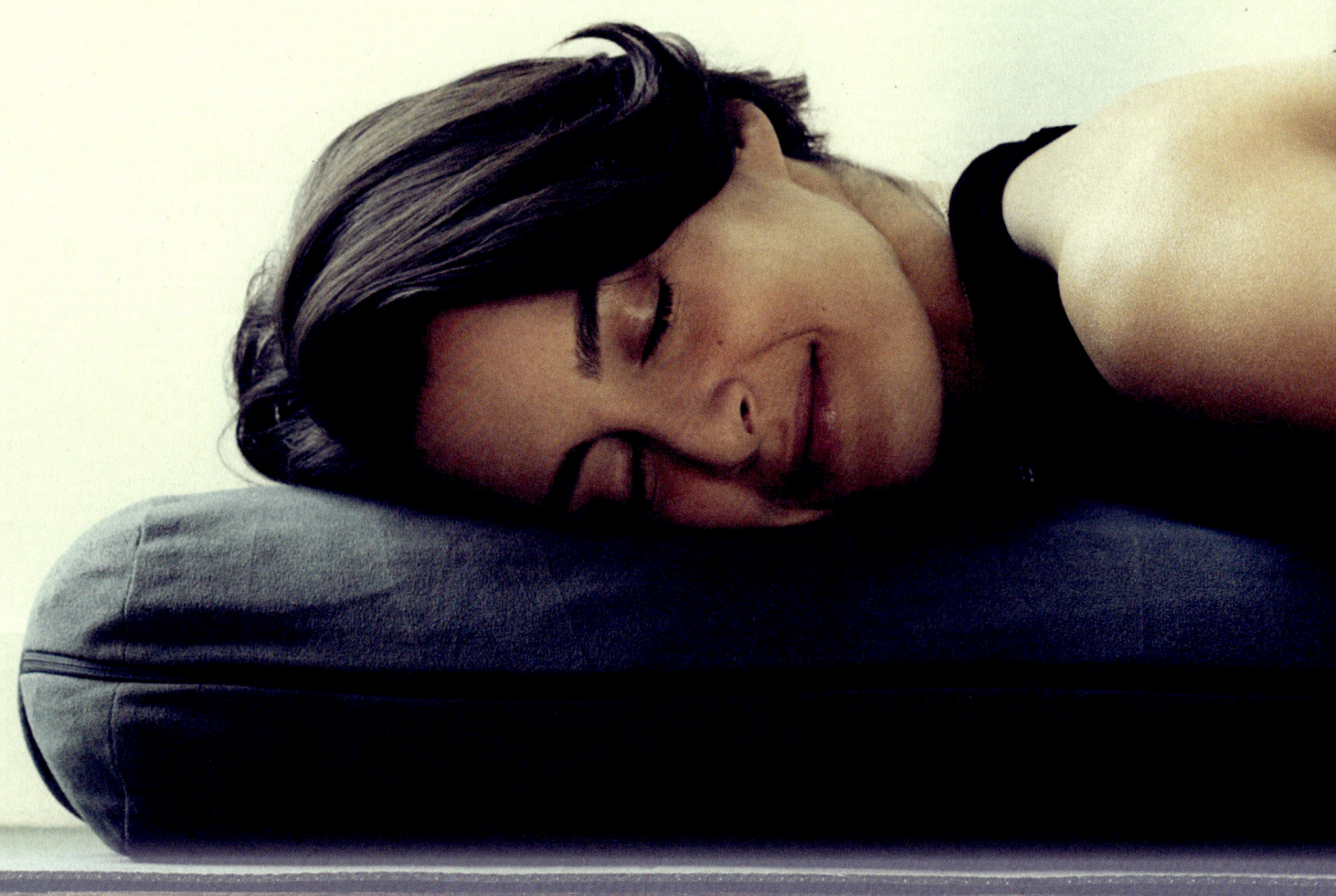

Blick geht nach L/R

BALASANA | KINDESHALTUNG

Aus dem nach unten schauenden Hund bring deine Knie zum Boden. Leg das Kissen zur Seite und streck deine Arme vor dir aus. Der Blick geht auf die rechte Seite oder deine Stirn liegt entspannt auf dem Boden.

Nutze diesen Augenblick, dich vor denen zu verbeugen, denen du Vorwürfe gemacht hast. Verbeuge dich in Dankbarkeit und Hingabe. Diese Menschen haben dir eine Landkarte in die Hand gegeben, die dich zu höchster Erkenntnis leiten kann. Wenn du diese Menschen durch die Brille der Schuld betrachtest, dann ist es deine Aufgabe, dich vor diese Sichtweise zu stellen und sie zu ändern. Das ist deine Verantwortung und gleichzeitig ein Privileg.

Wenn du möchtest, heb und dreh den Kopf sanft zur anderen Seite. Fühl diese wunderbare, passive Weichheit, in der du sehen kannst, ohne zu urteilen. Es ist an der Zeit, Schuldzuweisungen aufzugeben, Akzeptanz zu üben und Autor deines eigenen Lebens zu werden.

Komm ganz langsam zurück zur Mitte und heb deinen Kopf. Halte deine Arme nach vorne ausgestreckt. Zieh das Kissen auf deine Matte, so dass du deinen Kopf im nach unten schauenden Hund darauf ruhen lassen kannst.

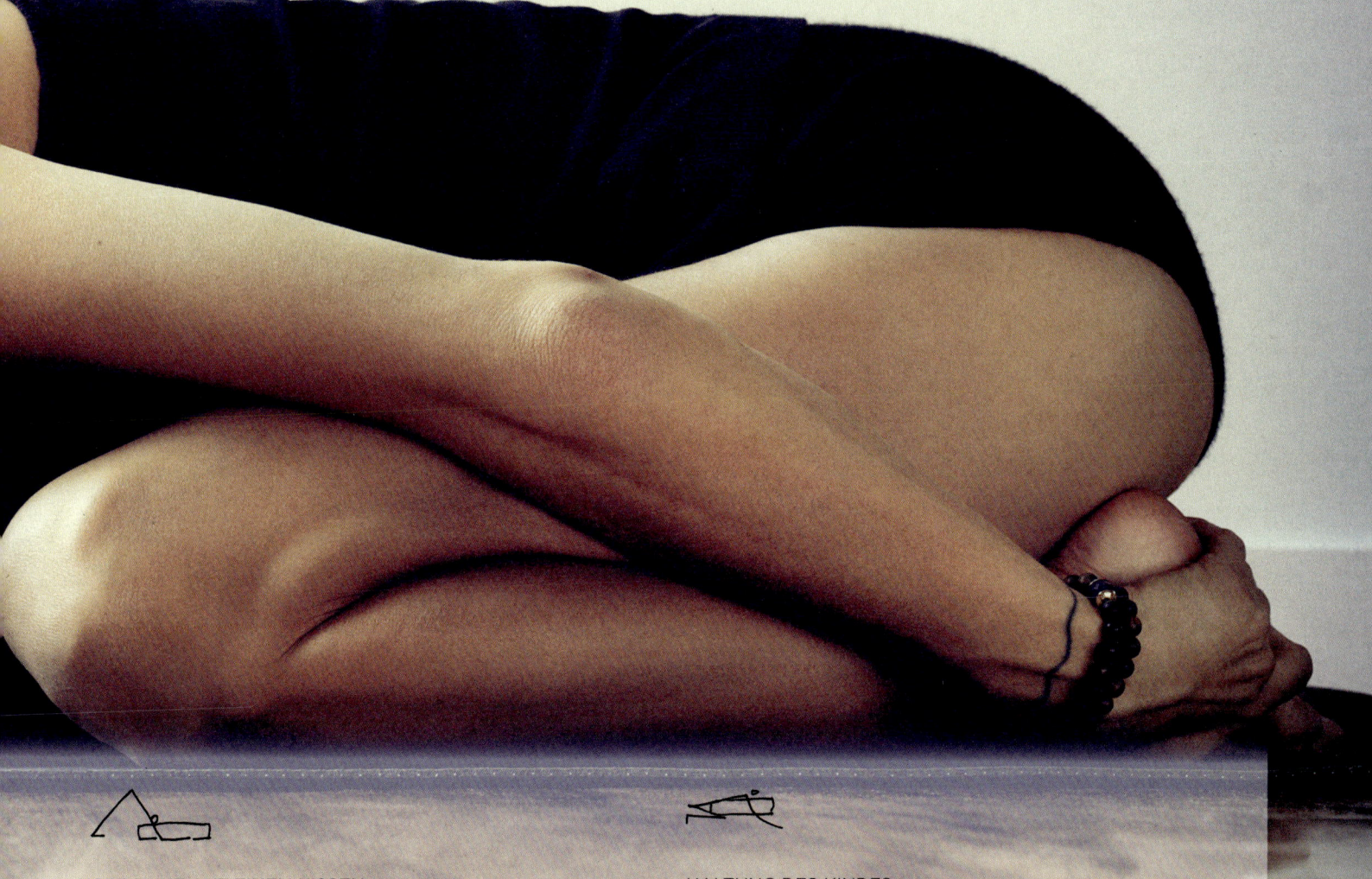

KOPF RUHT AUF EINEM KISSEN

ADHO MUKHA SHVANASANA |
NACH UNTEN SCHAUENDER HUND

Schieb das Gesäß weit nach oben im nach
unten schauenden Hund und leg deinen Kopf
auf dem Kissen ab, wenn dies für dich möglich
ist. Bring deine Schulterblätter hinter deinem
Herzen zusammen. Verlängere dich von deinem
Herzen her und drück die Handflächen und
Fingerspitzen fest in den Boden. Leg deinen
Kopf so, wie es gut für dich ist, um weicher
im Herzen zu werden.

HALTUNG DES KINDES
mit dem Kissen unter dem Bauch

Bring deine Knie neben das Kissen und komm
zurück in die Haltung des Kindes. Bring das
Kissen näher und bleibe für ein paar Atemzüge
hier liegen. Dreh den Kopf auf die Seite, die
angenehmer für dich ist.

*Komm langsam
zum Sitzen*

Finde deinen Weg
in Viparita Karani

KISSEN UNTER DEM KREUZBEIN
Gesäß an der Wand

VIPARITA KARANI | BEINE AN DER WAND

Schieb das Kissen an die Wand und leg dein Gesäß darauf, so dass die Sitzknochen möglichst nah an der Wand sind. Streck die Beine an der Wand hoch. Das Gesäß und das Kreuzbein liegen auf dem Kissen. Kopf und Schultern ruhen auf dem Boden.

Entspanne deinen ganzen Körper in dieser Haltung und schaffe Raum für dich. Diese Haltung ist sehr heilsam, besonders wenn du tagsüber deine Füße stark beansprucht hast oder viel sitzt. Deine Arme liegen locker neben dem Körper. Spüre die heilsame und nährende Energie, die von den Füßen in deine Organe fließt. Wir laden Offenheit und Weichheit in unseren Körper ein (in unser Nervensystem, unsere Lymphe, unser Stoffwechselsystem, unsere Atmung und unser Verdauungssystem).

Schaffe Raum für Heilung
Entspanne deine Hände
und die Gesichtsmuskeln

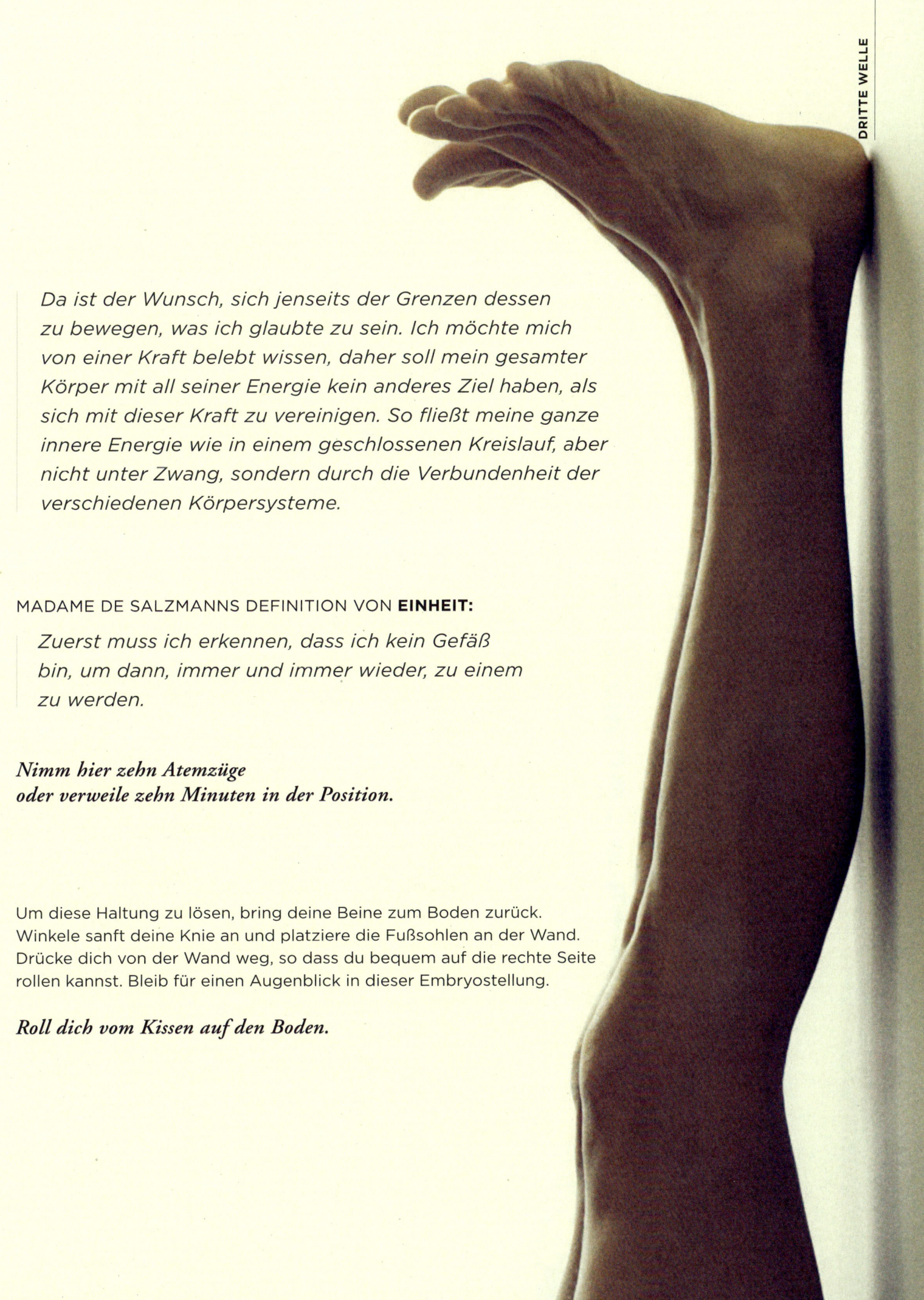

*Da ist der Wunsch, sich jenseits der Grenzen dessen
zu bewegen, was ich glaubte zu sein. Ich möchte mich
von einer Kraft belebt wissen, daher soll mein gesamter
Körper mit all seiner Energie kein anderes Ziel haben, als
sich mit dieser Kraft zu vereinigen. So fließt meine ganze
innere Energie wie in einem geschlossenen Kreislauf, aber
nicht unter Zwang, sondern durch die Verbundenheit der
verschiedenen Körpersysteme.*

MADAME DE SALZMANNS DEFINITION VON **EINHEIT:**

*Zuerst muss ich erkennen, dass ich kein Gefäß
bin, um dann, immer und immer wieder, zu einem
zu werden.*

**Nimm hier zehn Atemzüge
oder verweile zehn Minuten in der Position.**

Um diese Haltung zu lösen, bring deine Beine zum Boden zurück.
Winkele sanft deine Knie an und platziere die Fußsohlen an der Wand.
Drücke dich von der Wand weg, so dass du bequem auf die rechte Seite
rollen kannst. Bleib für einen Augenblick in dieser Embryostellung.

Roll dich vom Kissen auf den Boden.

VARIATION 1
Schultern auf
dem Boden

VARIATION 2
Sitzknochen
auf dem Boden

VARIATION 3
Sitzknochen
auf dem Boden,
Kopf erhöht

SHAVASANA
Komm zum Liegen

VORBEREITUNG FÜR SHAVASANA | TOTENHALTUNG

Lass deinen Körper

in Dankbarkeit und
Anmut empfangen

Komm wieder auf deine Matte zurück und leg dir eines der Hilfsmittel unter den mittleren Rücken. Die Unterlage sollte bis zur Mitte deiner Oberschenkel reichen. Die Füße liegen auf einem Block oder einem Stapel Bücher.

Nimm dir Zeit, um in diese Haltung zu kommen. Schaff dir die Bedingungen, die du benötigst, um zur Ruhe zu kommen.

Für **VARIATION 1** sollte der obere Rand des Kissens zwischen, und etwas unter deinen Schulterblättern liegen. Das fördert eine angenehme, passive Öffnung des Herzens.

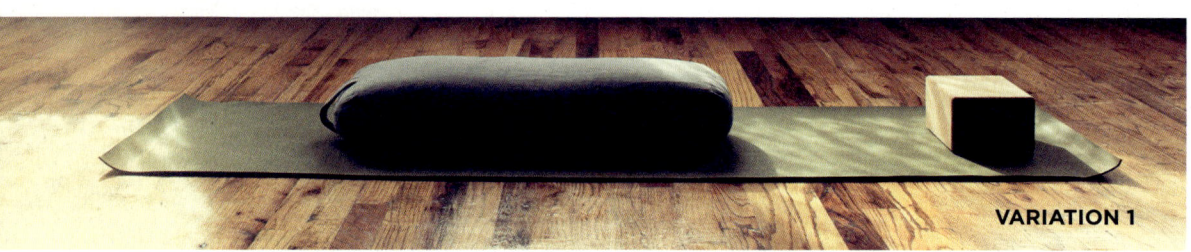

VARIATION 1

Für **VARIATION 2** leg die Knöchel auf das Kissen und lieg flach auf dem Boden.

Heute ist der Sinn meines Lebens, der Präsenz in mir vollkommen zur Verfügung zu stehen. Dies erreiche ich durch einen Zustand, in dem ich gleichzeitig passiv und wach bin.

- MADAME DE SALZMANN

Mögen wir nach dieser Praxis aufmerksam in herausfordernde Situationen gehen, aktiv zuhören und dabei vollkommen klar und wach sein.

Bleibe entweder für ein paar Augenblicke in dieser Haltung oder komme in Shavasana.

Für **VARIATION 3** bringe dein Gesäß auf den Boden und in ein unterstütztes Shavasana. Du kannst auch den Block oder das Buch unter die Unterlage stellen. Leg dich darauf.

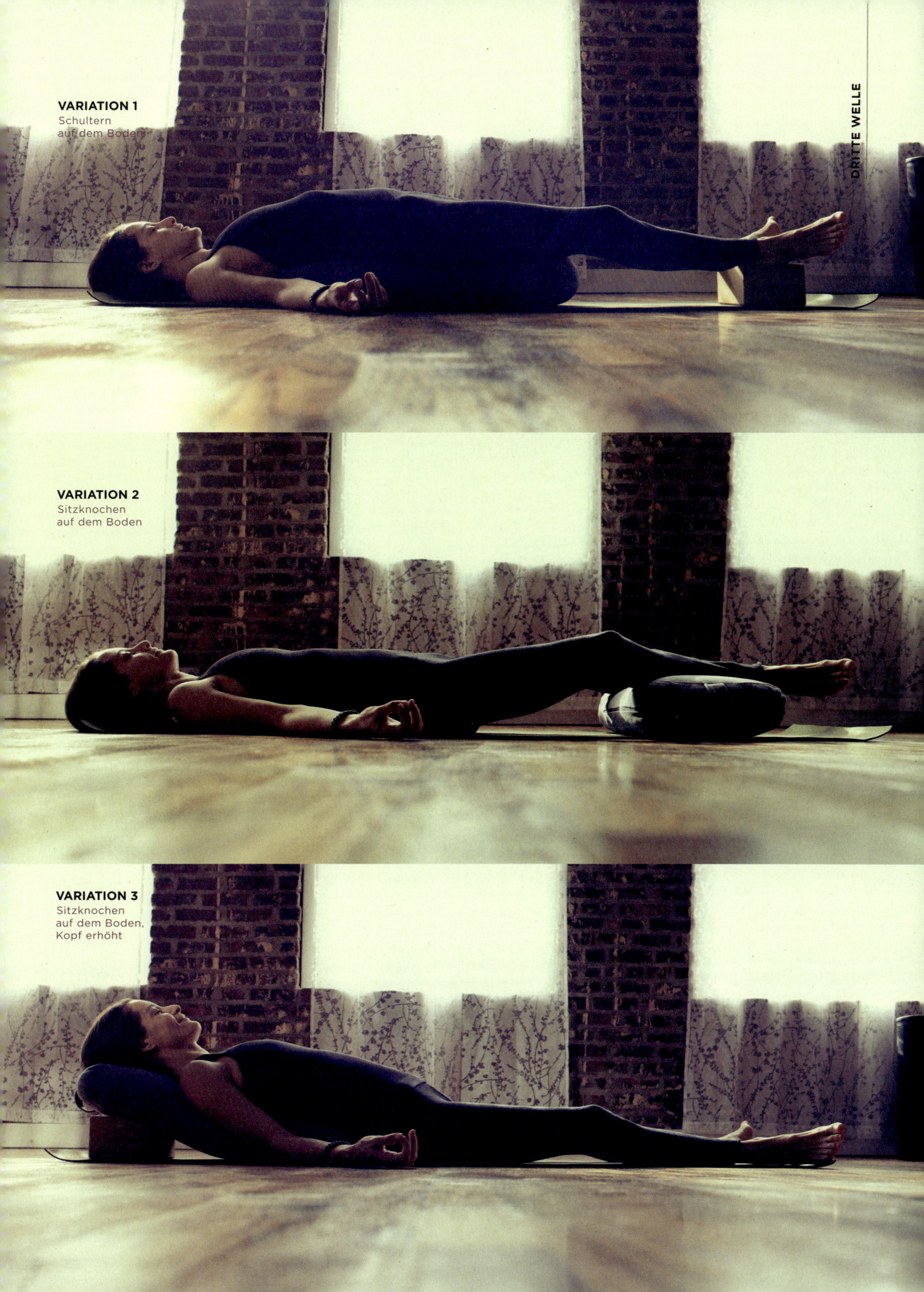

VARIATION 1
Schultern
auf dem Boden

VARIATION 2
Sitzknochen
auf dem Boden

VARIATION 3
Sitzknochen
auf dem Boden,
Kopf erhöht

AUFWACHEN

Bleibe passiv, wach und lausche. Vertiefe sanft deine Atmung. Stell deine Füße sacht auf den Boden und winkel die Knie an. Die Knie berühren sich, die Füße sind etwa mattenweit geöffnet, etwas breiter als hüftweit. Nimm ein paar tiefe, nährende Atemzüge. Dreh dich sanft auf die rechte Seite und komm entweder auf einem langen Kissen oder auf dem Boden liegend in die Embryostellung. Komm langsam zum Sitzen. Deine Hände ruhen auf den Oberschenkeln. Schließ deine Augen und schau mit geschlossenen Augen, wo du gerade bist.

MOMENTAUFNAHME

Sei dir deines gesamten Seins bewusst. Ruhig, heilend, empfangend, lauschend.

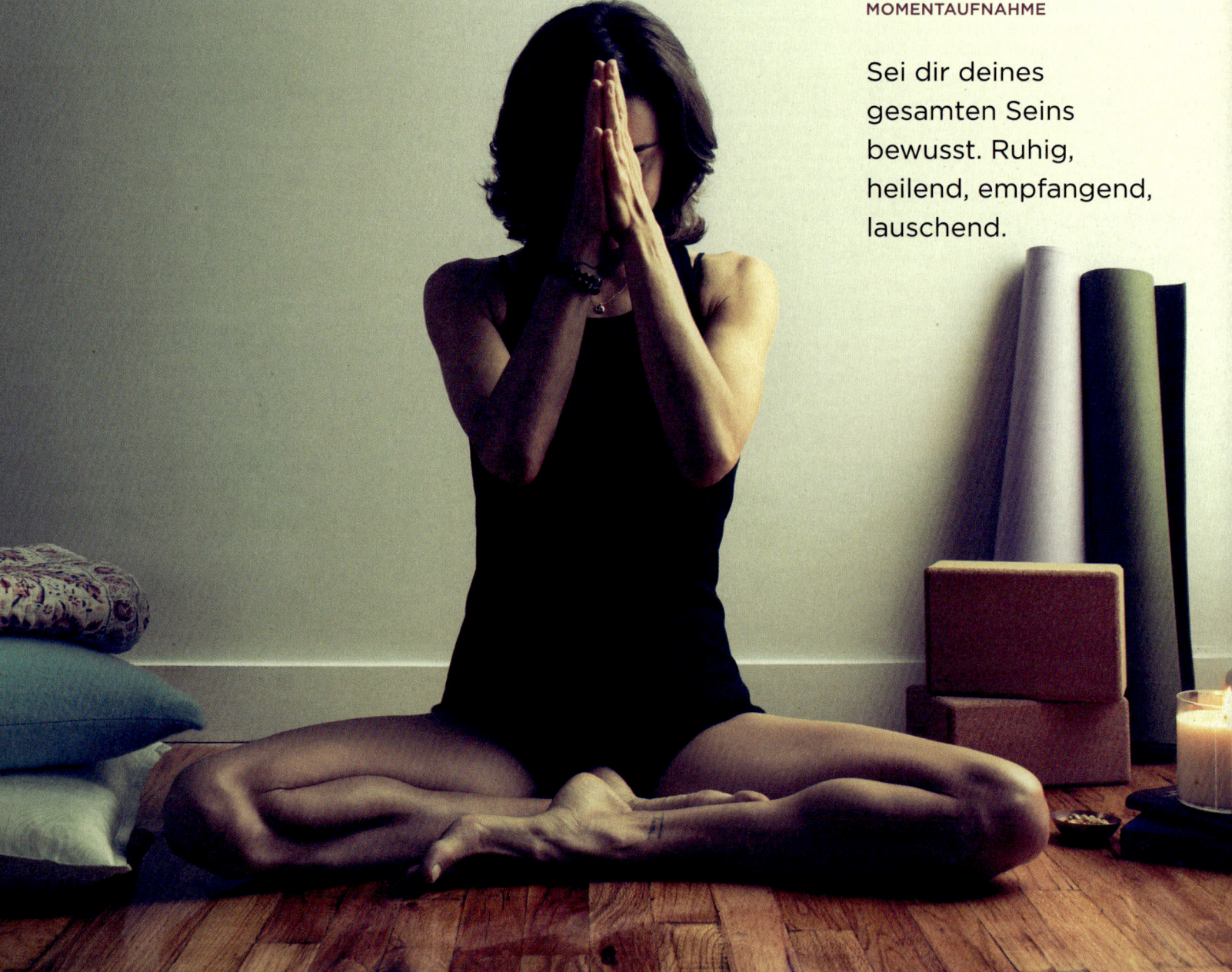

Bring deine Hände vor dem Herzen zusammen.

Passiv, ruhig und zuhörend zu sein, ist in Wahrheit ein aktiver Zustand.

Neige dein Kinn zur Brust.

Wir verneigen uns vor all den Wegen, in denen wir die Yogapraxis als Form der Heilung anwenden können. Vor all den Wegen, die uns zum Licht und zur Einheit führen.

Wir verneigen uns vor unseren Lehrern,

unserer Vergangenheit, Gegenwart und Zukunft,

vor unserem Herzen.

NAMASTE.

SANKALPA

NIEMAND IST

SCHULD.

ES GIBT
NICHTS ZU BEFÜRCHTEN,
NICHTS ZU VERSTECKEN,
KEIN GEHEIMNIS ZU HÜTEN.

ES GIBT NUR

LIEBE.

EIN LICHT.
EIN HERZ.
EINEN KÖRPER.
EIN PRIVILEG.
EINE QUELLE.
EINE FAMILIE.

BEOBACHTEN STATT ZU HANDELN.

VERSUC

UNBEKA

ZU

DRAMAT

DIE QUELLE UNSERER INSPIRATION
IST NICHT DIE RELIGION, SONDERN
EINZIG UND ALLEIN DIE WAHRHEIT.

- RODNEY COLLIN

WAS MICH GERADE BESCHÄFTIGT

WIR HÖREN AUF, ANDEREN DIE SCHULD DA-
FÜR ZU GEBEN, DASS DIE DINGE IN DIESER WELT
SCHIEF LAUFEN. WIR ERKENNEN VIELMEHR, DASS
DIESE SCHLECHTE WELT IN ERSTER LINIE IN UN-
SEREM EIGENEN KOPF EXISTIERT. DASS WIR TAT-
SÄCHLICH IN EINEM GERECHTEN UNIVERSUM
LEBEN; EINEM ORT, AN DEM MENSCHLICHE SEE-
LEN UND ANDERE LEBENSFORMEN VON IHRER
ERFAHRUNG LERNEN, GUT ZU LEBEN.

-MANLY HALL

RUHE, HEILUNG, OFFENHEIT, ZUHÖREN

ZIEL:

ERSTE WELLE

ZWEITE WELLE

DRITTE WELLE

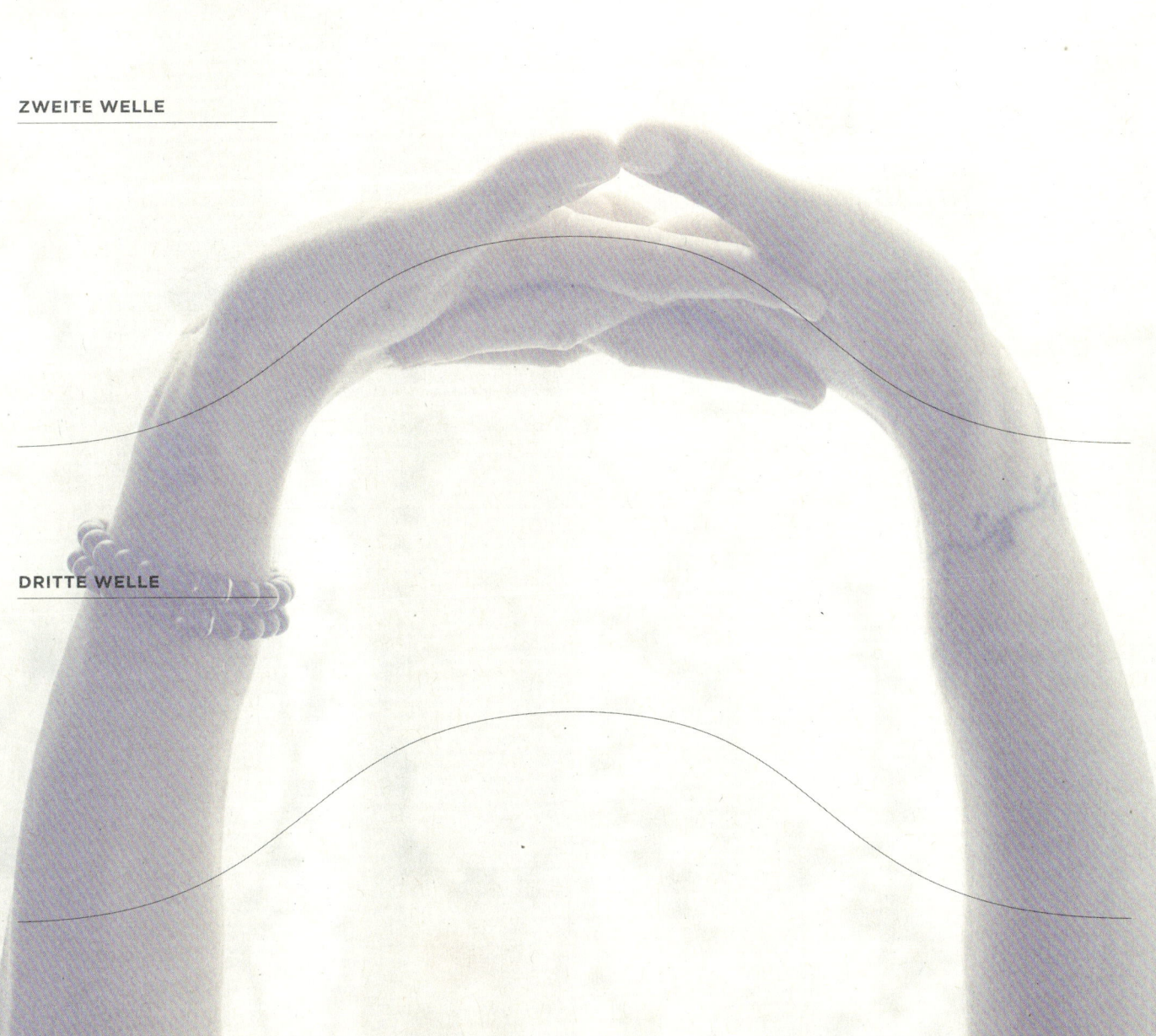

AUFWACHEN

AUFWACHEN

DEFINITION VON
EINHEIT:

ZUERST MUSS ICH ERKENNEN,
DASS ICH KEIN GEFÄSS BIN,
UM DANN, IMMER UND IMMER WIEDER,
ZU EINEM ZU WERDEN.

- MADAME DE SALZMANN

DONNA KARAN

ATMEN UND RUHE FINDEN. WIE EINFACH UND ZUTIEFST KOMPLEX DIESE ANWEISUNG IST! Wir leben in einer modernen Welt, die sich im ständigen Wandel befindet und in der wir viele Dinge gleichzeitig erledigen.

Mein Leben ist DKNY. Ich bin unentwegt eingebunden in der Hektik New Yorks, einer Stadt, die beides für mich ist: eine unendliche Quelle der Inspiration und eine ständige Herausforderung.

Die Stadt ist elektrisch, magnetisch und ständig in Bewegung. Ich liebe sie. Aber, oder genau aus diesem Grund, sehne ich mich nach dieser Ruhe, nach der Zentriertheit durch den Atem und nach der Stille inmitten des Chaos. Für mich ist das Yoga. Ich habe damit begonnen, als ich 18 war, und es ist seitdem eine andauernde Liebesgeschichte. Durch Yoga lernte ich zum ersten Mal, Ruhe inmitten des Chaos zu finden. Dieses Konzept ist nun eine Lebensphilosophie geworden, die ich in meine Stiftung, mein Seminarzentrum und meine Kollektion „Urban Zen" einbringe.

Die Schönheit des Yoga erlaubt uns, das 'Ich' durch ein 'Wir' zu ersetzen

Ich glaube, dass die Schönheit des Yoga uns erlaubt, das „Ich" durch ein „Wir" zu ersetzen. Das ist etwas, was Elena durch ihre Lehren und ihren Unterricht erreicht. Ich bin auf vielerlei Weise mit Elena verbunden. Sie ist eine Frau, die Urban Zen verkörpert: Sie leitet tausende Schüler auf dem großen Rasen im Central Park an, gibt zutiefst gefühlvolle Yogakurse im Urban Zen Center und begleitet mich bei meiner persönlichen Heilung und Erdung in meinem Seminarzentrum Parrot Cay.

Mein Traum mit Parrot Cay ist es, einen Ort zu schaffen, an dem Menschen zusammenkommen, um die Ruhe zu finden, die wir alle suchen. Einen Ort der Stille, an dem wir atmen können. Ich liebe es, dass Elena Parrot Cay genauso betrachtet. Parrot Cay ist der Ort, an dem ich mich mit den Menschen, die ich liebe, wieder verbinde. Ein Ort, an dem ich zu mir selbst zurückfinde.

Für mich dreht sich alles um Verbindung. Bewusstes Atmen erlaubt uns, nach innen zu blicken, uns neu auszurichten und uns wieder verbunden zu fühlen.

Darum: Werde ruhig, atme und finde die Stille inmitten des Chaos.

ICH LADE DICH EIN, DICH DURCH RUHE WIEDER MIT DIR ZU VERBINDEN.

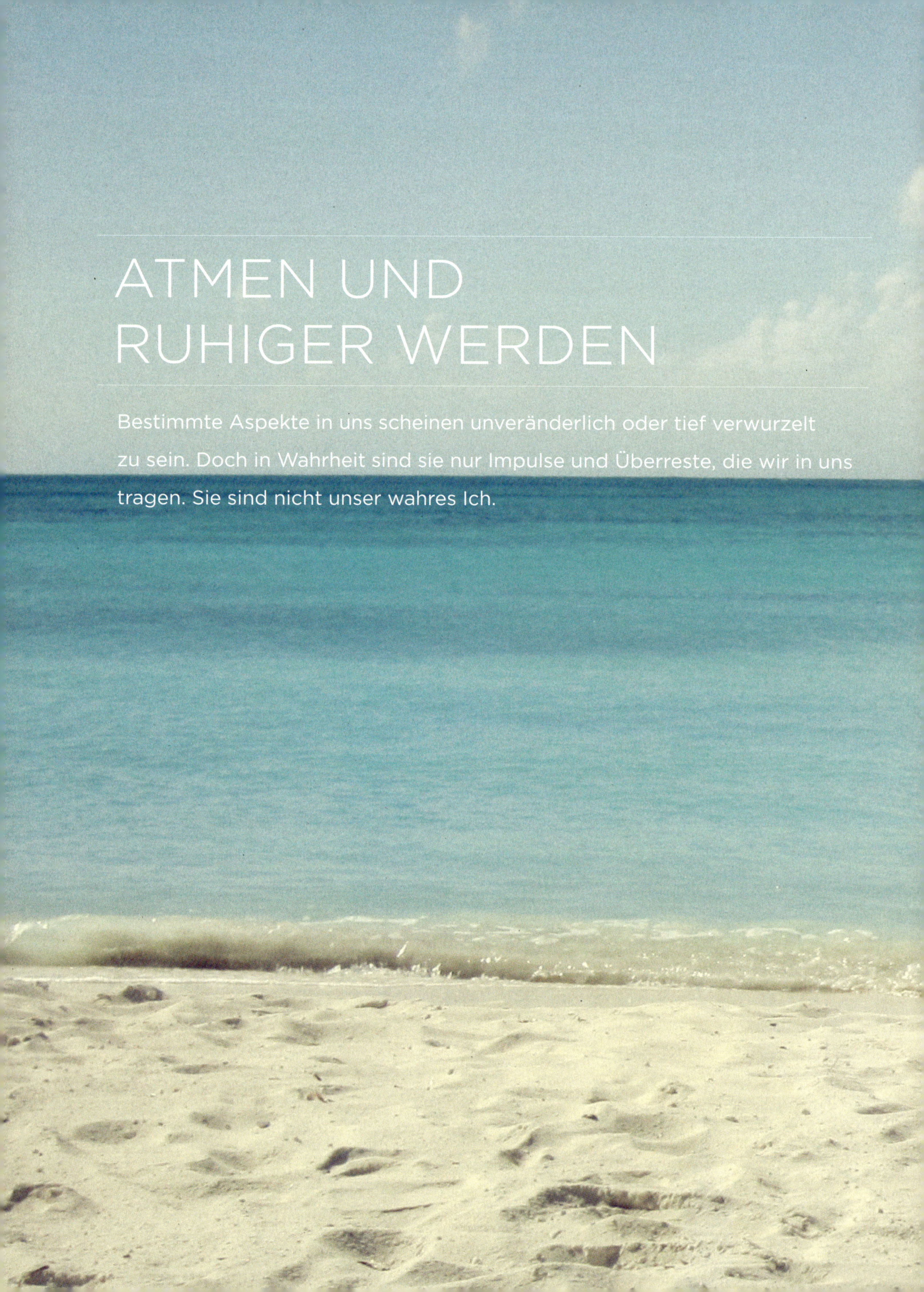

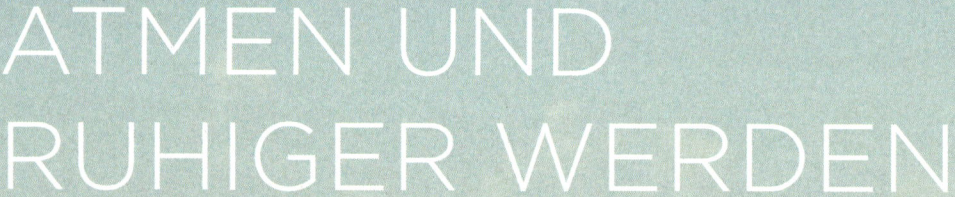

ATMEN UND RUHIGER WERDEN

Bestimmte Aspekte in uns scheinen unveränderlich oder tief verwurzelt zu sein. Doch in Wahrheit sind sie nur Impulse und Überreste, die wir in uns tragen. Sie sind nicht unser wahres Ich.

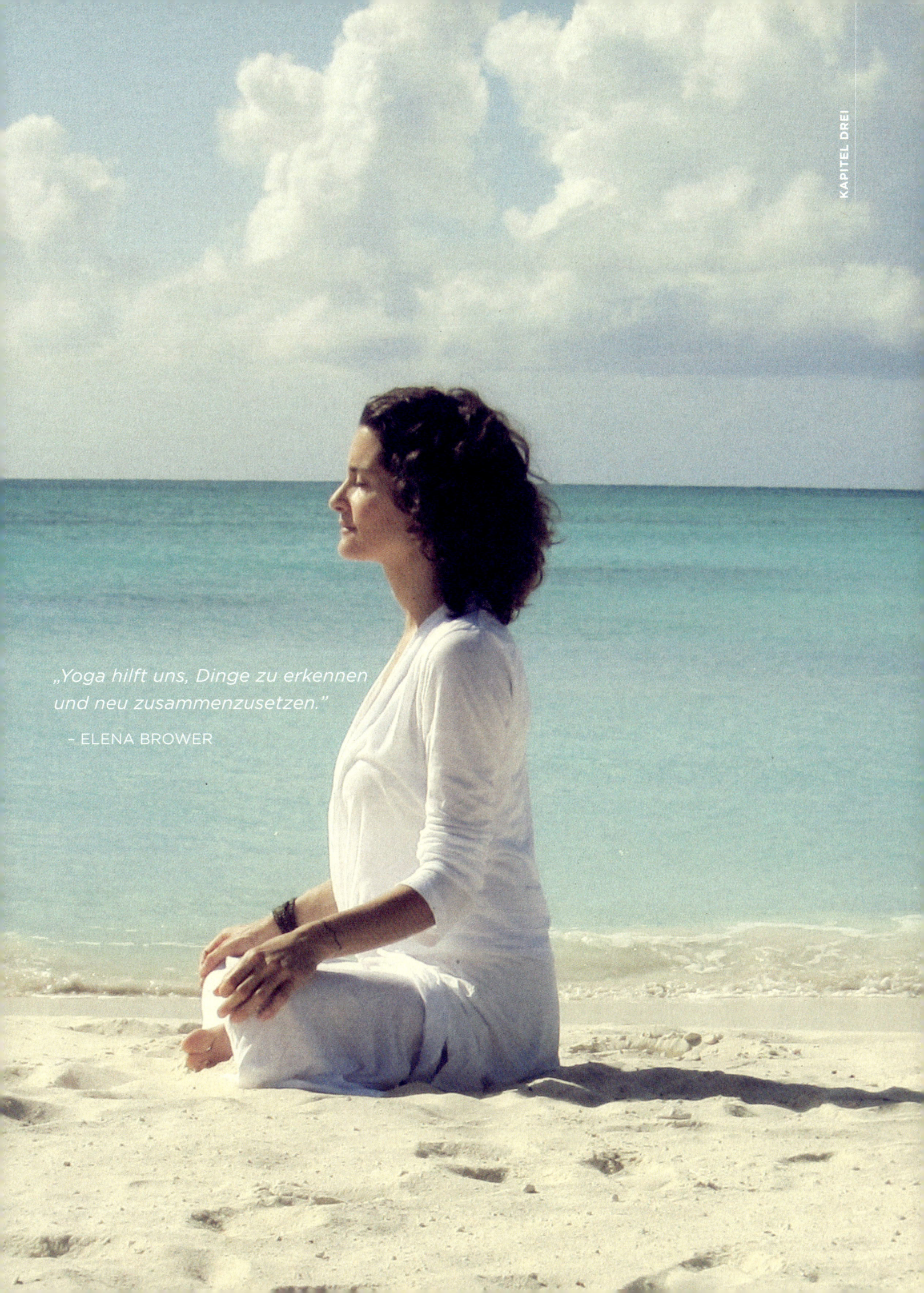

KAPITEL DREI

„Yoga hilft uns, Dinge zu erkennen
und neu zusammenzusetzen."

– ELENA BROWER

SANKALPA

WILLKOMMEN ZU DEINER HEUTIGEN YOGAPRAXIS.

Diese sehr wirkungsvolle Atem- und Meditationsübung eignet sich für Anfänger und Fortgeschrittene gleichermaßen.

Wir lernen, einfach nur zu beobachten.

Lege deine Hände auf die Oberschenkel und halte die Oberarme entspannt an den Seiten des Oberkörpers. Schließe die Augen und lasse sie weich werden. Richte deine Aufmerksamkeit nach innen.

MEINE BEOBACHTUNG

Die Inspiration für diese Übung: *Mögen wir uns gegenüber aufmerksamer sein.* Warum laufen wir weg, wenn uns etwas Angst bereitet? Warum lenken wir uns durch übermäßige Beschäftigung ab? Warum räumen wir plötzlich die Küche auf, putzen das Bad und organisieren etwas? Die einen werden faul, die anderen suchen nach Fluchtwegen: Sie greifen zu Drogen, halten sich in einem schädigenden Umfeld auf, suchen die Gesellschaft destruktiver Menschen oder nutzen jede Ablenkung, die sich ihnen bietet. Wie können wir unsere Meditations- und Atemübungen dazu nutzen, für uns da zu sein – egal, wie anstrengend oder beklemmend die Situation ist? Wie kann ich mir die gleiche Aufmerksamkeit entgegenbringen, wie ich sie meinen Schülern entgegenbringe? So wie wir für unsere Freunde da sind, können wir die Yogapraxis nutzen, um für uns selbst da zu sein.

Spüre deine Hände auf den Oberschenkeln. Atme für ein paar Minuten tief ein und aus.

Beginne zu beobachten, wo deine Atmung ins Stocken gerät und wo sie ganz leicht fließt.

BEOBACHTE

Beginne zu beobachten, wo deine Atmung ins Stocken gerät und wo sie ganz leicht fließt.

Atme in jeden Punkt deines Körpers. Spüre, wie der Atem bis in deine Fingerspitzen fließt. Beobachte. Gibt es Aspekte in deiner Persönlichkeit, die unveränderlich erscheinen?

Wenn wir diese scheinbar tief verwurzelten Aspekte näher betrachten, erkennen wir, dass sie schlichtweg Überreste von Impulsen sind. Oft sind es Bewältigungsstrategien, die wir uns über die Jahre hinweg zugelegt haben. Wir nutzen unsere Yogapraxis, diese Strategien zu erkennen und aufzulösen.

Jede Reaktion, die wir beobachten, ist ein Zeichen für Impulse oder Zustände, die durch uns hindurchziehen.

Während du atmest, stellst du fest, dass verschiedene Gedanken auftauchen, wie „Ich bin wütend, ich bin traurig, ich habe Angst", und dass du dich mit ihnen identifizierst. Die Beobachtungsübung lädt uns ein, die Dinge einmal anders zu betrachten. „Aha! Ich merke, wie gerade die Wut durch meinen Körper wandert. Ich spüre, wie sich panische Angst in meinem Körper breitmacht."

Diese Meditation nährt und fördert die Sauerstoffzufuhr in deinem Körper. Das hilft dir, diese wechselhaften Zustände, die den Launen des Wetters gleichen, einfach zu beobachten.

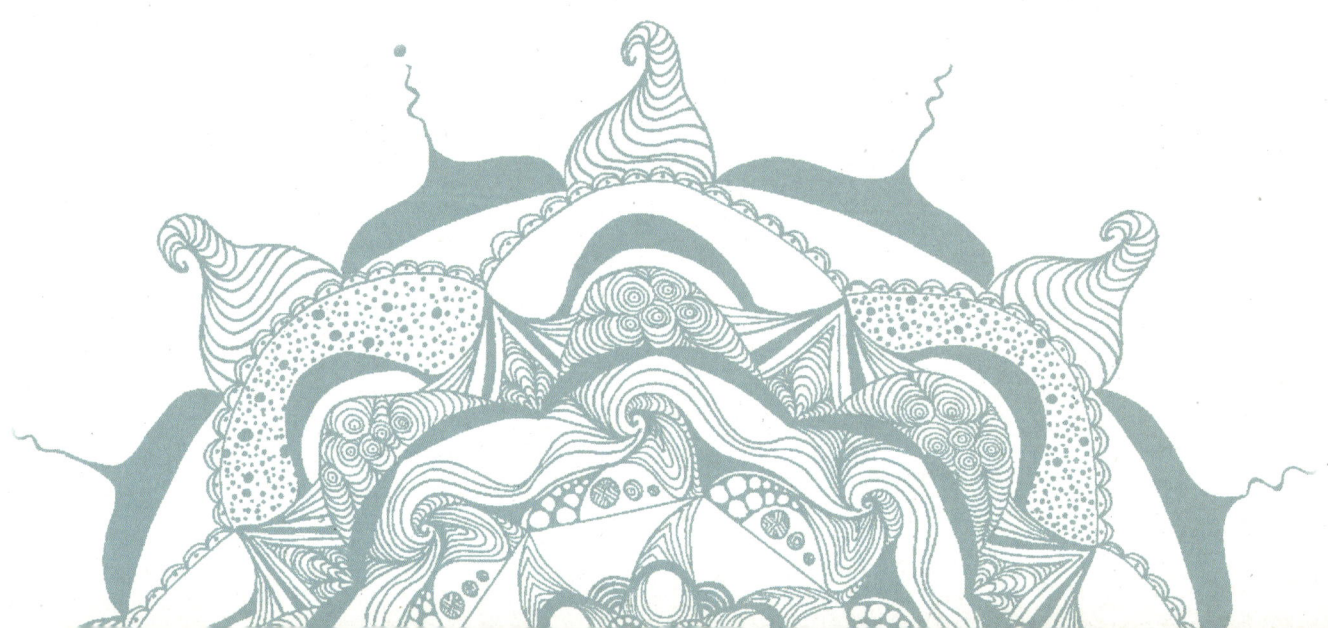

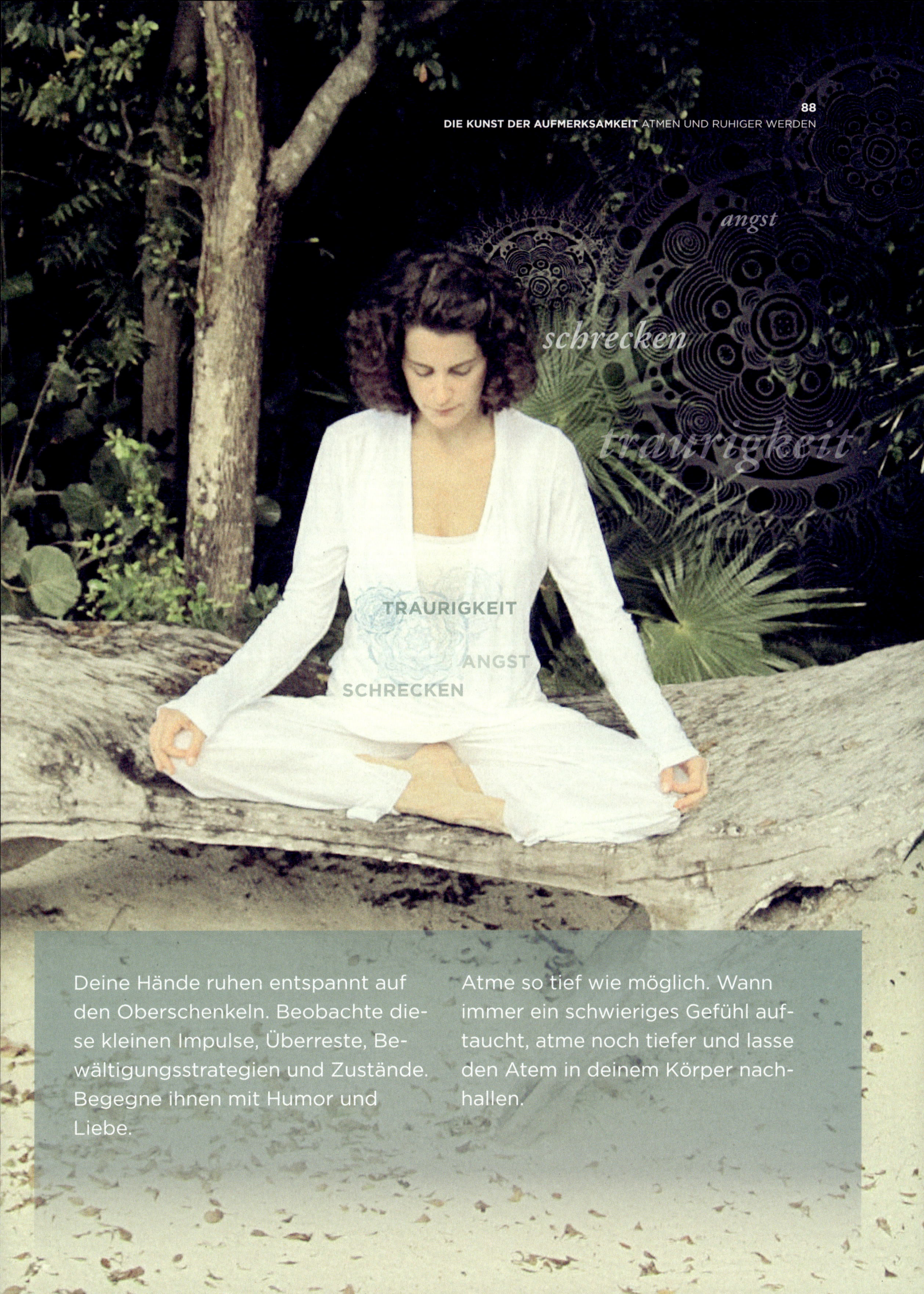

angst

schrecken

traurigkeit

TRAURIGKEIT

ANGST

SCHRECKEN

Deine Hände ruhen entspannt auf den Oberschenkeln. Beobachte diese kleinen Impulse, Überreste, Bewältigungsstrategien und Zustände. Begegne ihnen mit Humor und Liebe.

Atme so tief wie möglich. Wann immer ein schwieriges Gefühl auftaucht, atme noch tiefer und lasse den Atem in deinem Körper nachhallen.

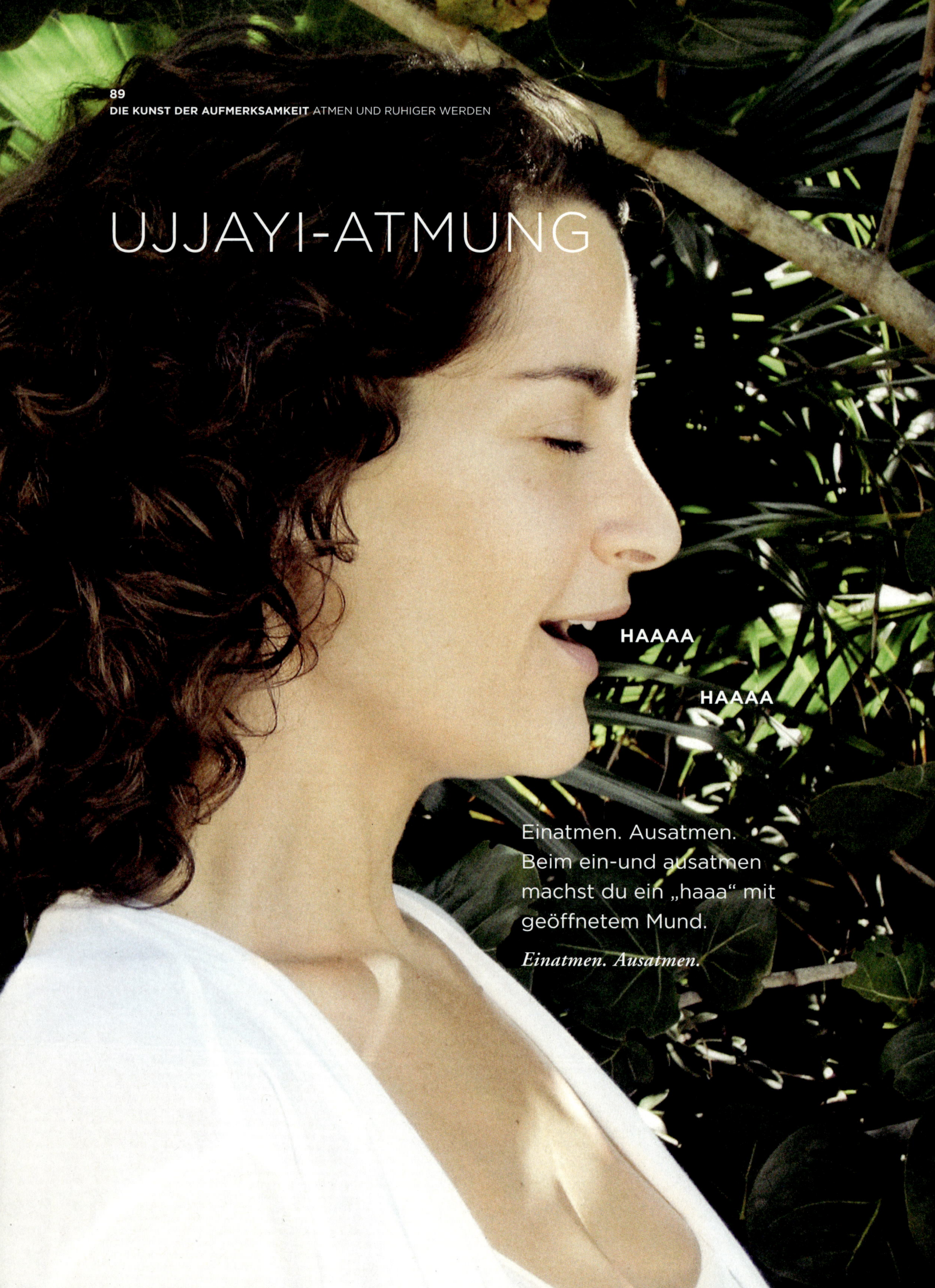

UJJAYI-ATMUNG

HAAAA

HAAAA

Einatmen. Ausatmen.
Beim ein-und ausatmen
machst du ein „haaa" mit
geöffnetem Mund.

Einatmen. Ausatmen.

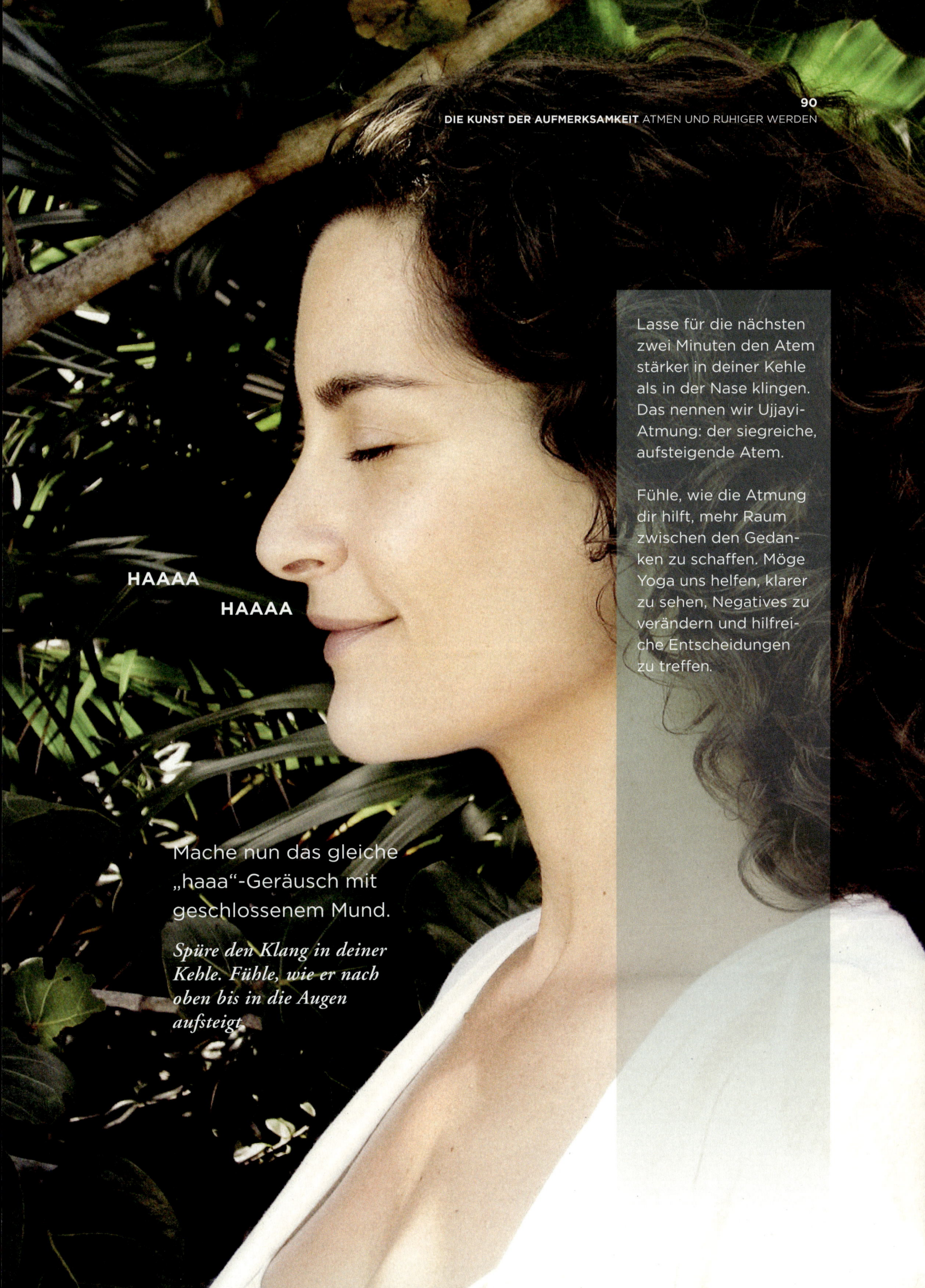

HAAAA

HAAAA

Lasse für die nächsten zwei Minuten den Atem stärker in deiner Kehle als in der Nase klingen. Das nennen wir Ujjayi-Atmung: der siegreiche, aufsteigende Atem.

Fühle, wie die Atmung dir hilft, mehr Raum zwischen den Gedanken zu schaffen. Möge Yoga uns helfen, klarer zu sehen, Negatives zu verändern und hilfreiche Entscheidungen zu treffen.

Mache nun das gleiche „haaa"-Geräusch mit geschlossenem Mund.

Spüre den Klang in deiner Kehle. Fühle, wie er nach oben bis in die Augen aufsteigt.

SOLARPLEXUS

Um deinen Solarplexus zu finden, fahre mit den Fingern an den Rippenbögen entlang, bis sich diese in der Mitte, unterhalb des Brustkorbs, treffen. Lege deine linke Hand sanft auf diese Gegend – hier befindet sich der Solarplexus. Deine rechte Hand ruht zunächst entspannt auf dem rechten Oberschenkel.

FRAGE DICH: *Wie kann ich ganz und gar für mich da sein? Warum bin ich in Gegenwart geliebter Freunde und Menschen so präsent, mir gegenüber jedoch nicht?*

Atme und verbinde dich mit dieser Kraftquelle in deinem Körper. Deine linke Hand ruht auf dem Solarplexus. Lehne dich sanft zurück und atme mehr Öffnung in diese Gegend.

FRAGE DICH: *Wenn bestimmte Gedanken auftauchen, öffnet oder verengt sich mein Solarplexus?*

Wenn diese Gegend bei einem bestimmten Gedanken eng wird, kann ich sie mehr öffnen.

Lege nun die rechte Hand auf die linke.

Ob in einer Asana, sitzend, stehend oder liegend, im Gespräch oder in einer anderen Begegnung – du kannst jederzeit deine Hände übereinander legen und diese Gegend voller Selbstvertrauen, Klarheit und Stärke öffnen. Dieser zentrale Punkt ist eine Quelle der Kraft.

ANMERKUNG: Diese Kraft bedeutet nicht, Macht auszuüben. Wir kultivieren die Kraft, um in diesem Moment bewusst für uns da zu sein. Menschen, die uns nahestehen, profitieren von der Qualität der Gegenwärtigkeit. Bleib für ein paar weitere Atemzüge hier.

Lass deine Hände zur Seite sinken. Drehe deine Handflächen nach oben.

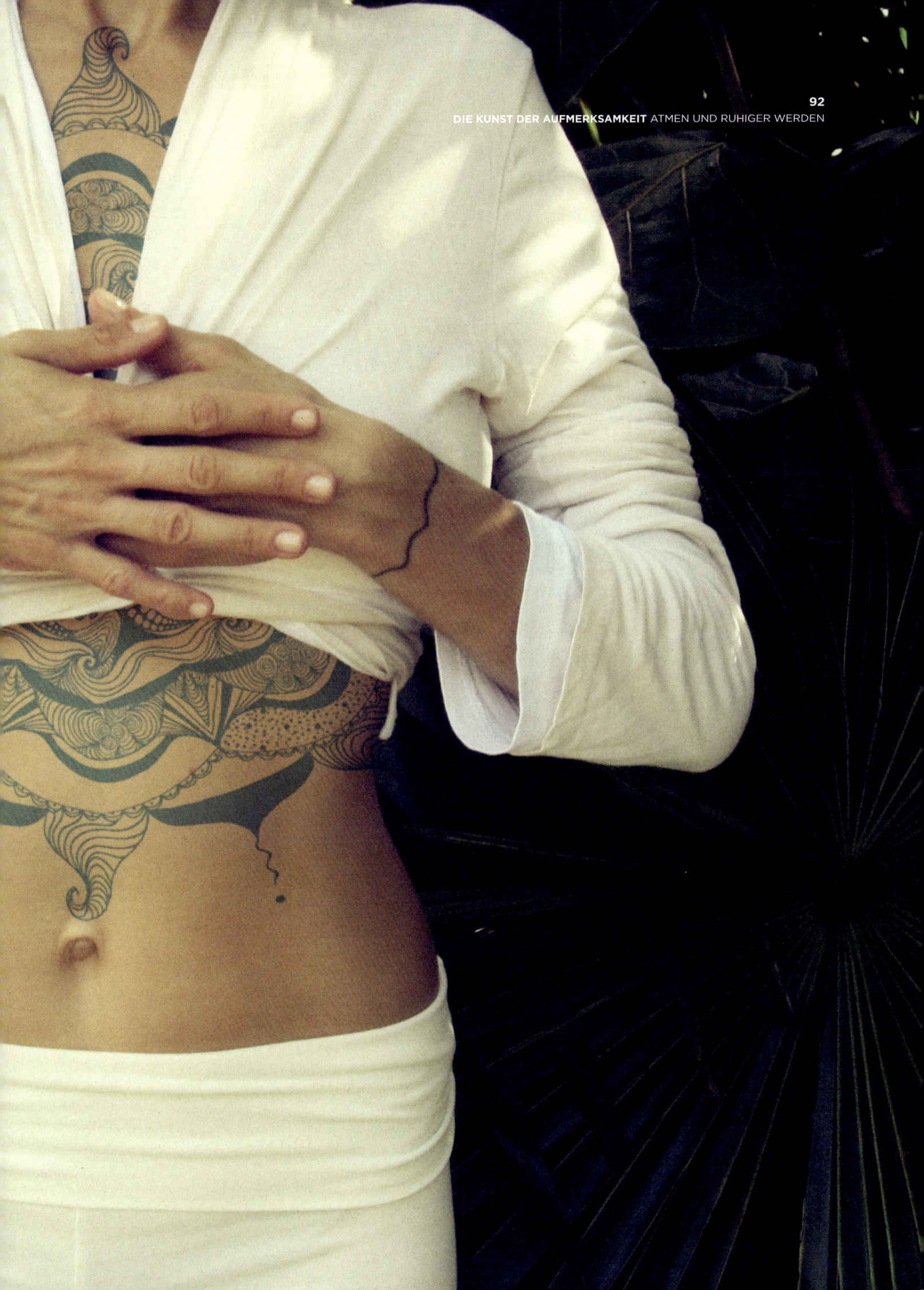

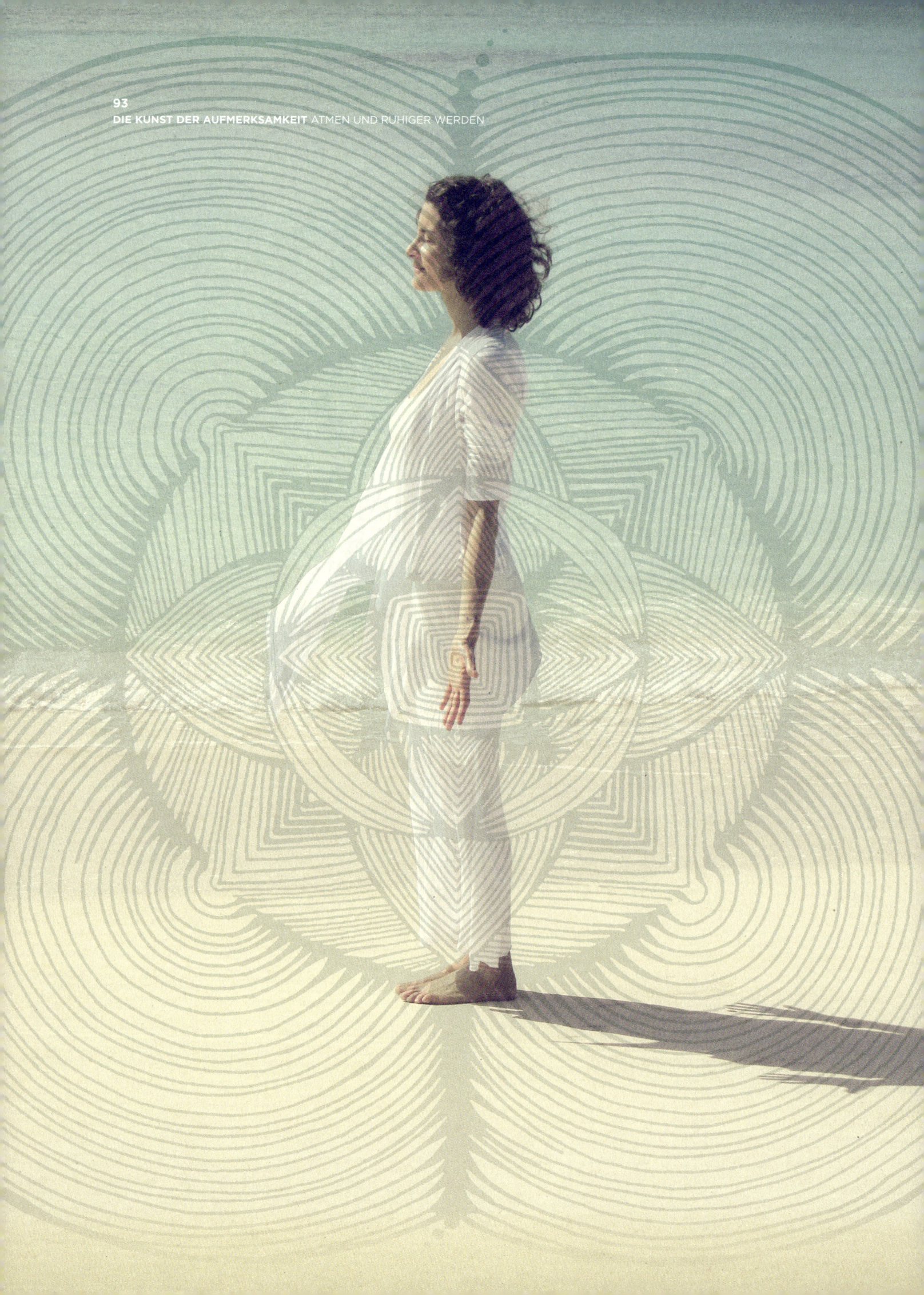

Während wir atmen, nehmen wir alles auseinander, wovon wir uns überwältigt fühlen.

Gefühlsschwankungen, Zustände, Impulse – wir zerlegen all das in Energie, in erkennbare Teile, und betrachten sie wie Wetterhochs- und tiefs, wie Wolken, die durch uns hindurchziehen.

Wir *sehen* die *Stille* in diesem zentralen Punkt.

Wir ermöglichen uns dadurch, in jeder Situation angemessen und bestmöglich zu reagieren.

Mögen wir lernen, die Stille des Herzens auch in unserem Geist zu leben.

Die Handflächen zeigen weiterhin nach oben. Atme in deinen Solarplexus. Konzentriere dich nun darauf, auch die Rückseite und die Seiten des Solarplexus mit deinem Atmen zu füllen.

Zehn weitere, tiefe Atemzüge.

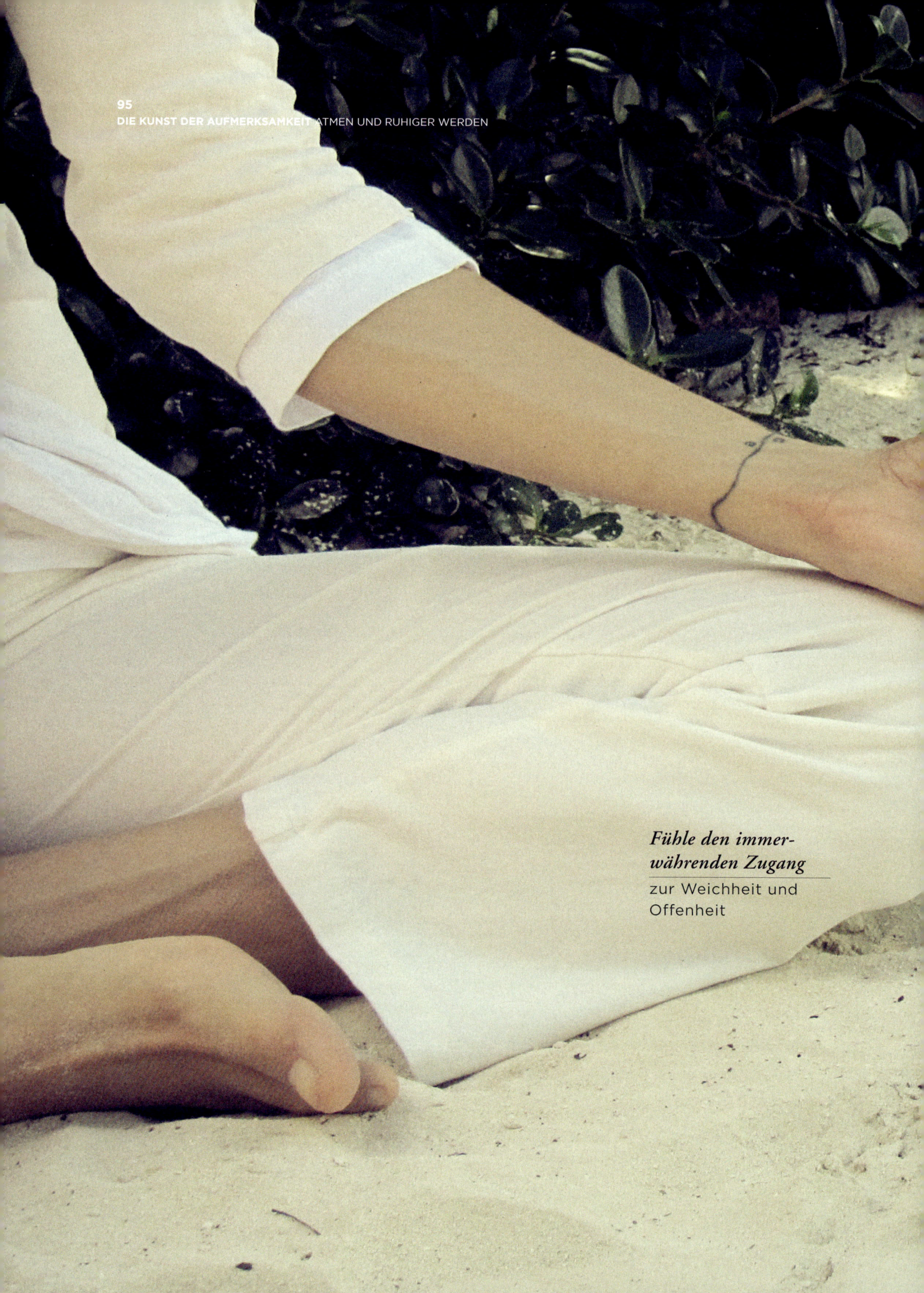

*Fühle den immer-
währenden Zugang*
zur Weichheit und
Offenheit

JNANA MUDRA

Führe den Zeigfinger und den Daumen zusammen ins Jnana Mudra, das Siegel der Weisheit. Mit diesem Mudra versiegeln wir die Weisheit unserer Yogapraxis und absorbieren sie in unser Sein. Diese wunderbare Übung beeinflusst alles, was wir tun.

Wenn du dich ruhelos fühlst, hilft dir diese Praxis, **RUHE** zu finden.

Wenn du dich gehetzt fühlst, hilft dir diese Praxis, **STILLE** zu finden.

Wenn du dich innerlich verschließt, hilft dir diese Praxis, dich zu **ÖFFNEN**.

AUFWACHEN

Führe deine Hände vor deinem
Herzen zum Anjali Mudra zusammen.
Atme weiterhin tief und lenke die
Aufmerksamkeit auf jeden Atemzug.
Spüre, wie der Atem kommt und geht.

Wann immer du von Zweifeln gequält
wirst, dich getrennt oder taub fühlst,
*nimm' einen bequemen Sitz ein und
praktiziere diese Übung.* Atme einfach
und beobachte.
Lenke deine Aufmerksamkeit zum Solarplexus und lege sanft deine Hände auf
diese Gegend.
Spüre dein Energiezentrum und fülle
dich innerlich liebevoll mit nährender
Aufmerksamkeit.

Mögen wir uns mit diesem Energiepunkt verbinden und uns der Heilung zuwenden.

Neige dein Kinn zur Brust.

Wir verbeugen uns vor der achtsamen und vollkommenen Heilung unseres Körpers, unseres Geistes und unseres Herzens.

NAMASTE.

SANKALPA

DIE YOGAPRAXIS ARBEITET MIT DEM,
WAS BEREITS GANZ KLAR DA IST.
WIR IDENTIFIZIEREN BLOCKADEN
IN DER ATMUNG UND DER FUNKTION
DES GEISTES.

- LESLIE KAMINOFF

WIR ÄNDERN NICHT, WAS BEREITS GESCHEHEN IST -
WIR ÄNDERN, WIE ES IN UNS LEBT.

AUFWACHEN

**WAS ICH ZUR HEILUNG
BENÖTIGE, BEFINDET
SICH BEREITS IN MIR.**

- LESLIE KAMINOFF

GWYNETH PALTROW

WAS BEDEUTET ES, UNSERE HÖCHSTEN MÖGLICHKEITEN ZU LEBEN? In vielerlei Hinsicht ist dieses Konzept zu meiner Lebensaufgabe geworden. Ich stelle mir diese Frage jeden Tag. Wie kann ich wirklich mein Potenzial leben? Was ist mein Potenzial? Wer definiert es? Ist es die Gesellschaft, die definiert, was ich erreichen soll? Oder verhält es sich komplizierter? Ist es eine Reihe von Zielen, die mir mein Ego diktiert, um die Vorstellung meines Wertes und der Welt da draußen in Zement zu gießen? Oder ist es vielleicht eine tiefere Berufung?

Meine Erfahrung ist, dass meine höchsten Möglichkeiten schon immer hinter verschlossenen Türen gewartet haben, ich diese aber nicht öffnen wollte. Weil ich Angst hatte, andere vor den Kopf zu stoßen oder zu enttäuschen. Erst seit ich diese Türen geöffnet habe, sehe ich, was wirklich möglich ist. Wo ich Konfrontation vermutete, fand ich Authentizität. Und wenn ich Angst davor hatte, andere vor den Kopf zu stoßen, fand ich meine Wahrheit.

Wollte ich mir etwas beweisen oder wollte ich in Erscheinung treten?

Viele Jahre strebte ich nach dem, was ich für meine höchste Möglichkeit hielt. Ich wollte Karriere machen, eine gute Mutter und Freundin sein. Ich wagte mich mit einer mir unerklärlichen Furchtlosigkeit an neue Projekte heran. Was tat ich da? Wollte ich mir etwas beweisen? Ich versuchte, mein Potenzial in diesen Arbeitsbereichen auszuleben. Das tue ich noch immer. Jedoch scheint die äußere Welt niemals die gleiche Antwort bereitzuhalten wie mein Bewusstsein. Und wenn die Antwort auch nicht immer so ausfällt, wie ich sie mir vorgestellt habe, so bin ich doch am besten, wenn ich damit beginne, meine eigene Wahrheit aufzudecken.

„Dies über alles: Sei dir selber treu", sagte Shakespeare. Und das ist keine Plattitüde. Für mich ist es der Schlüssel zum Leben. Es ist der Ausgangspunkt für die Entdeckung, was möglich ist. Darum sind wir hier auf dieser Welt. Es ist die wahre Aufgabe, die das Universum für uns bereithält. Wir gehen über die Idee, was wir möglicherweise für uns realisieren können, hinaus und streben hin zu einem höheren Ideal unseres Selbst.

Wie kann ich wirklich mein Potential erkennen?

Dieses Kapitel gibt uns Gelegenheit, diese Möglichkeiten zu erforschen. Durch Yoga erhalten wir die Chance, tiefer zu gehen und in uns hineinzuhorchen. Durch Elenas und Ericas wunderschönen Ansatz zur physischen Offenheit und Achtsamkeit beginnen wir zu entdecken, wo unsere eigenen Möglichkeiten liegen.

ICH LADE DICH EIN, DIR SELBST UND ANDEREN ZU DIENEN.

NACH DEM HÖCHSTEN STREBEN

DU HAST DIE WAHL: Du kannst ein unbewusster Sklave deiner Gewohnheiten sein oder ganz bewusst nach dem Höchsten in dir streben. Spüre und genieße die Offenheit in dir. In dem Maße, in dem du dich für deine gewöhnlichen Spannungen öffnen kannst, besser zuhörst und negative Reaktionen heilst, dient dies deinem Leben. Diese fortgeschrittene Sequenz verfeinert deine Schulterausrichtung durch eine Reihe stehender Positionen, sitzender Hüftöffner, Armbalancen und Rückbeugen.

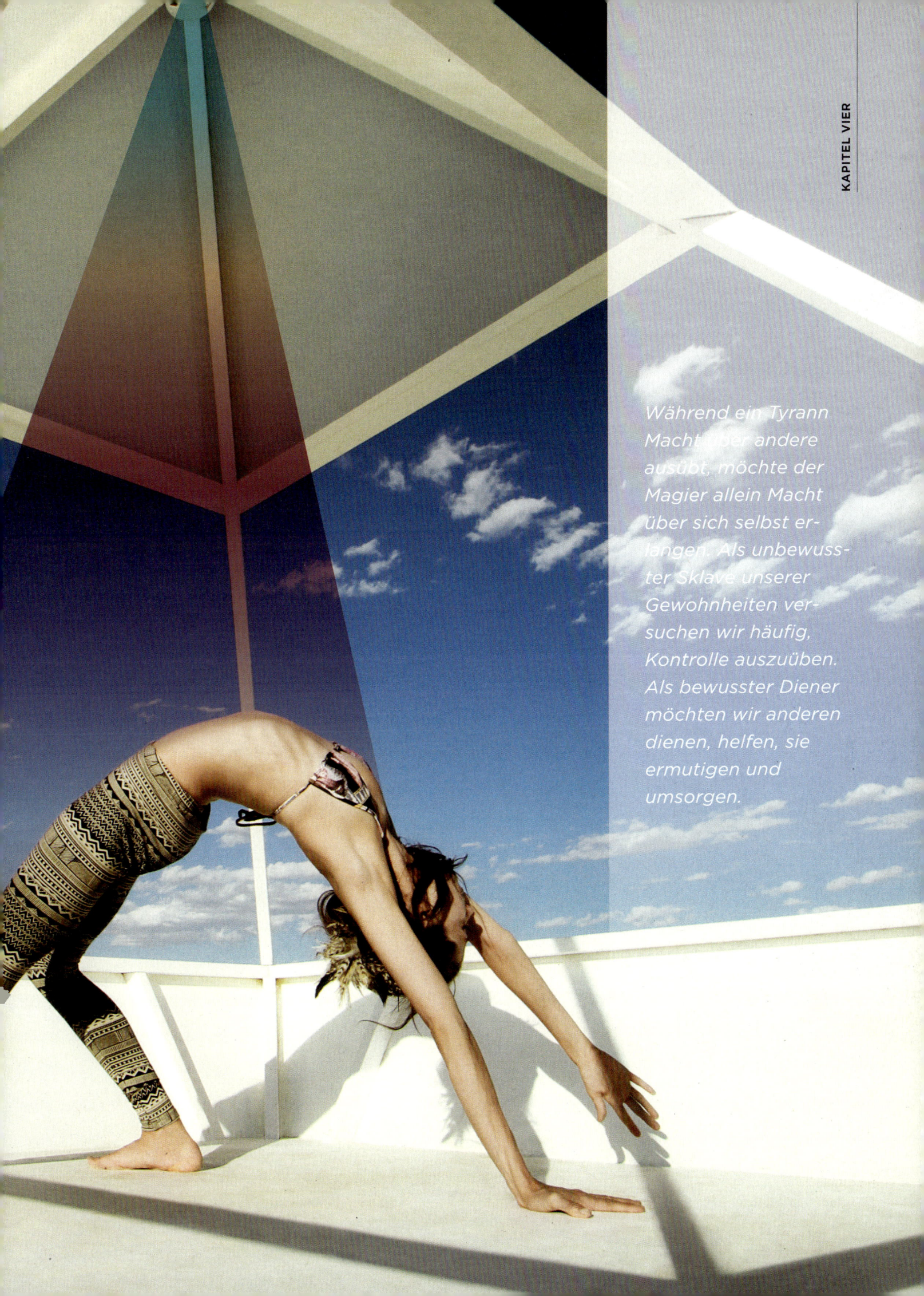

Während ein Tyrann Macht über andere ausübt, möchte der Magier allein Macht über sich selbst erlangen. Als unbewusster Sklave unserer Gewohnheiten versuchen wir häufig, Kontrolle auszuüben. Als bewusster Diener möchten wir anderen dienen, helfen, sie ermutigen und umsorgen.

SANKALPA

Willkommen. Nimm einen bequemen Sitz ein.
Deine Handflächen ruhen auf den Oberschenkeln
und zeigen dabei nach unten.

DIE HEILSAME FRAGE LAUTET:

**WIRST DU EIN UNBEWUSSTER SKLAVE SEIN
ODER EIN BEWUSSTER DIENER?**

Wenn wir uns dafür entscheiden, ein Diener der
Wahrheit, unserer Familien, unserer Freunde, unserer
Partner und unserer Arbeit zu sein, so ist dies para-
doxerweise ein Akt der Befreiung. Sich zu binden
ist nichts Negatives, im Gegenteil: Wir besitzen die
magische Kraft, jedem und allem in unserem Leben
zu dienen.

Führe die Hände vor deinem Herzen zusammen.

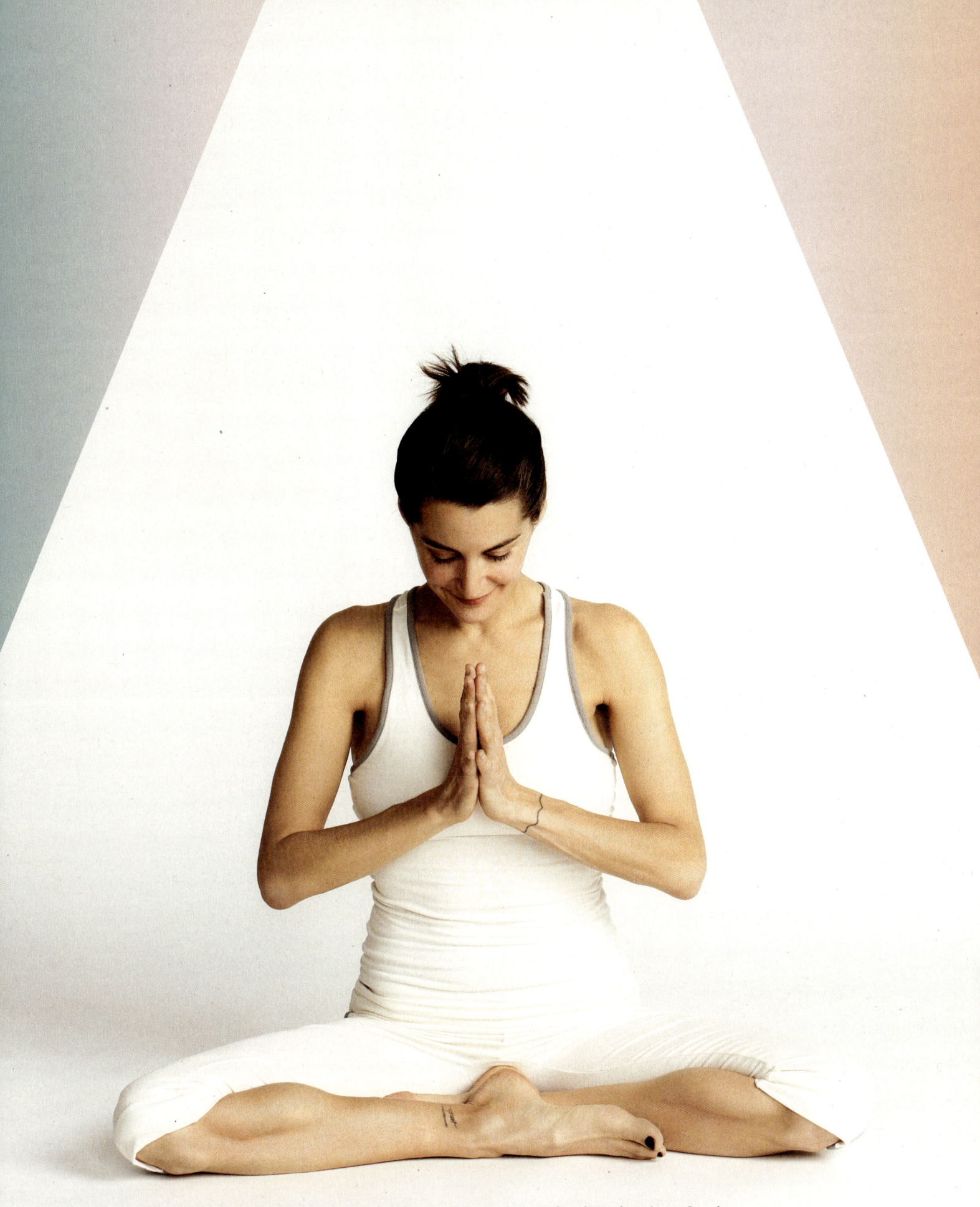

Diese Sequenz führt dich gezielt durch eine Serie
von wohltuenden Armbalancen. Du lernst, deinem Herzen
zu dienen und es zu nähren.

SCHULTERAUSRICHTUNG

1 Atme ganz bewusst ein. Werde dabei vom Becken aufwärts lang in den Flanken.

2 Richte die Schultergelenke kraftvoll nach hinten aus.

3 Führe die Spitzen der Schulterblätter auf dem Rücken zusammen, so dass sie den Raum hinter dem Herzen füllen.

4 Drehe deine Unterarme nach innen, und die Oberarme nach außen. Damit schaffst du Weite im Schlüsselbein.

5 Weite dich aus dieser integrierten Haltung heraus ganz bewusst in alle Richtungen.

Strahle aus diesem wunderbaren
und integrierten Raum heraus, während du
atmest. Handele bewusst und richte dich
mit Klarheit und Intention aus.

Atme tief ein.
ॐ

Verneige dich vor dir selbst.
Mögen wir bewusst unseren höchsten Möglichkeiten dienen.

Löse sanft deine Hände.

NACH DEM HÖCHSTEN STREBEN

SCHULTERAUSRICHTUNG

1 Werde lang in den Seiten deines Körpers.

2 Bring die Schultergelenke zurück.

3 Führe sanft die Spitzen der Schulterblätter hinter deinem Herzen zusammen.

4 Dreh die Unterarme energetisch nach innen, während sich die Oberarme energetisch nach außen drehen.

5 Strahle aus dieser Position von innen nach außen.

ERSTE WELLE

SONNENGRÜSSE UND HERZÖFFNENDE DREHUNGEN

LENKE DEINE AUFMERKSAMKEIT
in diesen Raum

WERDE INNERLICH
weit

NACH UNTEN SCHAUENDER HUND
mit gebeugten Knien

UMGEDREHTER KRIEGER

AUSATMUNG
Öffnung

EINATMUNG
rund werden im Rücken

ZWEITE WELLE

UMKEHRHALTUNGEN, HÜFTÖFFNER IM SITZEN UND DREHUNGEN

SCHAFFE DIR RAUM, SIEH DEINE REAKTIONEN
und verändere sie

HALTUNG DES KINDES

WERDE ENGAGIERTER
in allem, was du tust

eine leichte Rückbeuge

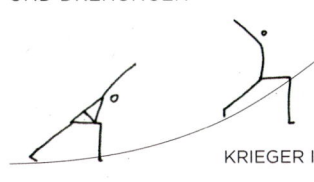

KRIEGER I

EIN OFFENER KÖRPER SCHAFFT EINEN OFFENEN GEIST.
Das ist das Versprechen, das wir uns mit dieser Yogapraxis geben.

HALBER VIRASANA HALBE DREHUNG

DRITTE WELLE

ARMBALANCEN UND ÖFFNUNG FÜR DIE RÜCKSEITE

BETRACHTE
jede Situation

DIENE
deiner Familie, deinen Freunden und deiner Arbeit

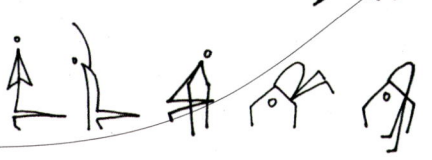

WENN WIR UNS NACH WAHRHEIT SEHNEN, WOLLEN WIR IHR VON DEM MOMENT AN DIENEN,
in dem wir sie erkennen.

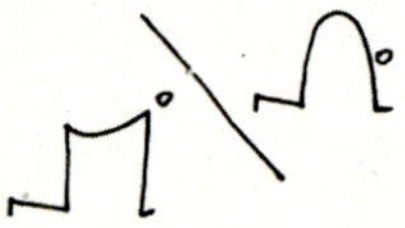

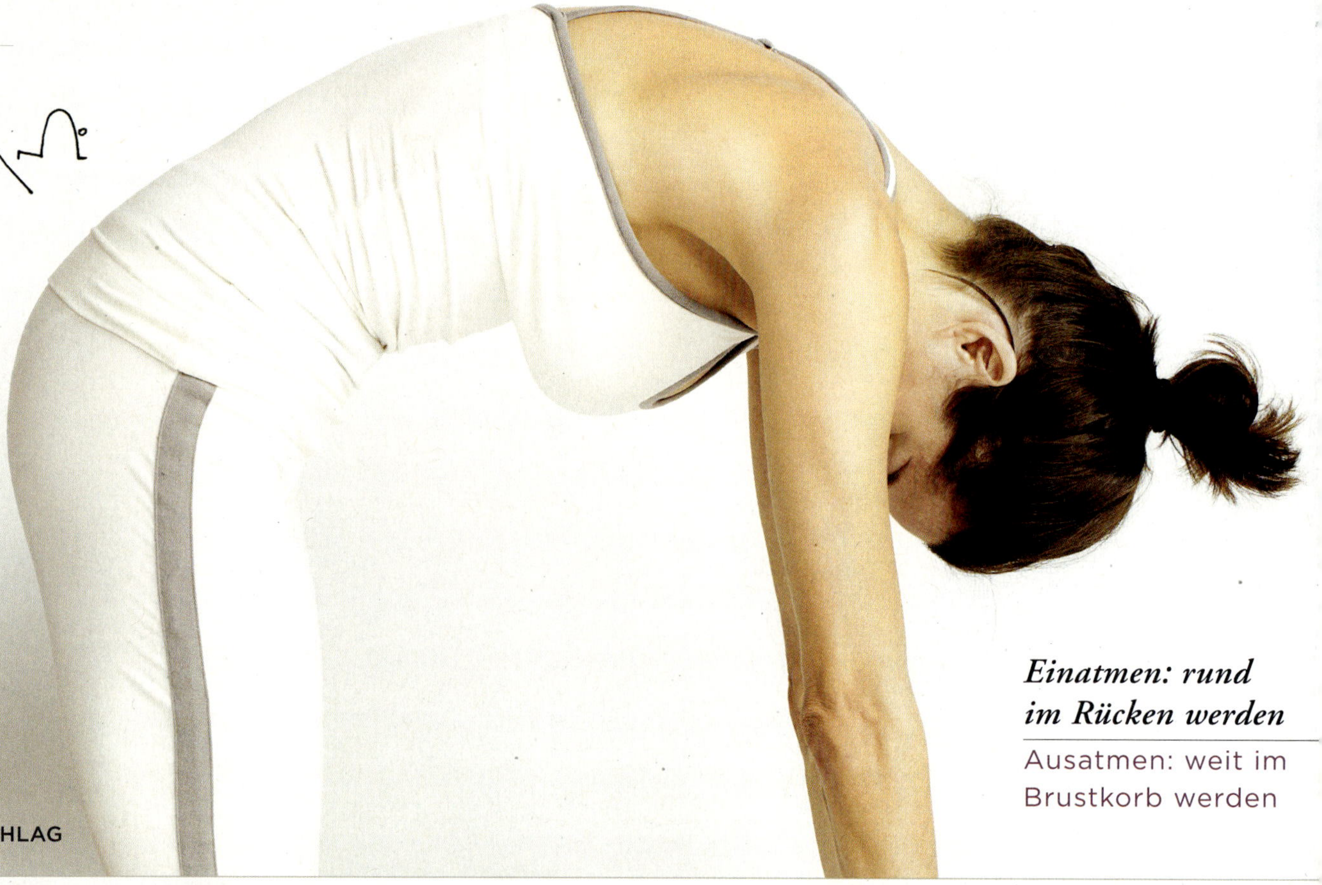

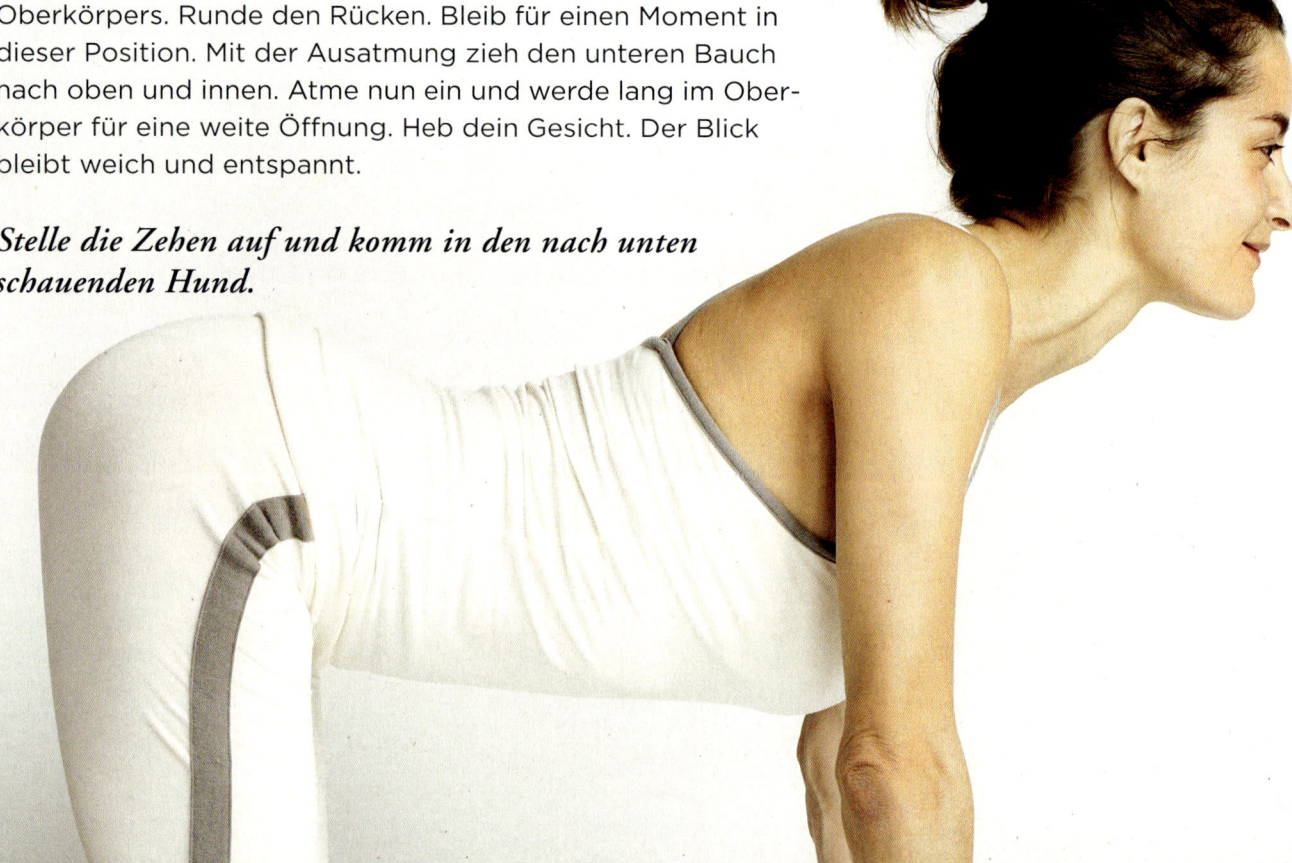

Einatmen: rund im Rücken werden

Ausatmen: weit im Brustkorb werden

PULSSCHLAG

KATZE/KUH-POSITION ZUM NACH UNTEN SCHAUENDEN HUND MIT GEBEUGTEN KNIEN

Komm in den Vierfüßlerstand. Atme ein und werde rund im Rücken. Mit der Ausatmung werde lang in den Seiten deines Oberkörpers. Runde den Rücken. Bleib für einen Moment in dieser Position. Mit der Ausatmung zieh den unteren Bauch nach oben und innen. Atme nun ein und werde lang im Oberkörper für eine weite Öffnung. Heb dein Gesicht. Der Blick bleibt weich und entspannt.

Stelle die Zehen auf und komm in den nach unten schauenden Hund.

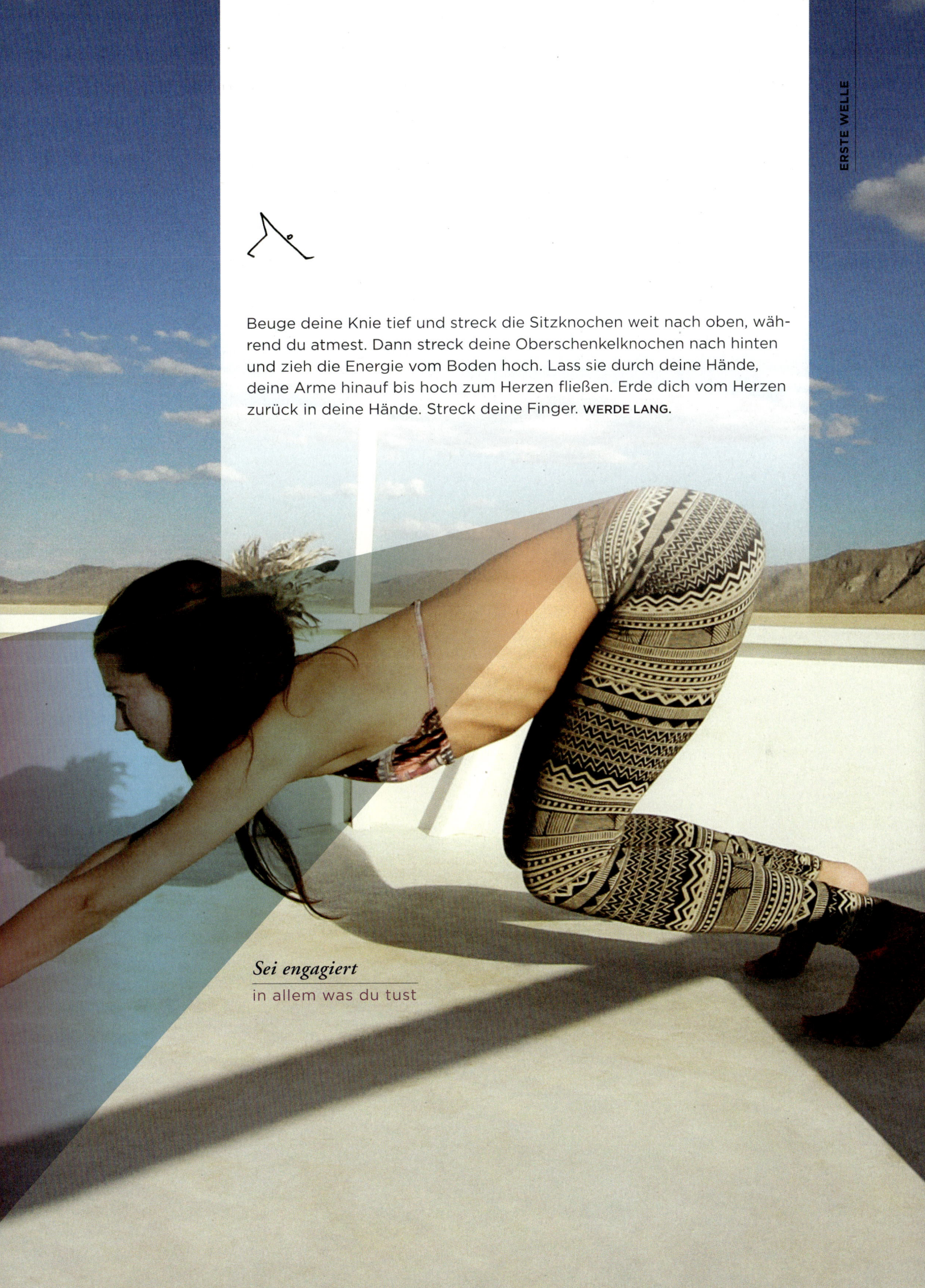

Beuge deine Knie tief und streck die Sitzknochen weit nach oben, während du atmest. Dann streck deine Oberschenkelknochen nach hinten und zieh die Energie vom Boden hoch. Lass sie durch deine Hände, deine Arme hinauf bis hoch zum Herzen fließen. Erde dich vom Herzen zurück in deine Hände. Streck deine Finger. **WERDE LANG.**

Sei engagiert
in allem was du tust

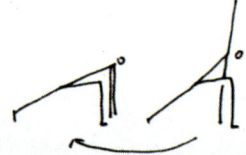

PARIVRITTA ANJANEYASANA
GEDREHTER AUSFALLSCHRITT

Stell den rechten Fuß zwischen die Hände.
Der rechte Arm strahlt für eine Drehung nach
oben aus. Der Oberkörper wird lang und streckt
sich. Wachse mit jeder Einatmung von der Hüfte
nach oben. Mit jeder Ausatmung ziehst du die
Oberarmknochen zurück in die Schultern. Das
Herz und der Kopf kommen in eine leichte
Rückbeuge.

*Führe die rechte Hand wieder zurück zum
Boden. Tritt zurück in den nach unten schauenden Hund. Die Seiten deines Körpers
bleiben lang.*

ZWEITE SEITE: Bring den linken Fuß an die
Außenseite deiner linken Hand. Streck den
linken Arm nach oben aus. Die Offenheit,
die diese Asana in deinem Körper schafft,
verändert deinen Geist. Schieb die Oberarme
nach hinten. Die Spitzen der Schulterblätter
kommen auf dem Rücken hinter dem Herzen
zusammen. Dreh die Unterarme nach innen
und die Oberarme nach außen. Werde weit in
dieser Drehung. *Schaffe dir Raum.*

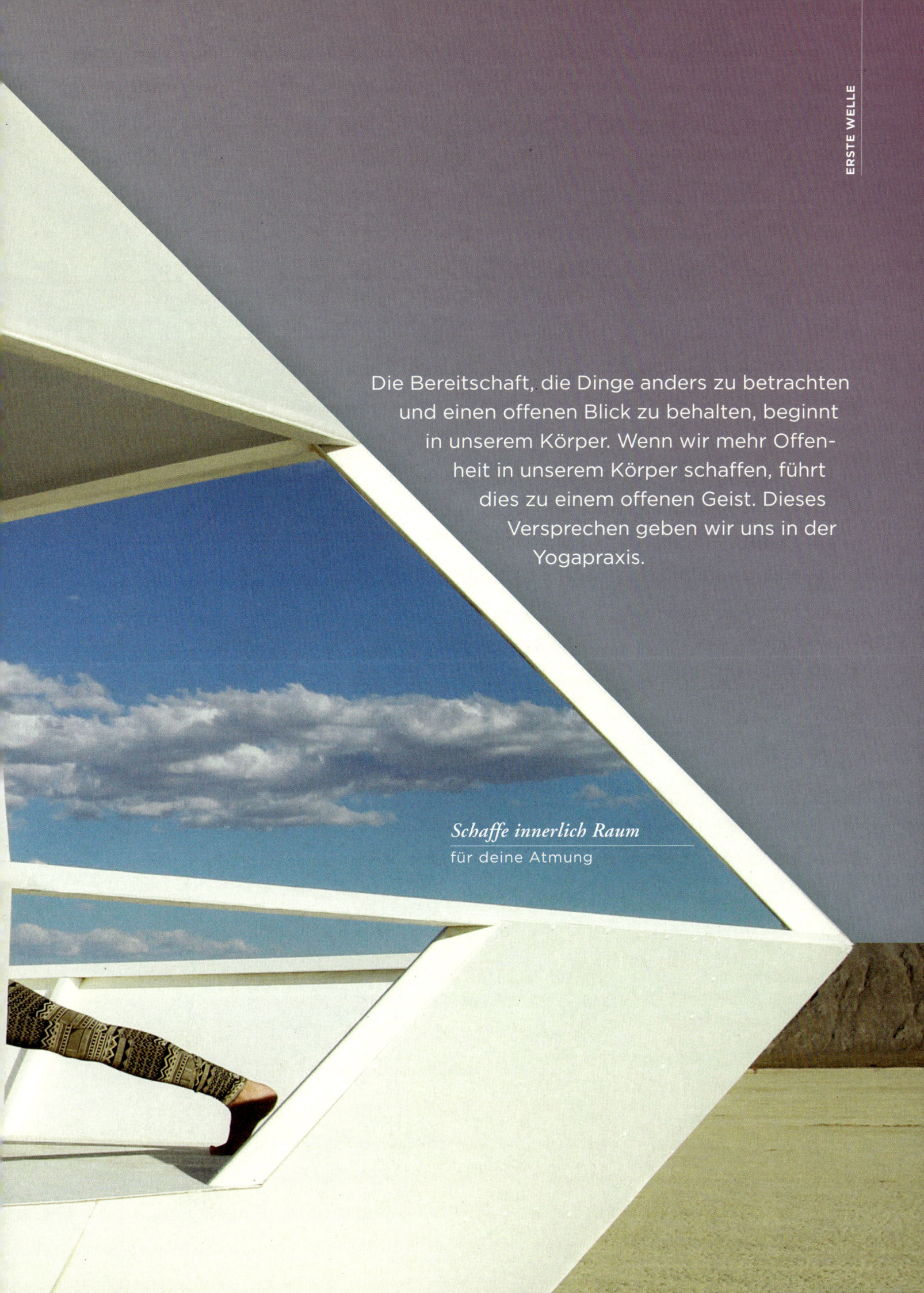

Die Bereitschaft, die Dinge anders zu betrachten und einen offenen Blick zu behalten, beginnt in unserem Körper. Wenn wir mehr Offenheit in unserem Körper schaffen, führt dies zu einem offenen Geist. Dieses Versprechen geben wir uns in der Yogapraxis.

Schaffe innerlich Raum
für deine Atmung

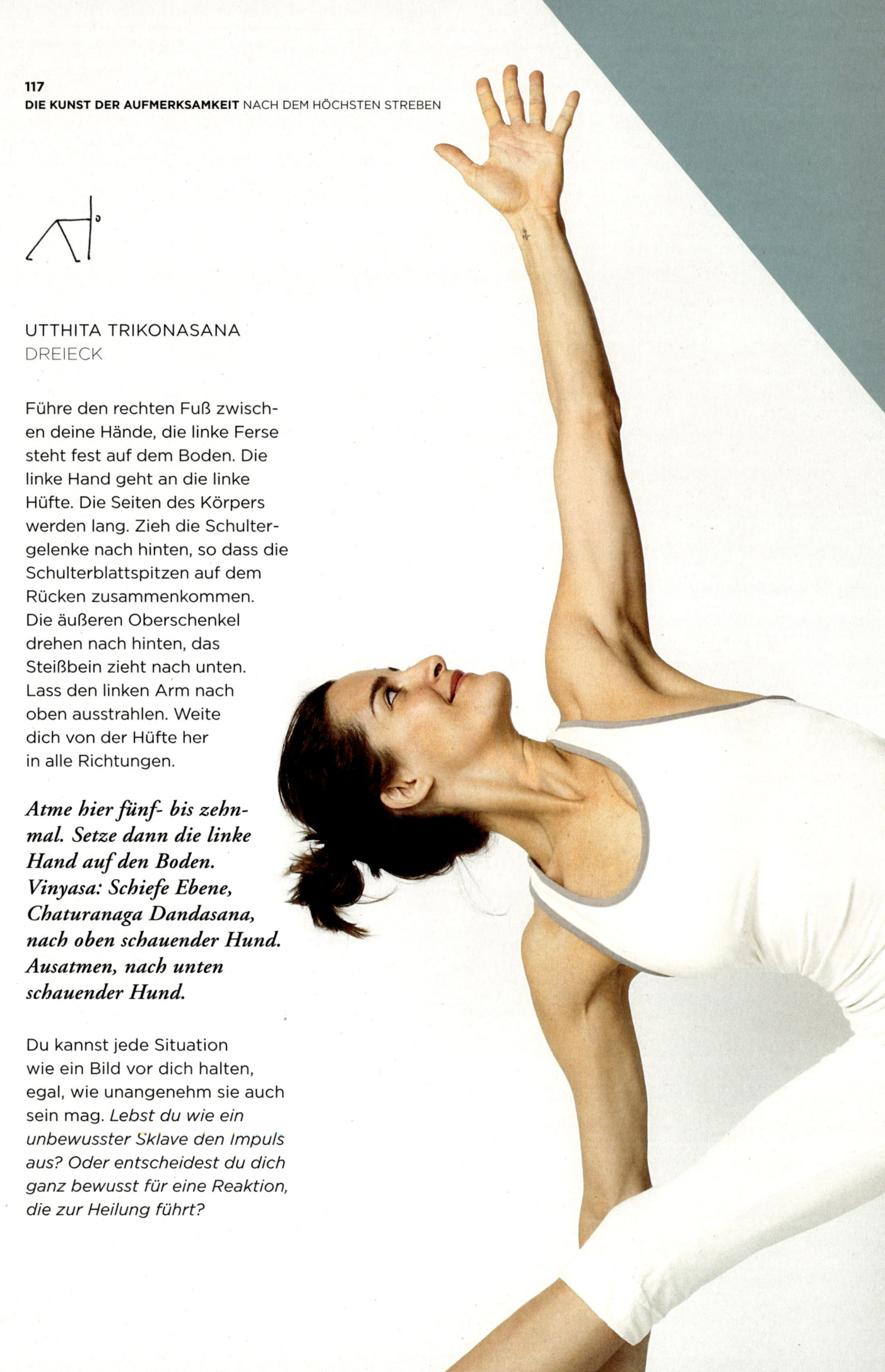

UTTHITA TRIKONASANA
DREIECK

Führe den rechten Fuß zwischen deine Hände, die linke Ferse steht fest auf dem Boden. Die linke Hand geht an die linke Hüfte. Die Seiten des Körpers werden lang. Zieh die Schultergelenke nach hinten, so dass die Schulterblattspitzen auf dem Rücken zusammenkommen. Die äußeren Oberschenkel drehen nach hinten, das Steißbein zieht nach unten. Lass den linken Arm nach oben ausstrahlen. Weite dich von der Hüfte her in alle Richtungen.

Atme hier fünf- bis zehnmal. Setze dann die linke Hand auf den Boden. Vinyasa: Schiefe Ebene, Chaturanaga Dandasana, nach oben schauender Hund. Ausatmen, nach unten schauender Hund.

Du kannst jede Situation wie ein Bild vor dich halten, egal, wie unangenehm sie auch sein mag. *Lebst du wie ein unbewusster Sklave den Impuls aus? Oder entscheidest du dich ganz bewusst für eine Reaktion, die zur Heilung führt?*

DU HAST DIE WAHL:
Du kannst unbe-
wusst auf jeden
Impuls reagieren,
der sich in deinem
Körper bemerkbar
macht, oder aber
der Situation best-
möglich dienen.

Unsere Gefühle und Gedanken verändern sich im Schnitt alle anderthalb Sekunden. *Können wir genügend Raum in uns schaf-fen, um diese Impulse in unserem Körper einfach nur zu beob-achten? Können wir uns aus diesem Raum heraus bewusst für eine heilsame Reaktion entscheiden?*

Stelle den linken Fuß zwischen die Hände für Trikonasana.

Die linke Hand geht zum Boden, die rechte Hand an die Hüfte. Die Füße ziehen energetisch zueinander. Das schafft eine optimale Stabilität im Stand. Weite dein Gesäß und schaffe Raum im Becken. Werde lang in den Seiten des Oberköpers, um auch hier mehr Weite zu schaffen. Die Schultergelenke ziehen zurück, so dass die Spitzen der Schulterblätter auf dem Rücken zusammenkommen und den Raum hinter dem Herzen füllen. Dreh die Unterarme energetisch zueinander, während die Oberarme energetisch nach außen drehen. Verlängere das Steißbein und lass die linke Gesäßhälfte kraftvoll unter deine Hüfte rotieren. Finde hier mehr WEITE. Diese Asana gibt dir Raum, um deine Reaktionen klar zu erkennen. Kannst du erkennen, was genau hinter einer Reaktion steckt? Kannst du mehr Raum schaffen, um nicht Sklave einer Situation zu sein, sondern ein Diener der Wahrheit und der Heilung?

Vinyasa: Tritt zurück in die schiefe Ebene, Chaturanaga Dandasana, nach oben schauender Hund, nach unten schauender Hund.

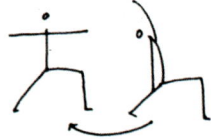

VIRABHADRASANA II ZU VIPARITA VIRABHADRASANA | VOM KRIEGER II IN DEN UMGEDREHTEN KRIEGER

Bring den rechten Fuß zwischen deine Hände für Krieger II. Fülle deine Lungen mit Atem und werde lang in den Flanken. Die Schultergelenke ziehen nach hinten, die Schulterblätter kommen auf dem Rücken zusammen. Dreh die Unterarme zueinander und die Oberarme nach außen. Dehne dich in dieser Position in alle Richtungen aus.

Bring die hintere Hand zum nach hinten ausgestreckten Bein für den umgedrehten Krieger. Die Schultern ziehen nach hinten. Atme in dein Herz und schaffe mehr Raum. Ganz gleich, wie du normalerweise reagierst: Diese Übung hilft deinem Körper, dich so auszurichten, dass deine Reaktionen heilsam sind.

Atme tief ein. Mit der Ausatmung führ deine Hände zurück zum Boden.
Vinyasa: Chaturanga Dandasana, einatmen zum nach oben schauenden Hund, ausatmen in den nach unten schauenden Hund.

Führ den linken Fuß zwischen die Hände und komm in den II. Krieger. Werde lang in den Seiten, integriere deine Schultern auf dem Rücken. Werde innerlich weit. Leg die nach hinten ausgerichtete Hand auf den Oberschenkel. Der Raum, den wir uns innerlich schaffen, hilft uns zu erkennen, wann wir zum unbewussten Sklaven werden und nicht bewusst handeln. Aus diesem Raum heraus können wir uns neu ausrichten. Wir werden zu bewussten **DIENERN.**

Komm zurück in den nach unten schauenden Hund.

Heile das Reaktionsvermögen in deinem Körper
Übe, bewusst zu reagieren

DIENEN

Es ist ein Privileg, unseren Freunden, unseren Familien und unserer Arbeit zu dienen. Möge sich dieses Verständnis in deinem Verhalten widerspiegeln.

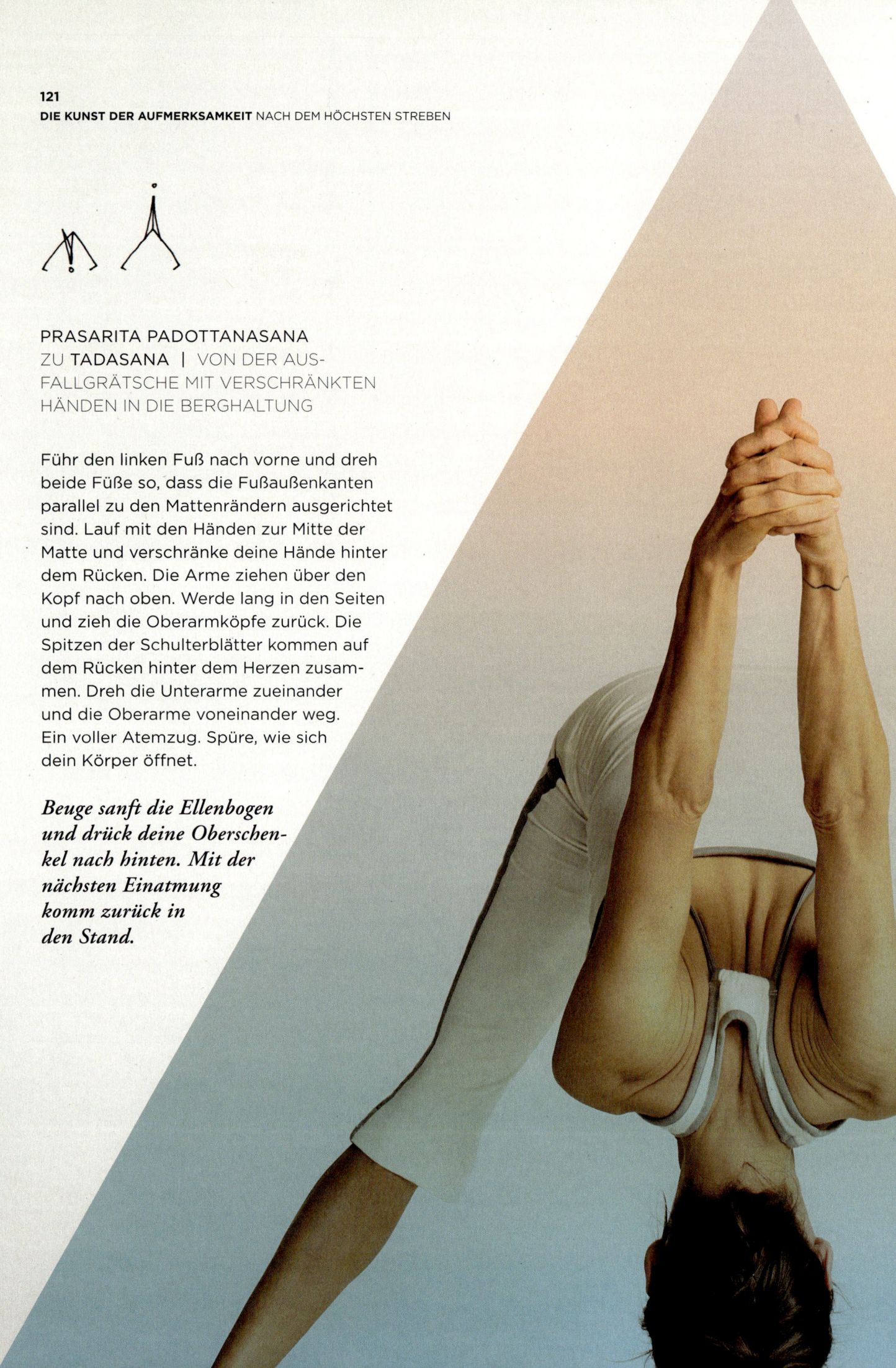

PRASARITA PADOTTANASANA ZU **TADASANA** | VON DER AUS-FALLGRÄTSCHE MIT VERSCHRÄNKTEN HÄNDEN IN DIE BERGHALTUNG

Führ den linken Fuß nach vorne und dreh beide Füße so, dass die Fußaußenkanten parallel zu den Mattenrändern ausgerichtet sind. Lauf mit den Händen zur Mitte der Matte und verschränke deine Hände hinter dem Rücken. Die Arme ziehen über den Kopf nach oben. Werde lang in den Seiten und zieh die Oberarmköpfe zurück. Die Spitzen der Schulterblätter kommen auf dem Rücken hinter dem Herzen zusammen. Dreh die Unterarme zueinander und die Oberarme voneinander weg. Ein voller Atemzug. Spüre, wie sich dein Körper öffnet.

Beuge sanft die Ellenbogen und drück deine Oberschenkel nach hinten. Mit der nächsten Einatmung komm zurück in den Stand.

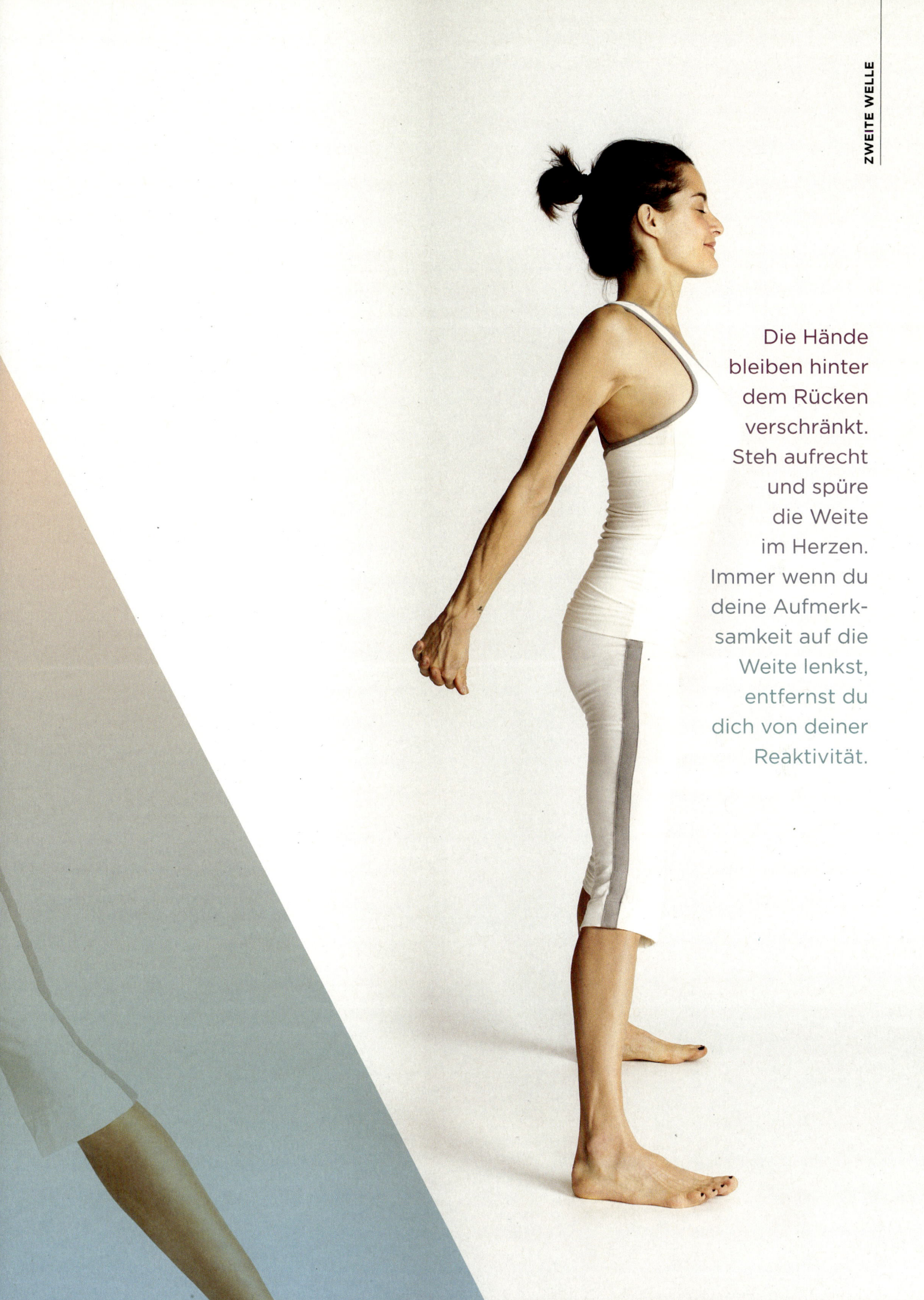

Die Hände bleiben hinter dem Rücken verschränkt. Steh aufrecht und spüre die Weite im Herzen. Immer wenn du deine Aufmerksamkeit auf die Weite lenkst, entfernst du dich von deiner Reaktivität.

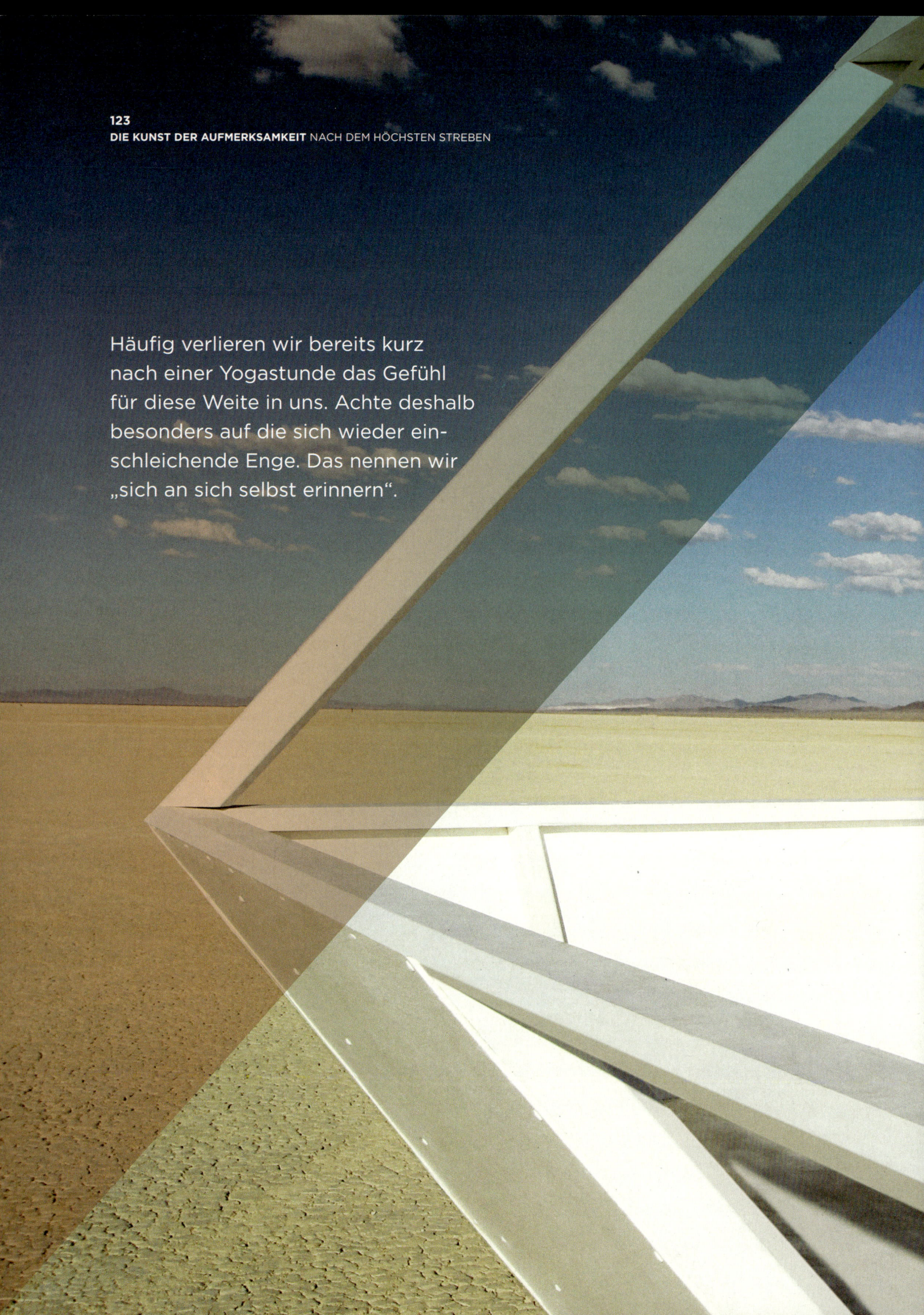

Häufig verlieren wir bereits kurz
nach einer Yogastunde das Gefühl
für diese Weite in uns. Achte deshalb
besonders auf die sich wieder ein-
schleichende Enge. Das nennen wir
„sich an sich selbst erinnern".

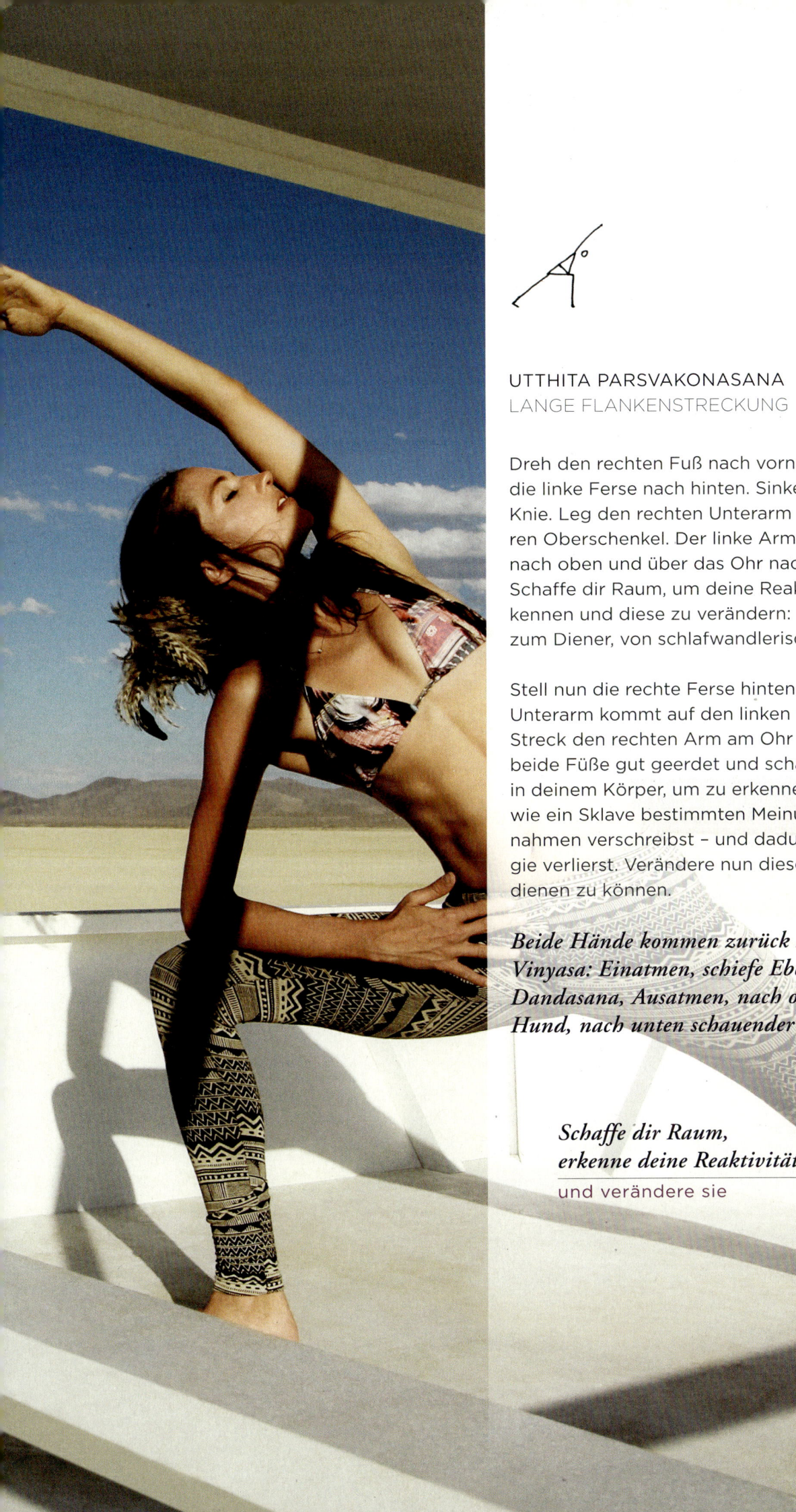

UTTHITA PARSVAKONASANA
LANGE FLANKENSTRECKUNG

Dreh den rechten Fuß nach vorne und setz die linke Ferse nach hinten. Sinke tief ins vordere Knie. Leg den rechten Unterarm auf den vorderen Oberschenkel. Der linke Arm streckt sich nach oben und über das Ohr nach vorne aus. Schaffe dir Raum, um deine Reaktionen zu erkennen und diese zu verändern: vom Sklaven zum Diener, von schlafwandlerisch zu hellwach.

Stell nun die rechte Ferse hinten ab, der linke Unterarm kommt auf den linken Oberschenkel. Streck den rechten Arm am Ohr vorbei. Halte beide Füße gut geerdet und schaffe mehr Raum in deinem Körper, um zu erkennen, wo du dich wie ein Sklave bestimmten Meinungen und Annahmen verschreibst – und dadurch deine Energie verlierst. Verändere nun diese Reaktion, um dienen zu können.

Beide Hände kommen zurück zum Boden. Vinyasa: Einatmen, schiefe Ebene, Chaturanga Dandasana, Ausatmen, nach oben schauender Hund, nach unten schauender Hund.

Schaffe dir Raum,
erkenne deine Reaktivität
und verändere sie

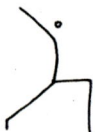

VIRABHADRASANA I
KRIEGER I

Bring den rechten Fuß nach vorne, beug das vordere Knie tief. Erkenne dich! Werde lang in der Hüfte und zieh die Oberarmknochen zurück. Führ die Schulterblätter auf dem Rücken zusammen. Dreh die Vorderarme ein und die Oberarme nach außen. Dehn dich in alle Richtungen aus. Nimm deinen Raum ein und sei dir selbst gegenüber wachsam.

Bring deine Hände auf den Boden. Vinyasa: Einatmen, schiefe Ebene, ausatmen, Chaturanga Dandasana, einatmen in den nach oben schauenden Hund, ausatmen, nach unten schauender Hund.

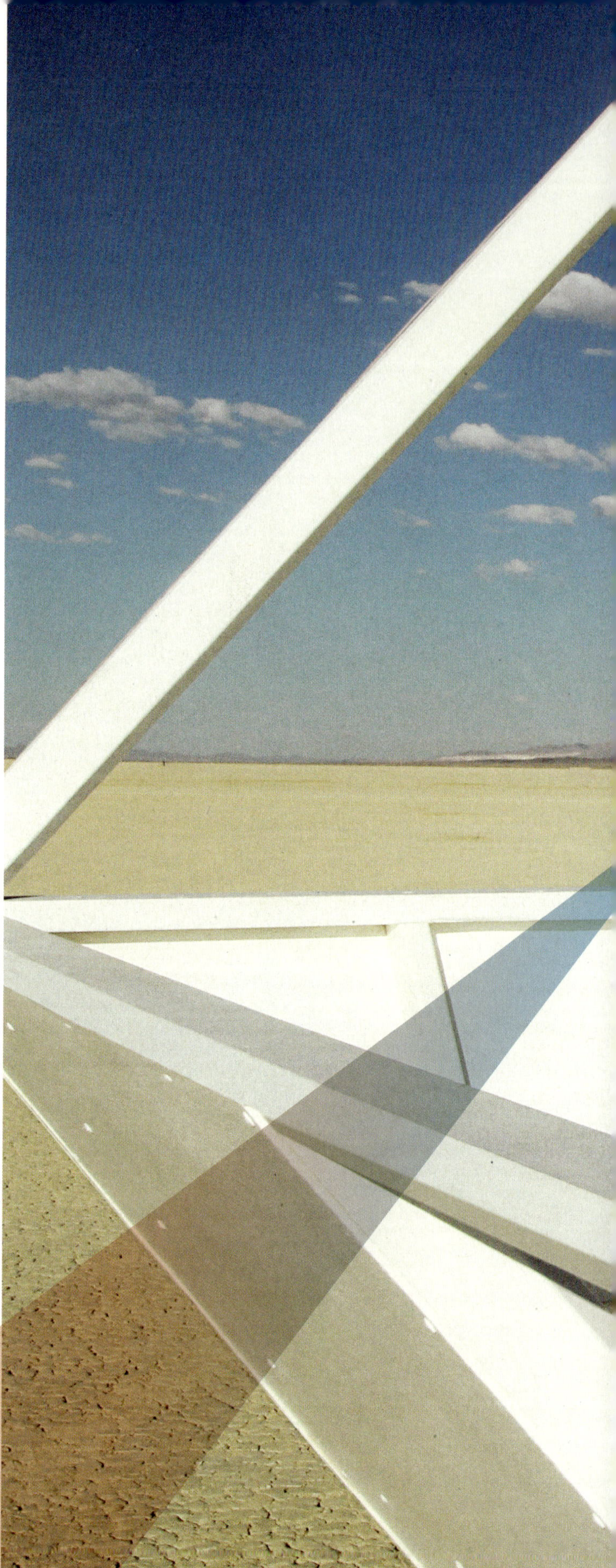

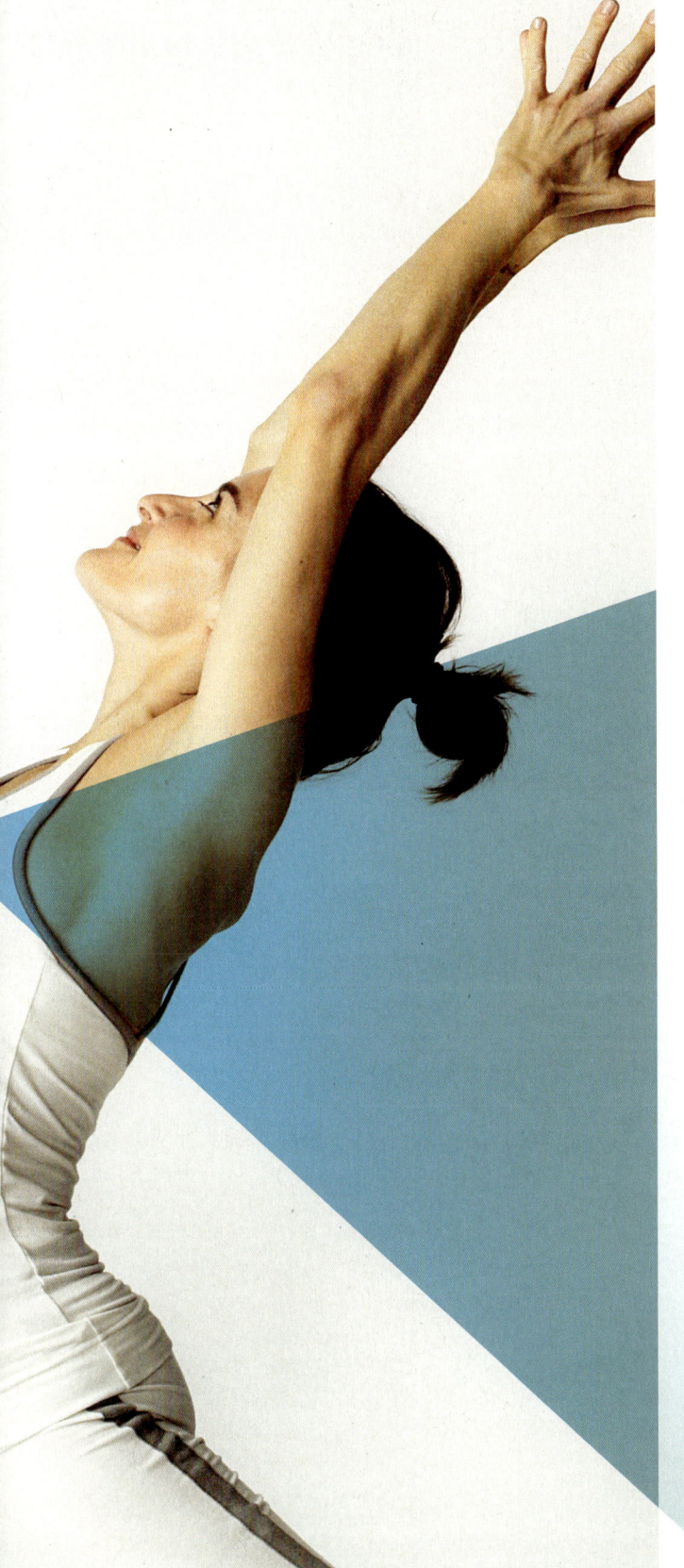

Bring den linken Fuß zwischen die Hände für Krieger I. Nimm dir Zeit, deine Reaktivität zu beobachten. Wir erkennen sie und bewegen uns dann von ihr fort. Das ist unser Privileg. Sinke tief ins vordere Knie. Bleib aufmerksam und durchlässig. Gib dich dieser Bewegung voll und ganz hin, damit die Menschen in deinem Umfeld dies spüren können: deinen Fleiß und deine Schönheit.

Vinyasa: Einatmen, zurück in die schiefe Ebene, ausatmen, Chaturanga Dandasana, einatmen, nach oben schauender Hund, ausatmen, nach unten schauender Hund.

Beobachte deine Beinah-Reaktion und bewege dich dann von ihr weg
Das ist unser Privileg

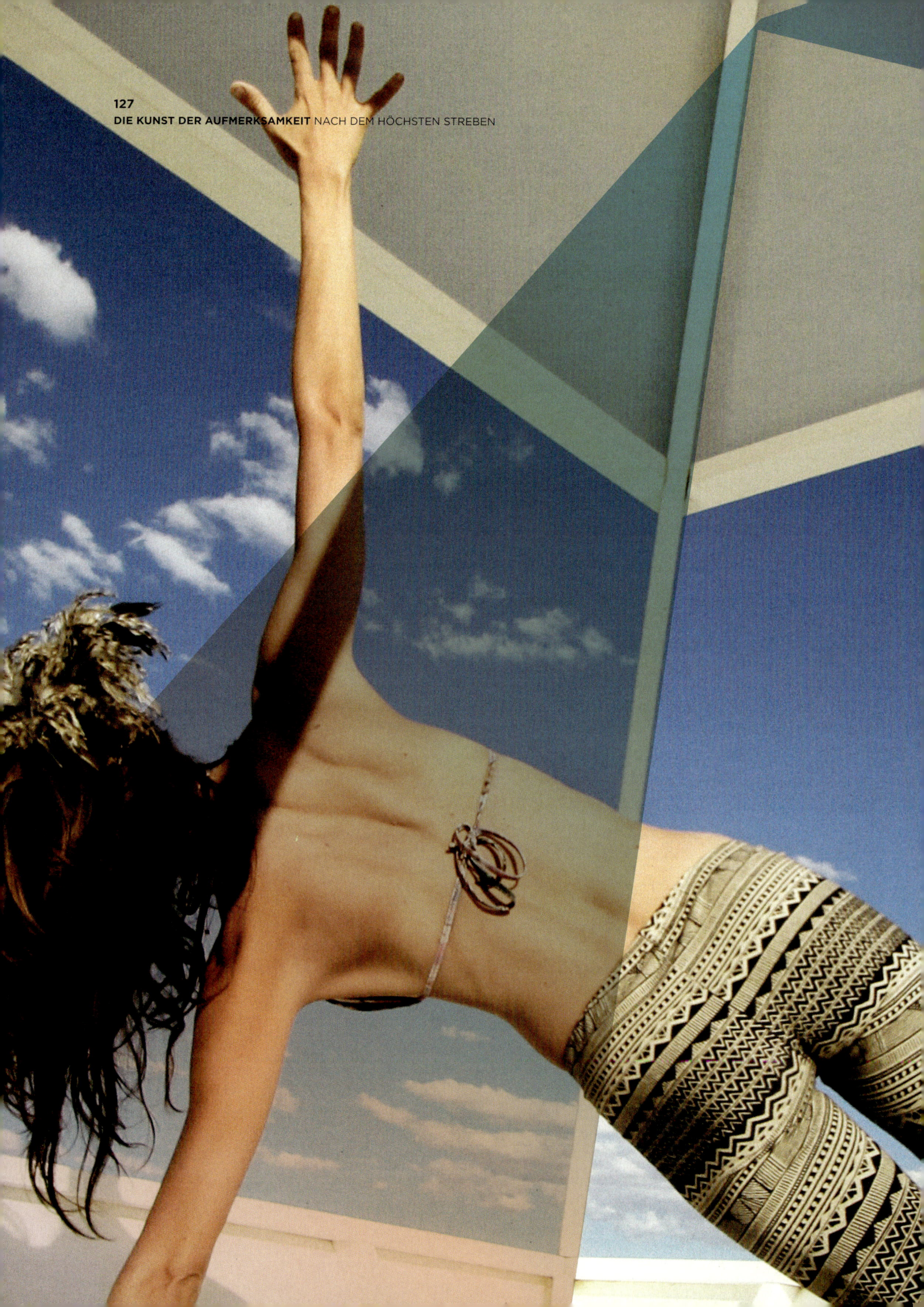

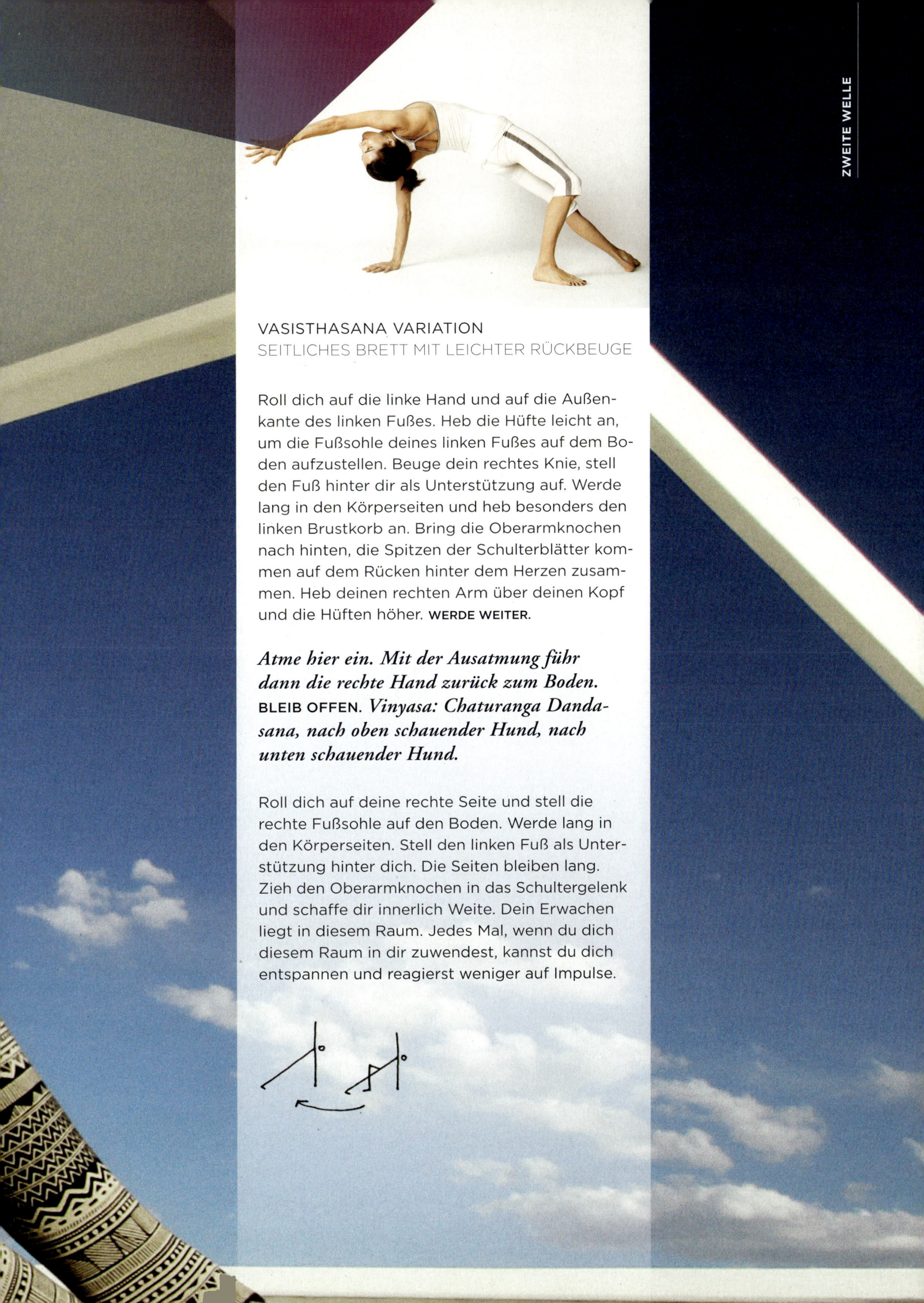

VASISTHASANA VARIATION
SEITLICHES BRETT MIT LEICHTER RÜCKBEUGE

Roll dich auf die linke Hand und auf die Außenkante des linken Fußes. Heb die Hüfte leicht an, um die Fußsohle deines linken Fußes auf dem Boden aufzustellen. Beuge dein rechtes Knie, stell den Fuß hinter dir als Unterstützung auf. Werde lang in den Körperseiten und heb besonders den linken Brustkorb an. Bring die Oberarmknochen nach hinten, die Spitzen der Schulterblätter kommen auf dem Rücken hinter dem Herzen zusammen. Heb deinen rechten Arm über deinen Kopf und die Hüften höher. **WERDE WEITER.**

Atme hier ein. Mit der Ausatmung führ dann die rechte Hand zurück zum Boden. **BLEIB OFFEN.** *Vinyasa: Chaturanga Dandasana, nach oben schauender Hund, nach unten schauender Hund.*

Roll dich auf deine rechte Seite und stell die rechte Fußsohle auf den Boden. Werde lang in den Körperseiten. Stell den linken Fuß als Unterstützung hinter dich. Die Seiten bleiben lang. Zieh den Oberarmknochen in das Schultergelenk und schaffe dir innerlich Weite. Dein Erwachen liegt in diesem Raum. Jedes Mal, wenn du dich diesem Raum in dir zuwendest, kannst du dich entspannen und reagierst weniger auf Impulse.

BALASANA | HALTUNG DES KINDES

Bring dein Gesäß auf die Fersen. Greif mit den Händen deine Füße, um den Kreis zu schließen und deine Verbundenheit zu spüren. Atme tief ein und aus. Wir können uns glücklich schätzen, diese Yogapraxis zu haben, mit der wir die Möglichkeit haben, uns zu beoabachten, uns zu entwickeln und zu entdecken, was in uns steckt.

Wir müssen uns selbst heilen, unsere Familien und die Welt, indem wir mit uns und unserer Yogapraxis heilsam umgehen.

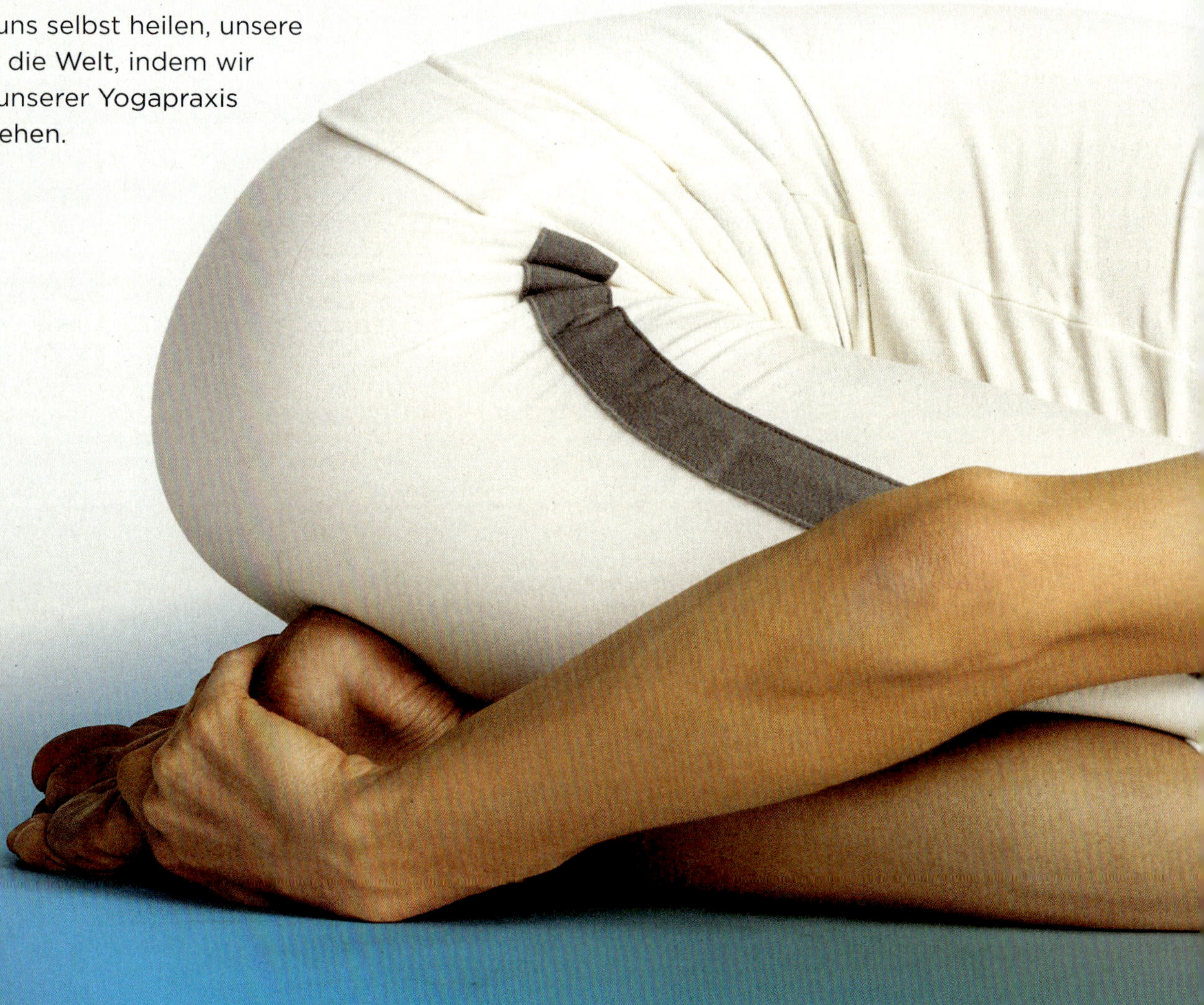

Wir verbeugen uns vor uns selbst,
unseren Familien und der Welt.

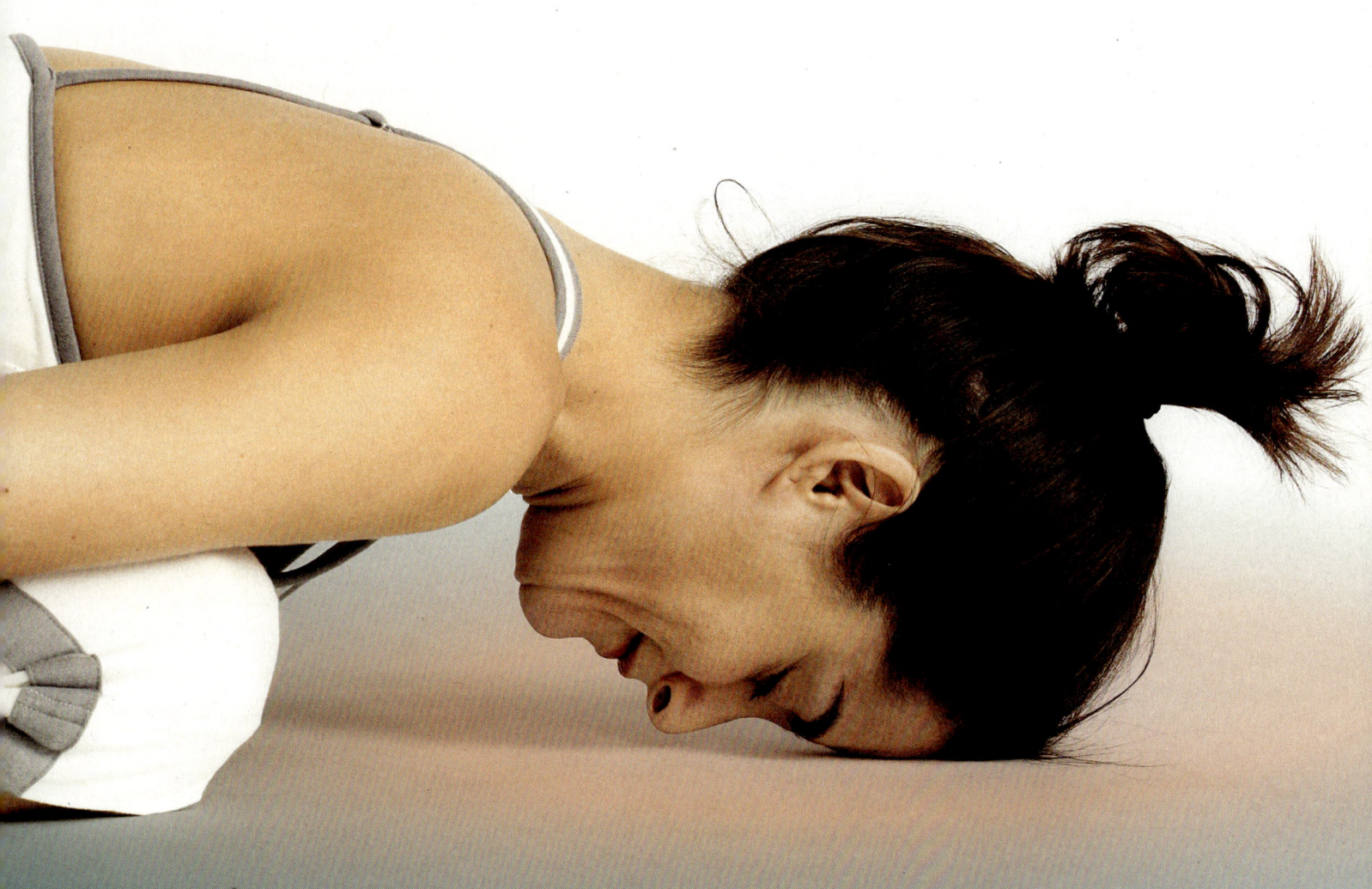

Kannst du
offener werden?

Kannst du einen weiteren Atemzug nehmen,
um dir selbst, deiner Yogapraxis und deinem
Herzen zu dienen?

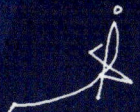

EKA PADA RAJAKAPOTASANA
KÖNIGSTAUBE

Bring dein rechtes Knie nach vorne zwischen deine Hände für die Taube. Komm auf die Ellenbogen, die Hände liegen in Gebetshaltung auf dem Boden. Die Körperseiten bleiben lang, die Köpfe des Oberarmknochens gehen nach hinten. Führ die Schulterblätter auf dem Rücken zueinander und beweg dein Herz nach vorne zu deinen Händen. Dreh deine Unterarme ein, so dass die Daumen und Arme stärker in den Boden drücken können. Dreh die Oberarmknochen zurück. *Spüre den Raum in dir. Dehn dich trotz der körperlichen Begrenzung in dieser Asana aus.* Atme bewusst in deine Organe und spüre, wie häufig du dort angespannt bist.

Nimm fünf tiefe Atemzüge oder verweile ein paar Minuten hier.

Bring das linke Knie nach vorne. Komm auf deine Ellenbogen und führ die Hände ins Anjali Mudra. Wenn du diese Asana noch tiefer erleben möchtest, bring die Ellenbogen näher zum Körper. Verkürze die Seiten deiner Hüften. Bleib in dieser Haltung. Schaffe dir Länge im Oberkörper. Zieh die Unterarme energetisch zueinander und roll die Oberarme nach hinten. Werde hier weit. Erkenne deine Möglichkeiten. Selbst in dieser Enge kannst du dir genügend Raum schaffen, um jede Reaktion klar zu erkennen, bevor sie sich als gesprochenes oder geschriebenes Wort ihren Weg bahnt. Lauf nun mit den Händen nach vorne. Werde lang und entspanne dich.

Verweile ein paar Minuten in dieser Position.

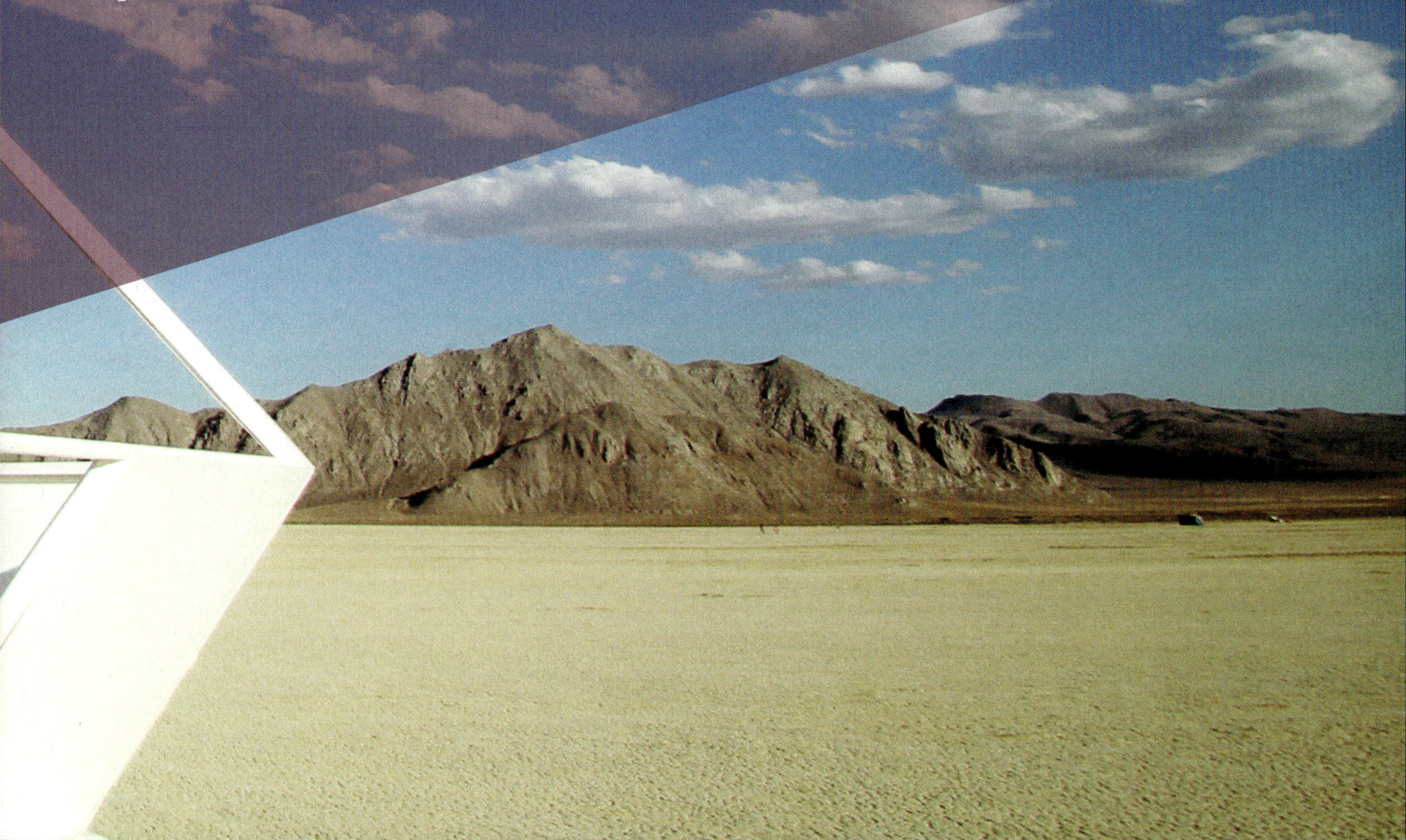

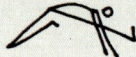

JANU SIRSASANA
KNIE-KOPF-HALTUNG

Bring dein rechtes Bein nach vorne für Janu Sirsasana. Führ deine Arme neben deine Beine. Erde beide Sitzknochen. Bring die linke Ferse an die innere Leiste und laufe mit den Händen zum rechten Fuß. Beug dich nur so weit nach vorne, wie es dir möglich ist. Erde deinen rechten Oberschenkel kraftvoll, zieh die kleinen Zehen zu dir. Aus dieser geerdeten Haltung heraus atme dich in den Seiten lang. Mit der Ausatmung: Pause. Schieb deine Schultergelenke nach hinten und beweg die Schulterblätter hinter dem Herzen zusammen. Lauf mit deinen Händen weiter nach vorne. Spüre den Unterschied in beiden Seiten. Wenn wir dienen möchten, so ist es wichtig, geerdet zu sein. **EIN VERSUCH:** Spüre, wie du die Erdung verlierst, wenn du das rechte Bein nicht aktiv hältst. Die ganze Asana fällt in sich zusammen. Erde dich dann von neuem für einen vollen Atemzug.

Richte dich wieder auf und bring deine Hände sanft auf deine Oberschenkel. Sitz für ein paar Atemzüge aufrecht. Schließ die Augen. Fühl den wunderbaren Raum in deinem Körper. Bring nun das linke Bein nach vorne.

ZWEITE SEITE: Leg die rechte Ferse an die rechte innere Leiste. Lauf mit beiden Händen an den Beinen nach vorne. Werde gleichmäßig lang in beiden Seiten. Kannst du bewusst entscheiden, dir Raum zu schaffen, wenn es die Situation erfordert? **LAUSCHE NACH INNEN.** Spüre, wo du in deinem Körper oder Geist nicht frei bist – und verändere es. Entscheide dich, dem zu dienen, was für dich heilsam und dienlich ist.

Atme hier dreimal. Die Seiten sind lang, das Herz ist weich. Richte dich langsam wieder auf.

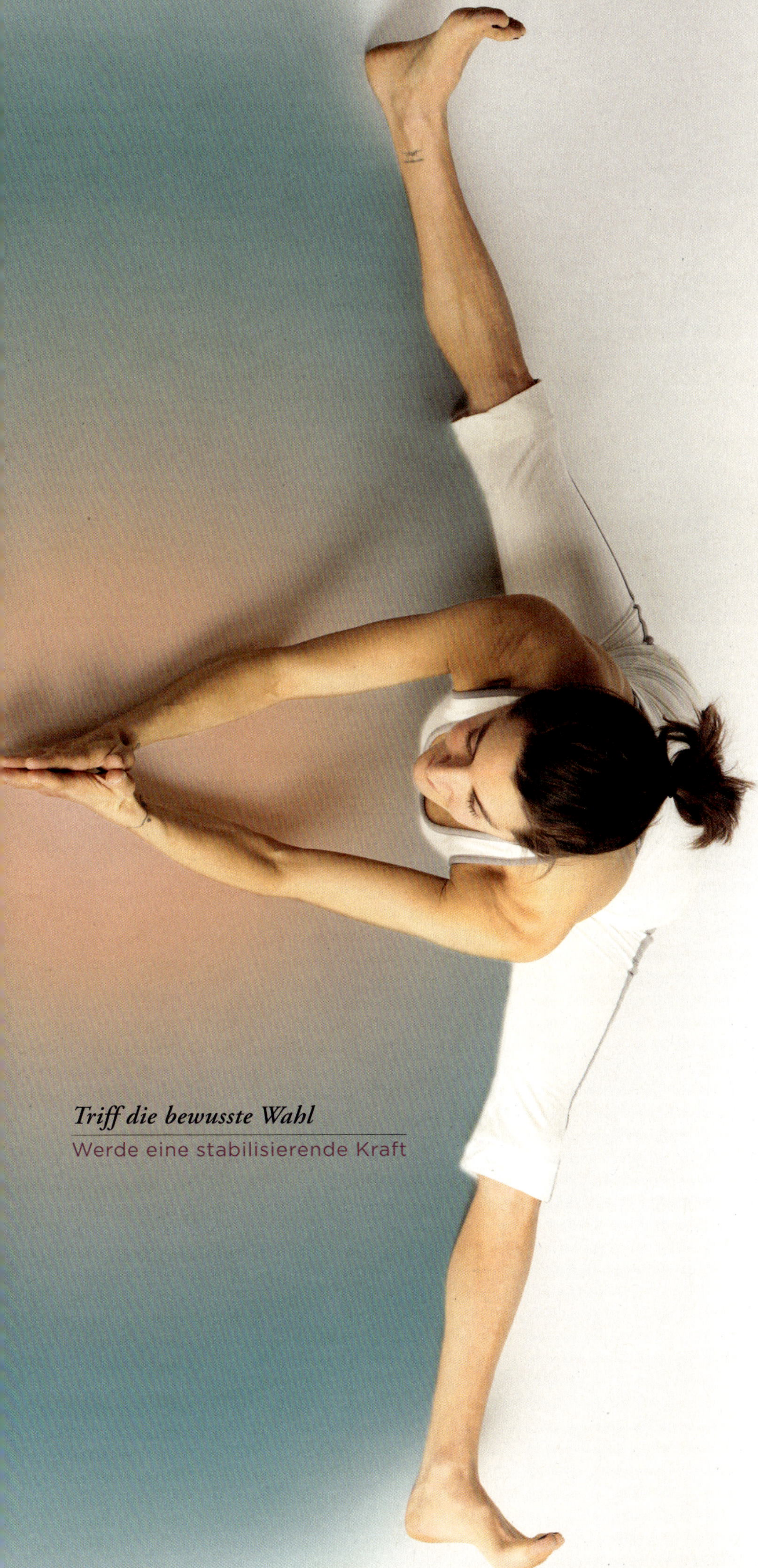

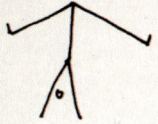

UPAVISTHA KONASANA
WEITE GRÄTSCHE MIT
VORWÄRTSBEUGE IM
SITZEN

Öffne beide Beine weit
zu den Seiten. Sollte sich
dein unterer Rücken run-
den, setz dich auf eine
Decke oder eine doppelt
gefaltete Matte, erde dich.
Flex deine Füße für mehr
Stabilität in den Beinen.
Schaffe dir innerlich be-
wusst Raum. Dadurch
dienst du allen Menschen
in deinem Umfeld.
Wenn du einen solchen
Raum und die damit
verbundene Leichtigkeit
schaffen kannst, wirst du
in jeder noch so schwie-
rigen Situation zur stabili-
sierenden Kraft.

*Atme hier mehrere Male
oder ein paar Minuten.
Halte die Seiten deines
Körpers lang, sitz auf-
recht. Die Hände ruhen
mit den Handflächen
nach unten auf den
Oberschenkeln. Spüre
den Boden unter dir
und atme.*

Triff die bewusste Wahl

Werde eine stabilisierende Kraft

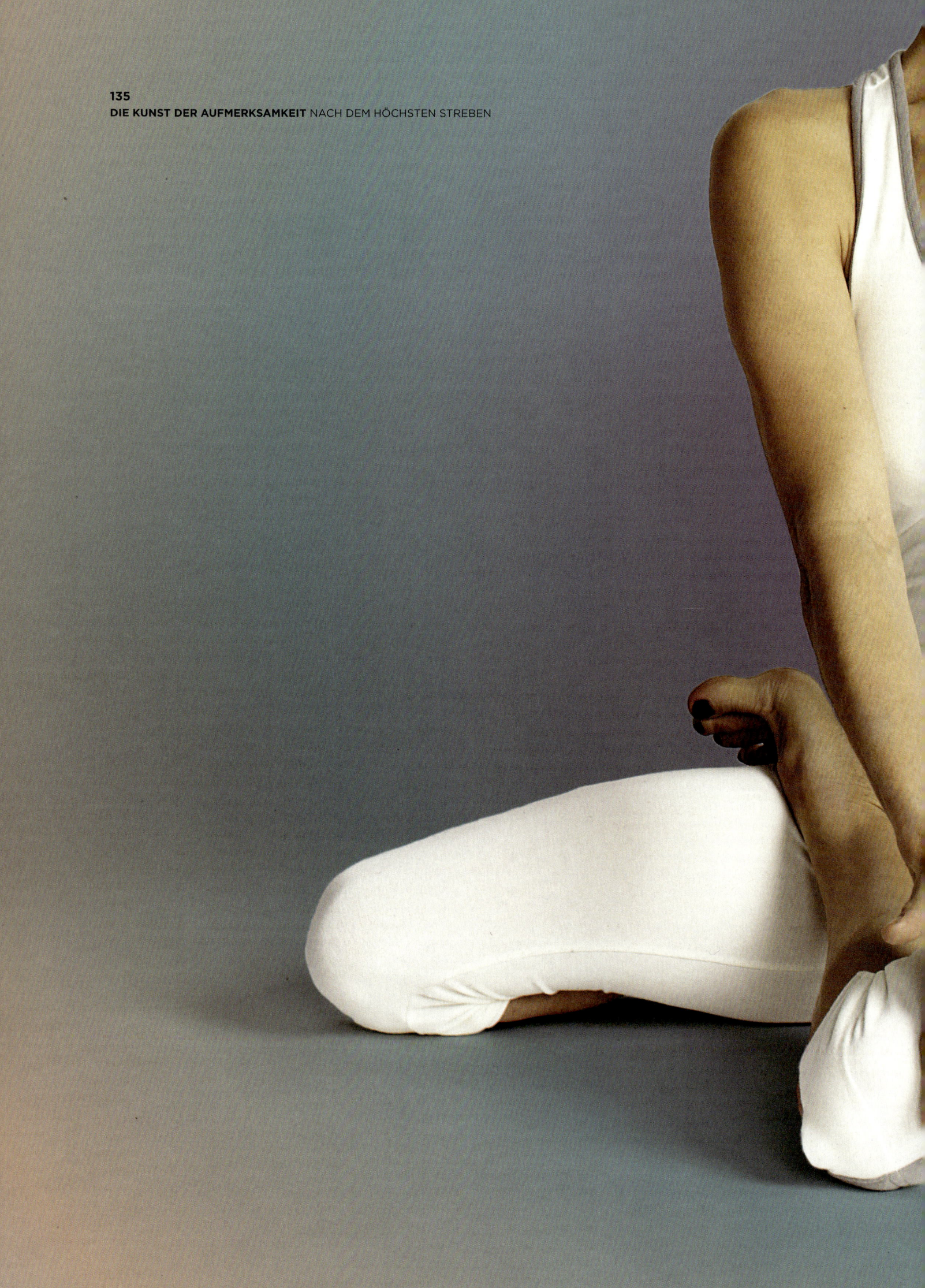

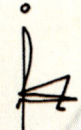

BHARADVAJASANA II
GEDREHTER SITZ

Bring deine Beine zusammen. Komm mit dem rechten Bein in Ardha Virasana, und leg den linken Fuß auf den rechten Oberschenkel für Bharadvajasana. Halte dies für einen Moment und stell beide Hände hinter dir auf, um dein Herz anzuheben. Die Seiten werden lang. Die Schultergelenke gehen zurück. Die Unterarme drehen sich energetisch zueinander, die Oberarme energetisch aus. Bring für die Drehung deine rechte Hand zu deinem linken Knie, werde in beiden Flanken lang und atme tief. Komm zurück zur Mitte, bring die Hände auf deine Oberschenkel und werde ruhig. Nimm einen Moment, um zurück zur Mitte zu kommen. Diese streckende Asana bereitet dich optimal auf die bevorstehenden Armbalancen vor.

Atme hier einige tiefe Atemzüge. Halte die Länge in den Seiten. Bleib für einen Moment in dieser Haltung. Wechsele dann die Seite.

Komm mit dem linken Bein in Ardha Virasana, leg den rechten Fuß auf den linken Oberschenkel und erde deine Oberschenkel. Werde lang in den Seiten des Körpers. Spüre, in welche Körperhälfte du mehr atmest, und versuche dann, den Atem gleichmäßig zu verteilen. Führ die linke Hand für die Drehung zum rechten Knie. Werde lang in beiden Seiten. Die Schulterblätter kommen auf dem Rücken zusammen, um innerlich Stabilität zu schaffen. Zentriere dich und werde weit. Der innere Raum bringt mehr Leichtigkeit in den ganzen Körper.

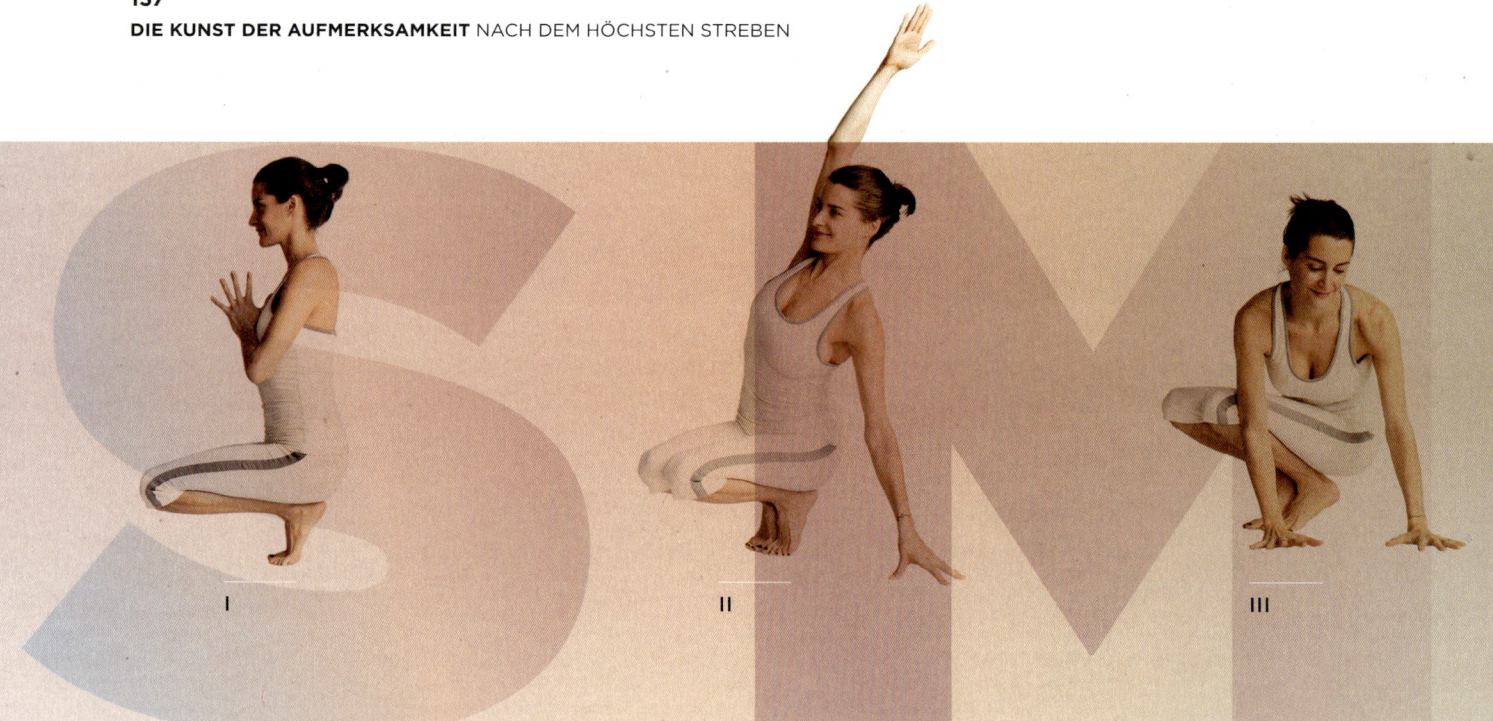

I   II   III

PARSVA BAKASANA / DVI PADA KOUNDINYASANA
SCHRITT FÜR SCHRITT IN DIE SEITLICHE KRÄHE

Komm in der Mitte der Matte in die Hocke. Bring deine Füße zusammen und deine Hände ins Anjali Mudra. Lass deine Knie etwas tiefer sinken und öffne innerlich dein Herz (I). Solltst du ins Wanken geraten, verlängere deine Ein- und Ausatmung. Das bringt mehr Stabilität in die Haltung. Neig dich zur linken Seite und stell die linke Hand neben dir auf dem Boden ab. Streck den rechten Arm nach oben aus. Deine Knie sind nach vorne gerichtet. Werde durch die Atmung länger in den Flanken (II). Bring die Oberarmköpfe zurück, die Schulterblätter kommen zusammen. Dreh deine Unterarme nach innen, die Oberarme nach außen. Schaffe hier Weite. Halte diese Länge und stell deine rechte Hand in einem Abstand von etwa einer halben Armlänge an der Außenseite deines linken Oberschenkels auf dem Boden ab. Die kleinen Zehen sind auf gleicher Höhe mit deinen Fingern. Stell nun die linke Hand schulterbreit entfernt von der rechten Hand auf.

Lächele.

Spür wo dein linkes Knie deinen rechten Oberarm berührt (III). Bring dein linkes Knie auf deinen rechten Oberarm.

Lächele noch einmal.

Beuge deine Ellenbogen wie in Chaturanga Dandasana und gleite mit deinen Füßen mehr zur rechten Seite (IV).
Bleib innerlich weit, halte die Beine zusammen, aktiviere deine Füße und löse sie vom Boden (V). Streck beide Beine in Dwi Pada Koundinyasana aus (VI).

Halte die Position für einige Atemzüge und komm dann in eine stehende Vorwärtsbeuge zurück.

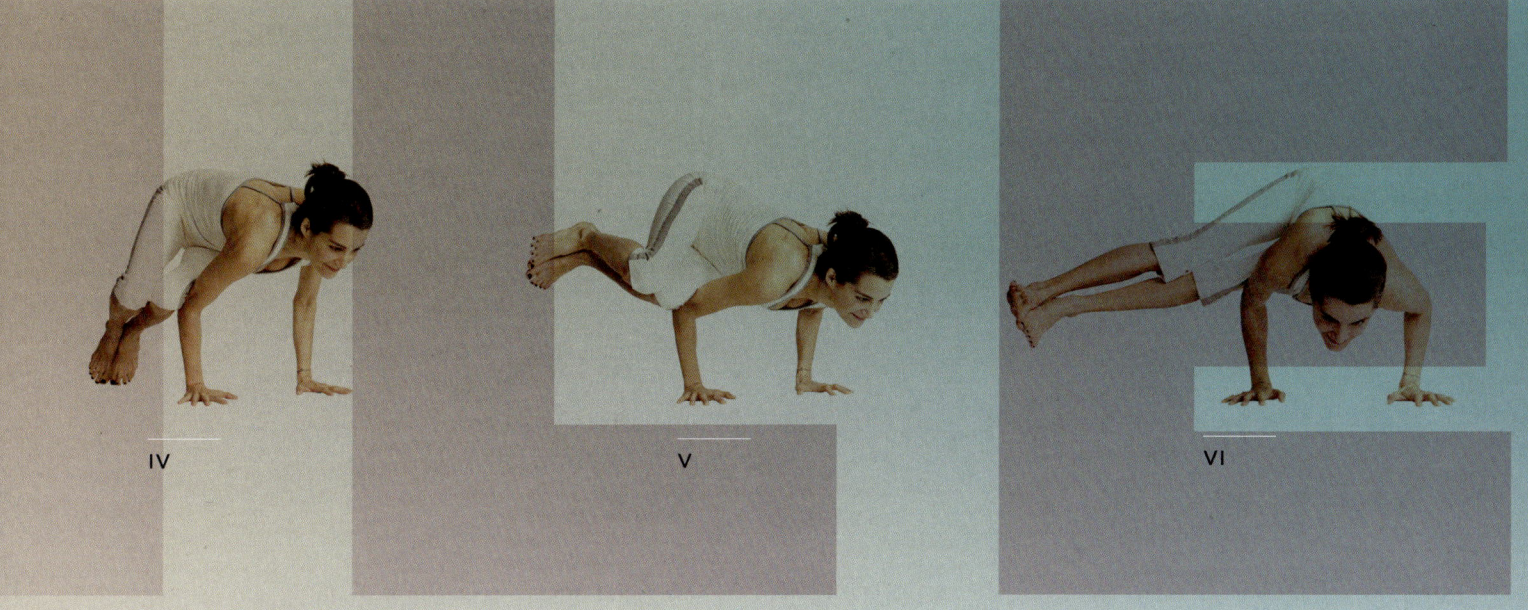

IV

V

VI

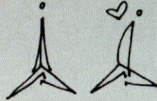

Lächele
und tauche ein
in den Raum

Komm wieder in die Hocke (I). Knie und Füße berühren sich. Schaffe dir durch die Atmung Weite im Herzen. Stell deine rechte Hand neben dir auf dem Boden auf und strecke den Arm über dein linkes Ohr. Atme dich lang in beiden Flanken und werde innerlich weit (II). Halte diese Offenheit und dreh dich nach rechts. Streck deinen rechten Arm zu deinem rechten Oberschenkel und platziere die rechte Hand etwa eine halbe Armlänge von deinen Füßen entfernt. Die linke und rechte Hand stehen ungefähr schulterbreit auseinander (III). Führ dein rechtes Knie auf den linken Oberarm. Lauf dann mit den Füßen Stück für Stück auf die rechte Seite (V). Flex deine Füße und streck deine Beine nach vorne und zur Seite in diese Asana hinein (VI). SCHIEBE DAS HERZ NACH VORNE.

Nimm hier einige Atemzüge
und komm zum Sitzen.

SIDDHASANA / SUKHASANA
VOLLKOMMENE HALTUNG / BEQUEMER SCHNEIDERSITZ

Komm zurück zur Mitte. Stell die Hände hinter dir auf, um Weite im Herzen zu schaffen. Bring deine Fersen für Siddhasana vor deinem Beckenboden voreinander. Für Sukhasana nimm einen bequemen Sitz mit gekreuzten Beinen ein.

Heb die Rückseite deines Herzens
und atme dich weit.

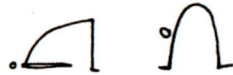

SETU BANDHASANA ZU URDHVA DHANURASANA | VON DER BRÜCKE INS VOLLE RAD

Halte die Weite im Oberkörper. Leg dich auf den Rücken und winkle die Knie an. Die Füße sind gut geerdet. Für Setu Bandhasana drück deine Ellenbogen in den Boden und heb den Rücken und die Seiten des Herzens an. Stabilität in den Füßen, Länge in den Seiten des Körpers. Press die Schultergelenke nach hinten und bring die Spitzen der Schulterblätter hinter deinem Herzen zusammen. Atme bewusst und werde innerlich weit. Atme in deinen Körper, in die Organe und in die Verbindung zwischen beiden Systemen. *Wir dienen bewusst unserer Umwelt, indem wir diesen Raum in uns schaffen.*

Halte diese Offenheit. Stell deine Hände neben die Ohren. Press die Hände fest in den Boden und drück dich hoch ins volle Rad. Halte die Seiten des Körpers lang, erde die Füße und bring die Schultern zurück. Die Schulterblattspitzen berühren sich.

Streck dich hier für ein paar Atemzüge aus der Körpermitte heraus in alle Richtungen. Komm dann langsam zurück zum Boden.

WARNUNG: Lass diese alte Lehre für eine Weile nachwirken. Wo stehst du im Leben? Bevor du andere verurteilst, frag dich zuerst: Lebe ich selbst ein freies Leben? Versuch nicht, andere zu belehren, dass sie gefangen sind. Dass wir an uns arbeiten und uns aus unserem eigenen Gefängnis befreien dürfen, ist ein Privileg. Wenn wir uns nach Freiheit sehnen, dann ist es unser Wunsch, ihr von dem Augenblick an zu dienen, in dem wir sie erfahren.

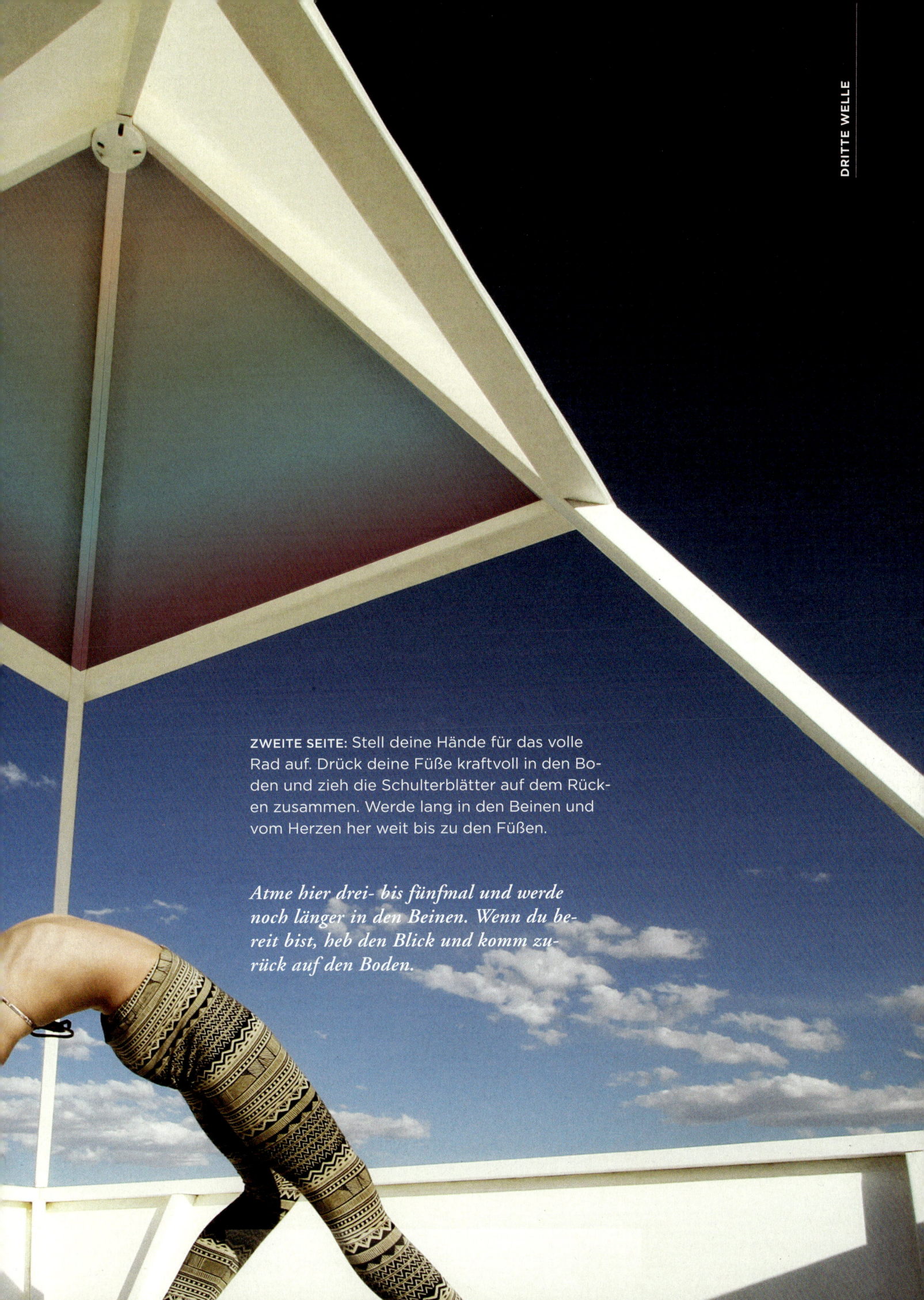

ZWEITE SEITE: Stell deine Hände für das volle Rad auf. Drück deine Füße kraftvoll in den Boden und zieh die Schulterblätter auf dem Rücken zusammen. Werde lang in den Beinen und vom Herzen her weit bis zu den Füßen.

Atme hier drei- bis fünfmal und werde noch länger in den Beinen. Wenn du bereit bist, heb den Blick und komm zurück auf den Boden.

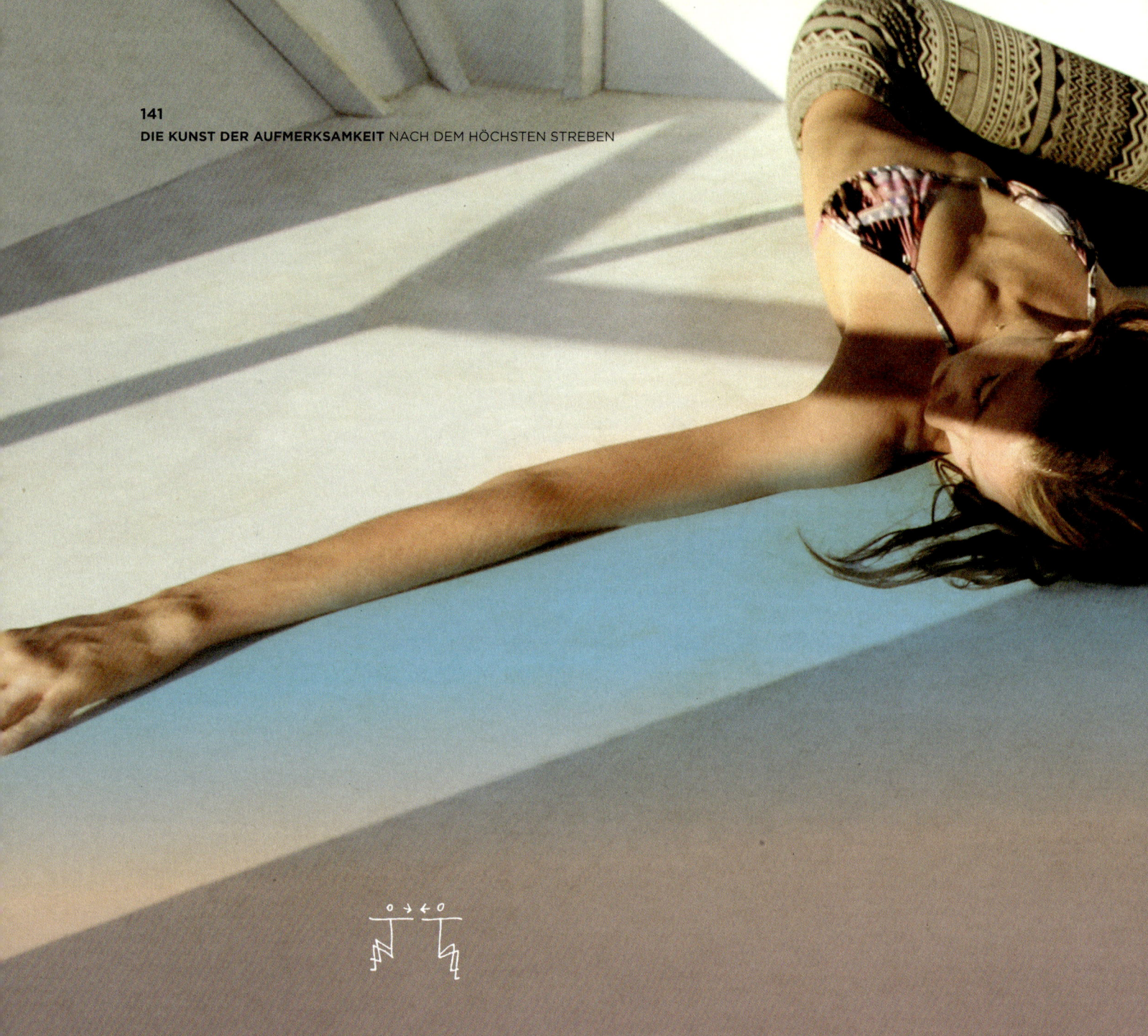

JATHARA PARIVARTANASANA | DREHUNG IM LIEGEN

Lass deine Knie zuerst auf die linke Seite fallen. Atme hier für ein paar Atemzüge. Bring deine Knie zurück zur Mitte, lass dann deine Knie auf die rechte Seite fallen. *Wenn du in dir Raum schaffst, wirst du vom unbewussten Sklaven zum bewussten Diener: Du handelst bewusst, statt unbewusst einem Impuls zu folgen.*

Bring die Knie in die Mitte zurück und zieh sie zur Brust heran. Umarme sie.

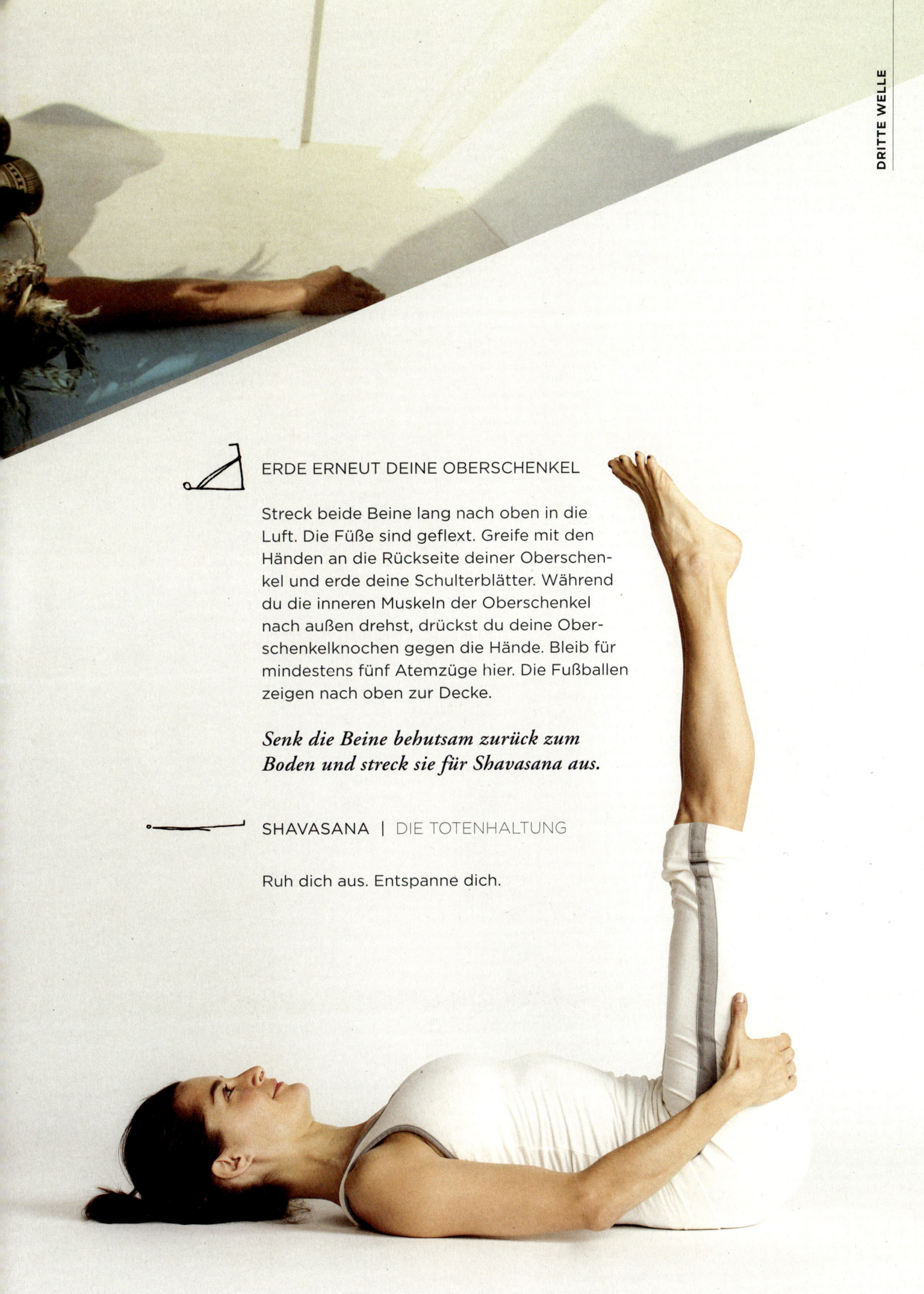

ERDE ERNEUT DEINE OBERSCHENKEL

Streck beide Beine lang nach oben in die Luft. Die Füße sind geflext. Greife mit den Händen an die Rückseite deiner Oberschenkel und erde deine Schulterblätter. Während du die inneren Muskeln der Oberschenkel nach außen drehst, drückst du deine Oberschenkelknochen gegen die Hände. Bleib für mindestens fünf Atemzüge hier. Die Fußballen zeigen nach oben zur Decke.

Senk die Beine behutsam zurück zum Boden und streck sie für Shavasana aus.

SHAVASANA | DIE TOTENHALTUNG

Ruh dich aus. Entspanne dich.

AUFWACHEN

Vertiefe deine Atmung. Streck den Körper in die Länge. Zieh die Knie zur Brust und roll dich auf die rechte Seite. Bleib ein paar tiefe Atemzüge in der Embryohaltung, um sanft deine Aufmerksamkeit zurückzubringen. Komm langsam zum Sitzen. Schließe deine Augen, deine Hände ruhen auf den Oberschenkeln. Die Handflächen zeigen nach unten.

Mit Sorgfalt und Beständigkeit kultivieren wir mit der Zeit diese Dynamik und spontane Kunstfertigkeit. Egal, in welcher Situation wir uns befinden, *wir reagieren in der Art und Weise,* dass es dem Höchsten in der Welt dient. Wenn jeder von uns damit beginnt, sich für heilsamere Reaktionen zu entscheiden, werden sich zahllose Menschen dazu inspiriert fühlen, besser mit sich und unserem Planeten umzugehen.

Falte die Hände vor deinem Herzen zusammen.

Unsere Yogapraxis macht uns feinfühliger dafür, wo wir uns mit unseren eigenen Vorstellungen, Gedanken und Meinungen selbst gefangen halten. Wir müssen die Sehnsucht und das tiefe Bedürfnis in uns spüren, die Anspannungen in unserem Körper auflösen. Dann können wir wirklich präsent und wach sein anstatt Sklaven unserer Gewohnheiten. Offenherzig dienen wir dem Höchsten.

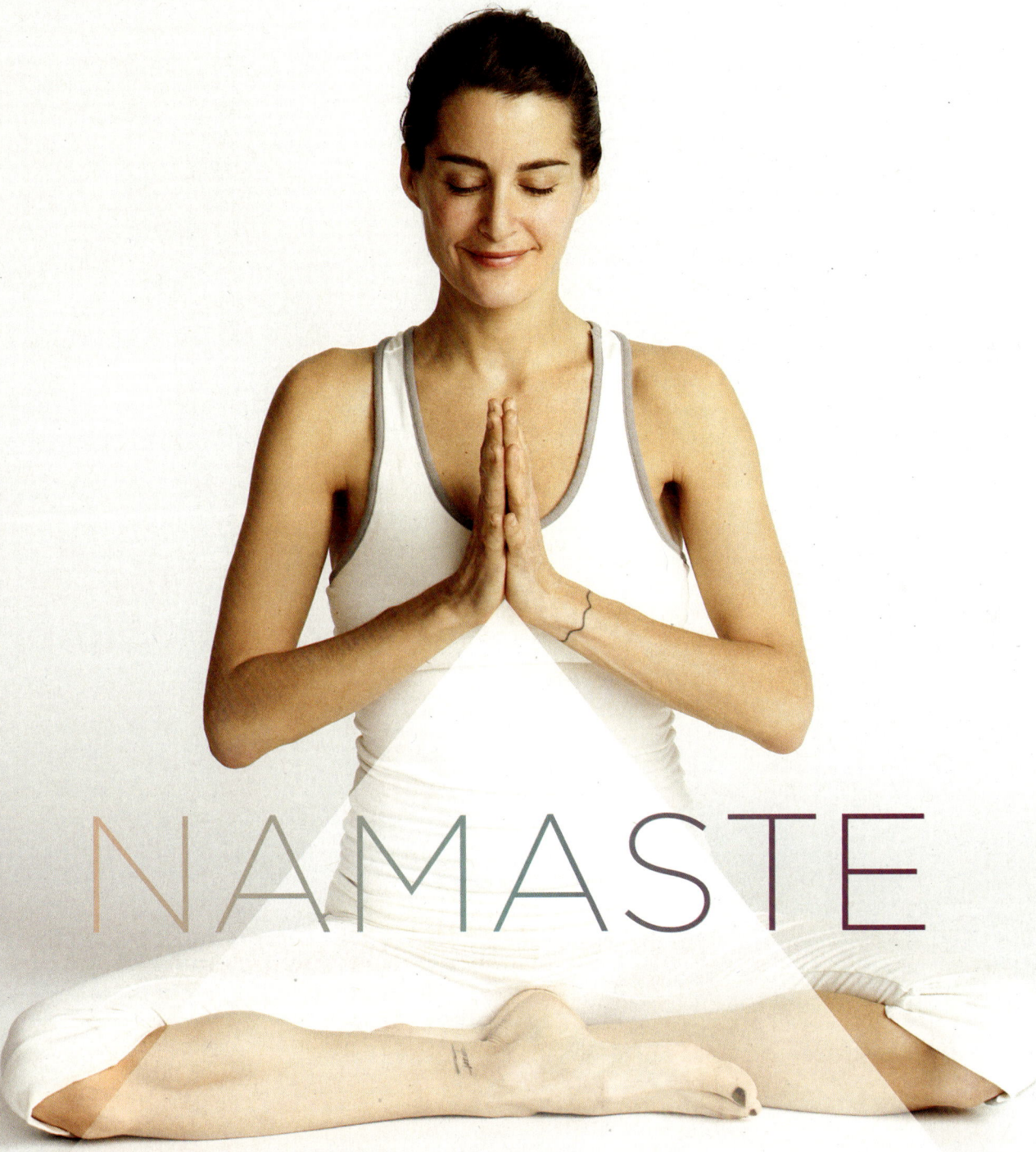

NAMASTE

Möge unsere Praxis uns an einen Ort der Bewusstheit
führen, von dem aus wir dem Höchsten dienen können.
Wir verneigen uns vor unseren Lehrern, die uns lehren zu
dienen und uns helfen, das Höchste in uns zu entdecken.

SANKALPA

**DAS LICHT IN DIR IST
DAS LICHT FÜR ANDERE.**

- J. KRISHNAMURTI

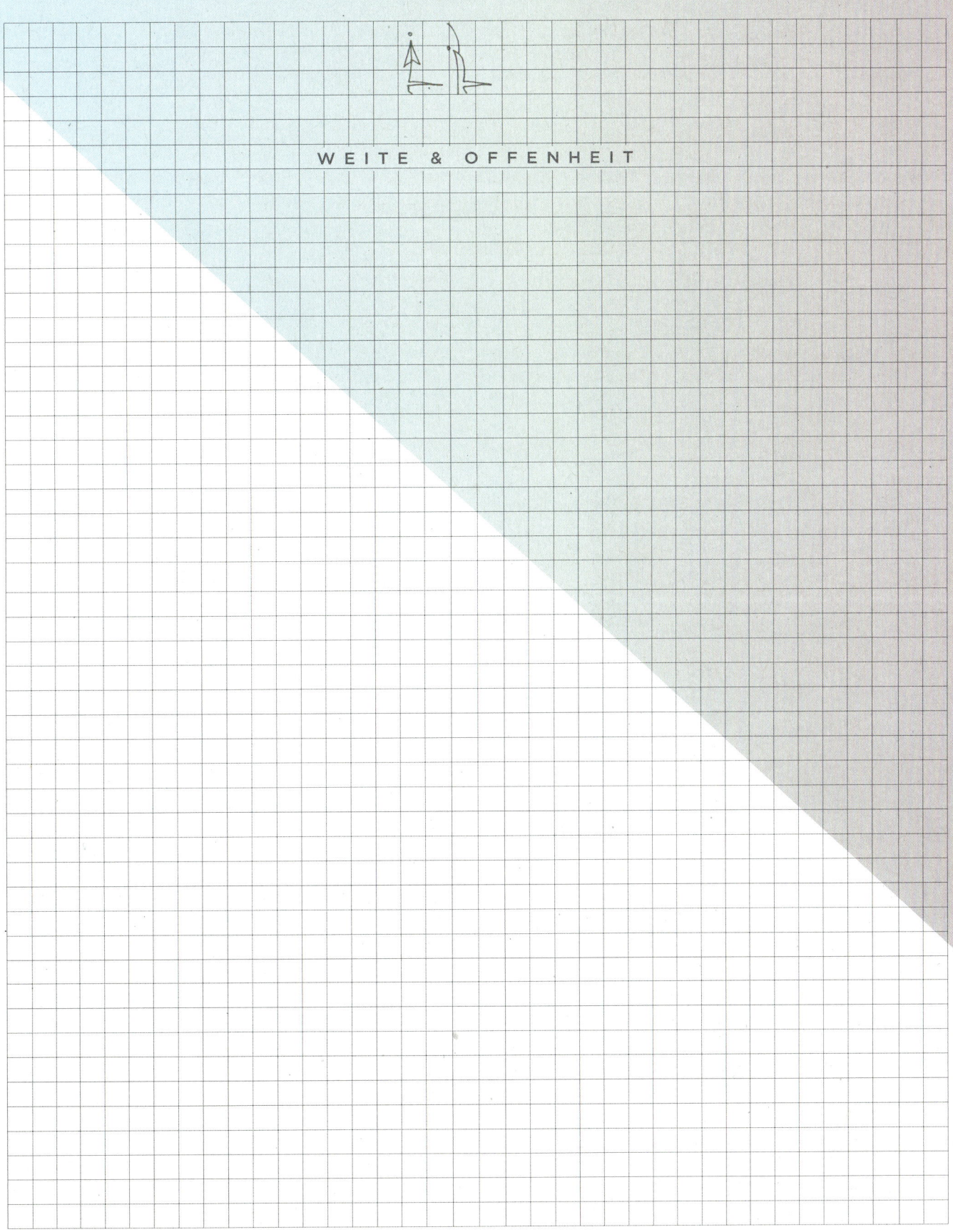

WEITE & OFFENHEIT

WAS MICH GERADE BESCHÄFTIGT

ES IST EINE FRAGE
DER INNEREN
HALTUNG UND
DER GNADENLOSEN
UNTERSCHEIDUNG,
WAS UNS MOTIVIERT ...

- R.S. DE LUBICZ

ES IST NICHT NOT-
WENDIG, DEN GEIST
FREI VON GEDANKEN
UND GEWOHNHEITEN
ZU HALTEN, UM ZU
HEILEN. ES IST NOT-
WENDIG, DEN INNEREN
DIALOG ZU VERLANG-
SAMEN. DAS GENÜGT
BEREITS, UM EINEN
RAUM ZU SCHAFFEN,
IN DEM WIR WACHSAM
BLEIBEN KÖNNEN.

- GURUDEV SINGH

WAS MICH GERADE BESCHÄFTIGT

> DAS GRÖSSTE
> GESCHENK AUF
> ERDEN IST DAS
> VERTRAUEN IN
> SICH SELBST.
>
> - LAUREN ZANDER

DU BIST ZU HAUSE

ZIEL: _____

ERSTE WELLE _____

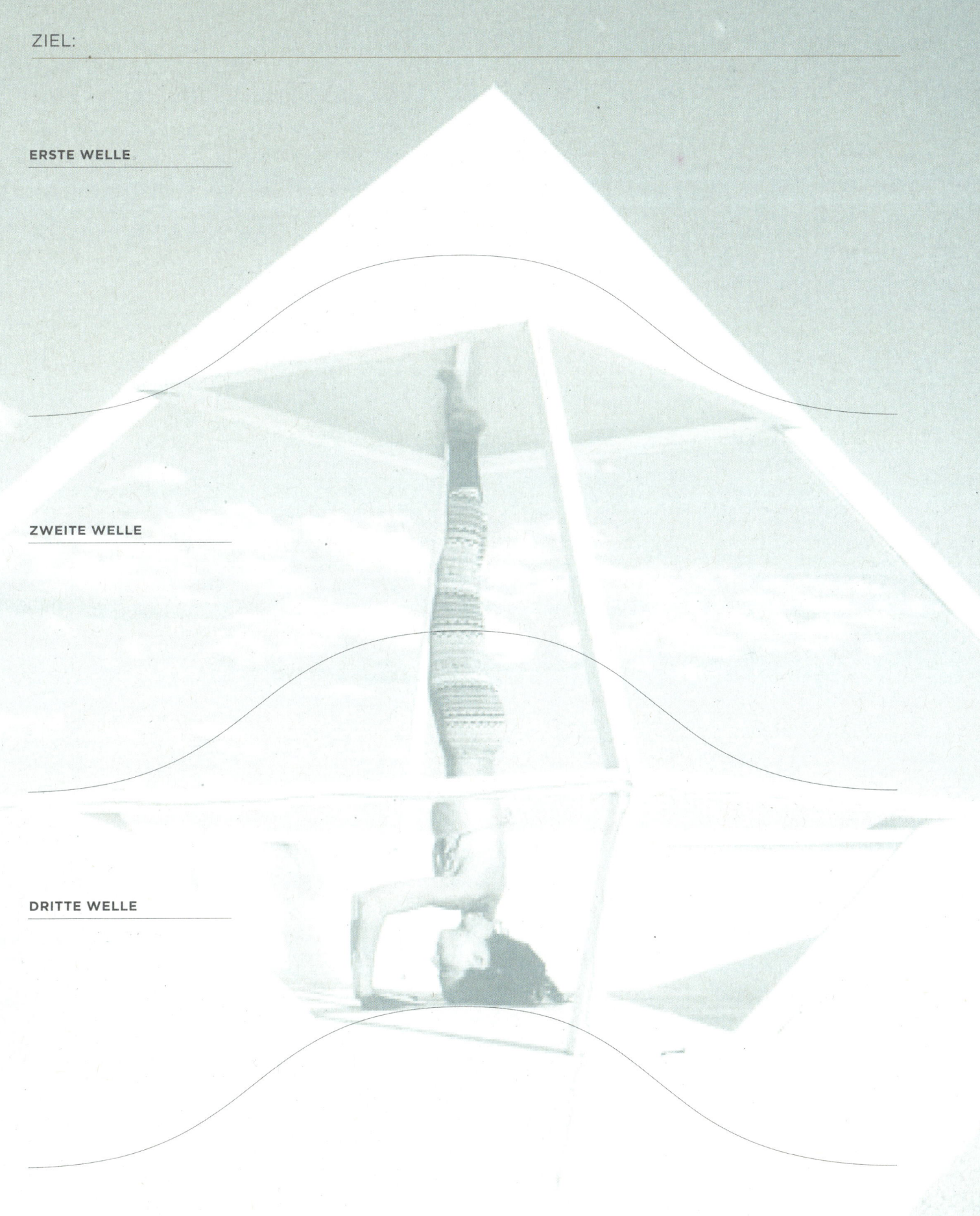

ZWEITE WELLE _____

DRITTE WELLE _____

AUFWACHEN

**DEIN HERZ DIENT DIR.
DOCH DIENST DU DEINEM HERZEN?**

- YOGI BHAJAN

WIR DÜRFEN NIEMALS ZULASSEN,
DASS DIE ÄNGSTE UND ERWARTUNGEN
DER ANDEREN UNSER SCHICKSAL
EINZÄUNEN.

- ANAM CARA

CHRISTY TURLINGTON BURNS

DIE SCHÖNHEIT DER YOGAPRAXIS ODER JEDER LEBENSPRAXIS IST ETWAS, WAS SICH IMMER WEITERENTWICKELT UND NIEMALS STILLSTEHT. Es gibt immer etwas, an dem man arbeiten oder auf das man hinarbeiten kann. In diesen verschiedenen Praxen geht es nicht darum, ein Ziel zu erreichen. Es ist die Praxis selbst, in der wir die Früchte unserer Existenz finden. Die Kunst der Aufmerksamkeit bietet für alle einen Weg, die Praxis zum Ziel zu machen. In diesem Kapitel „Dein Leben als Spiegel deiner Yogapraxis" findest du unzählige Inspirationen, um mit verschiedenen Zyklen einen heiligen Ort zu schaffen, der dich trägt und die Reise genießen lässt.

Die Praxis muss ebenfalls nicht fest und starr sein. Yoga ist für mich eine bereits über Jahrzehnte andauernde Entdeckungsreise meines Selbst. Es hat mich dem näher gebracht, was ich heute mache: mich für die Gesundheit von Müttern weltweit zu engagieren. Ein sinnvolles Leben zu leben, ist bereits seit vielen Jahren ein persönliches Ziel von mir. Wenn ich meine Aufmerksamkeit auf diese Absicht lenke, so kann ich das, was zunächst als Hindernis erschien, als Chance erkennen, um eine Verbindung oder Vereinigung mit anderen herzustellen. Nachdem ich Komplikationen nach der Geburt meines ersten Kindes hatte, wurde mir ein Problem bewusst, von dem ich zuvor nichts gewusst hatte, das nun jedoch in meinen Fokus rückte. Ich lernte, dass hunderttausende Frauen auf der Welt wegen ähnlicher Komplikationen während der Schwangerschaft oder Geburt sterben, obwohl das bei den meisten von ihnen durch Zugang zu grundlegender Geburtshilfe und Aufklärung verhindert werden könnte.

2010 gründete ich Every Mother Counts (EMC), eine Interessens-vertretung und Mobilisierungs-kampagne, die durch Bildung und Aufklärung den Rückgang der Müt-tersterblichkeit weltweit zum Ziel hat. EMC richtet sich an neue Ziel-gruppen. Wir wollen die Herausfor-derungen und möglichen Lösungen verständlicher machen und zum Handeln motivieren, um das Leben von Mädchen und Frauen auf die-sem Planeten zu verbessern. Ich glaube fest daran, dass wir gemein-sam Schwangerschaft und Geburt für alle Mütter sicher gestalten können.

Ich glaube fest daran, dass wir gemeinsam Schwangerschaft und Geburt für alle Mütter sicher gestalten können

Das ist meine Praxis. Möge dieses Kapitel und dieses Buch dir helfen, deine eigene Praxis zu definieren, zu verbessern und zu genießen.

ICH LADE DICH EIN, DEIN LEBEN ALS SPIEGEL DEINER YOGAPRAXIS ZU LEBEN.

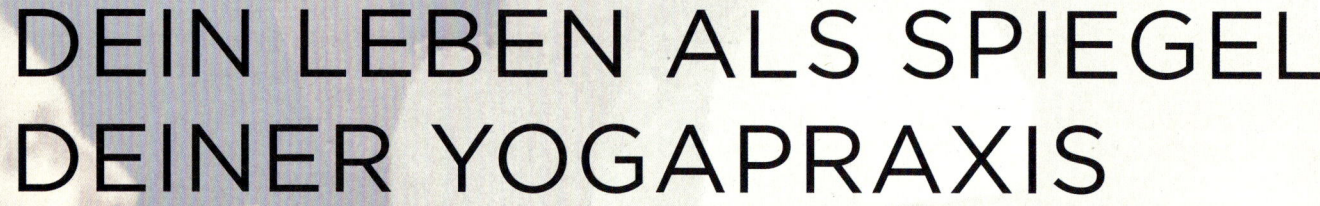

DEIN LEBEN ALS SPIEGEL DEINER YOGAPRAXIS

Praktiziere Yoga als PRASAD, als Opfergabe: Die Demut, mit der wir Yoga praktizieren, spiegelt unsere Demut vor dem Leben wider. Übe dich darin, in deinem Leben, deinem Körper und in deinen Beziehungen die Kunst der Aufmerksamkeit zu kultivieren. Kurze stehende Haltungen, ein Kopfstand, Rückbeugen und ein erholsames Shavasana sorgen für die Integration einer gleichmäßigen Ausstrahlung in dir und in deinem direkten Umfeld.

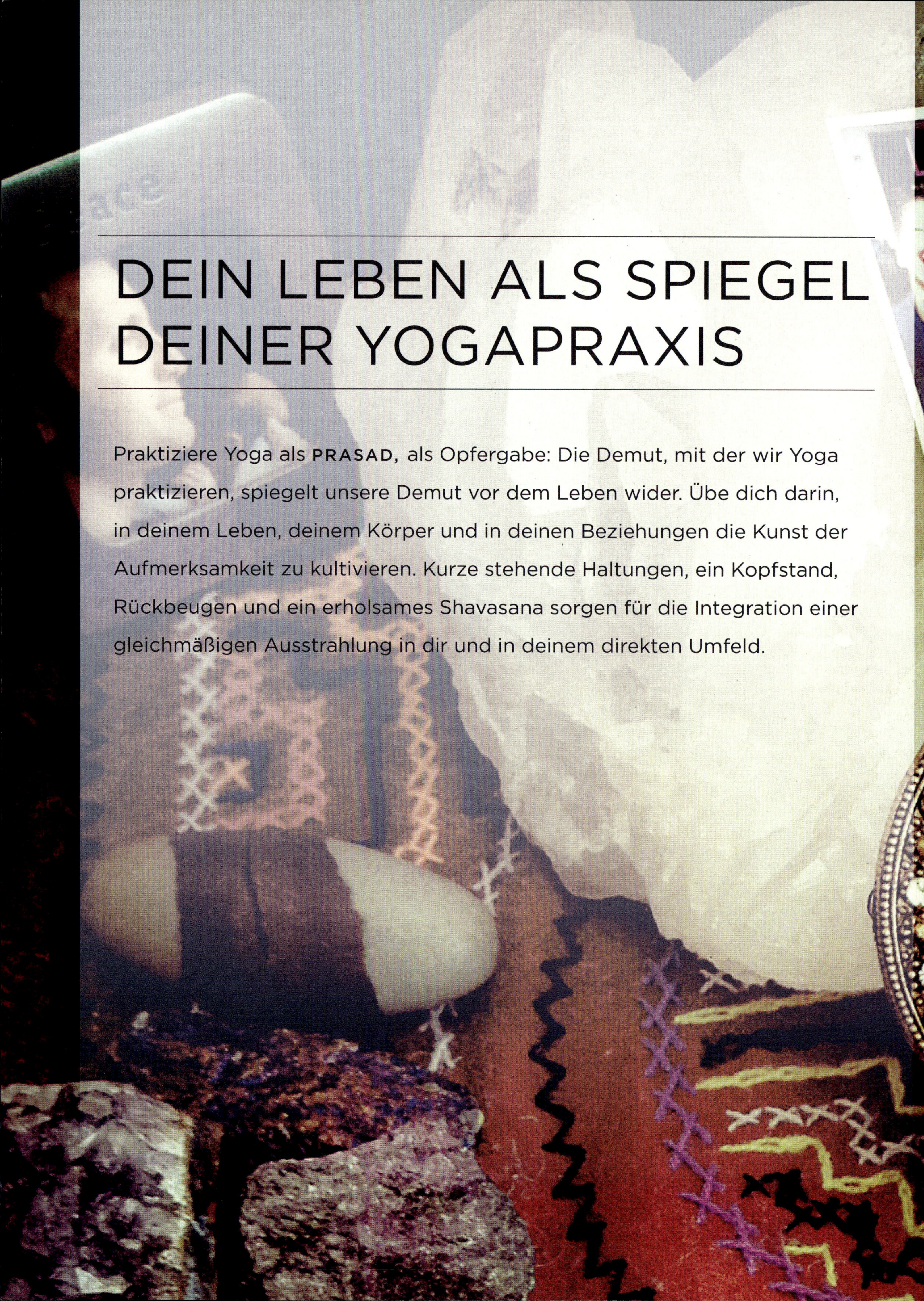

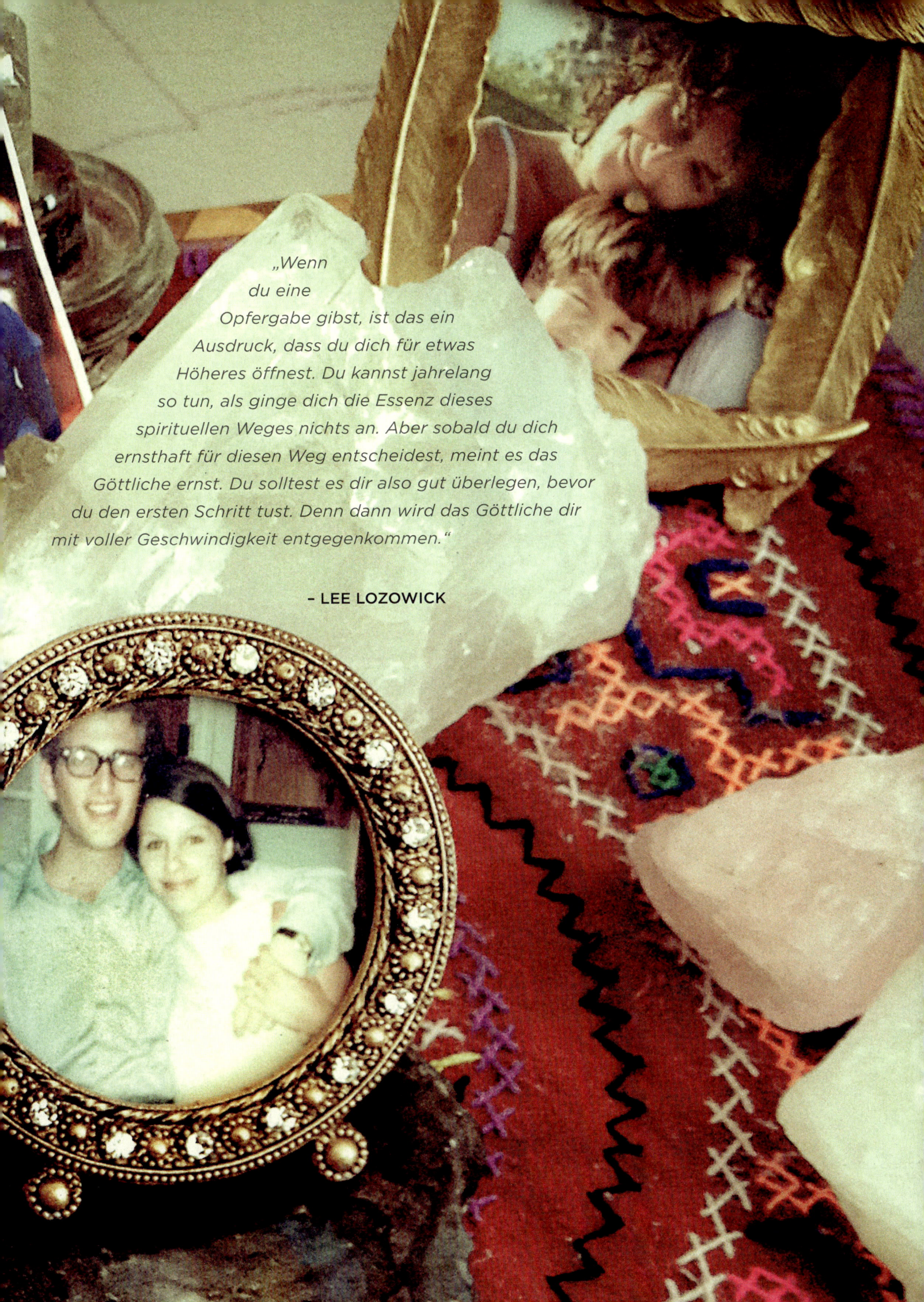

„Wenn
du eine
Opfergabe gibst, ist das ein
Ausdruck, dass du dich für etwas
Höheres öffnest. Du kannst jahrelang
so tun, als ginge dich die Essenz dieses
spirituellen Weges nichts an. Aber sobald du dich
ernsthaft für diesen Weg entscheidest, meint es das
Göttliche ernst. Du solltest es dir also gut überlegen, bevor
du den ersten Schritt tust. Denn dann wird das Göttliche dir
mit voller Geschwindigkeit entgegenkommen."

– LEE LOZOWICK

SANKALPA

WILLKOMMEN. NIMM EINEN BEQUEMEN SITZ EIN.

Deine Hände ruhen auf den Oberschenkeln, die Handflächen zeigen nach unten. Zeigefinger und Daumen berühren sich. Schließe deine Augen und überlass dich deinem Atem. Spüre, wie dein Körper zur Ruhe kommt. Lehne dich leicht nach hinten und spüre deine Sitzknochen auf dem Boden. Verlängere dich mit der Einatmung vom Gesäß hoch bis zur Kopfkrone. Atme aus, werde dabei noch länger im gesamten Oberkörper. Strahle aus.

Tiefe Atmung.

Mit der Yogapraxis geben wir uns voll und ganz hin: nicht nur unseren Körper, unseren Geist, sondern alles. **PRASAD** steht für den **AUSTAUSCH**, der stattfindet, wenn wir Yoga praktizieren. Jede Anstrengung in unserer Praxis und unserem Leben ist ein Ausdruck von Prasad. Während Prasad für gewöhnlich eine süße Gabe für unsere Lehrer ist, wollen wir hiermit die Qualität des Gebens in jedem Augenblick unseres Lebens erforschen.

In unseren Asanas bringen wir unsere Opfergaben als **AUSSTRAHLUNG** dar, während wir uns körperlich in dieser Haltung ausdehnen. Mit dieser Sequenz erkunden wir die Qualität unserer Anstrengung in einigen Positionen. Wir erkennen, dass wir in allem eine Entscheidungsfreiheit haben. Statt in einer großen, erschöpfenden Energieexplosion wollen wir beständig, heilsam und bewusst üben.

Wenn wir mit unseren Mitmenschen in Kontakt sind und uns bemühen, können wir mit jedem Blick, jeder Geste und jedem Wort eine wahrhaftige Gabe darbringen. Es wird nicht mehr nötig sein, uns auf unsere Meinungen zu stützen und uns damit Energie zu rauben.

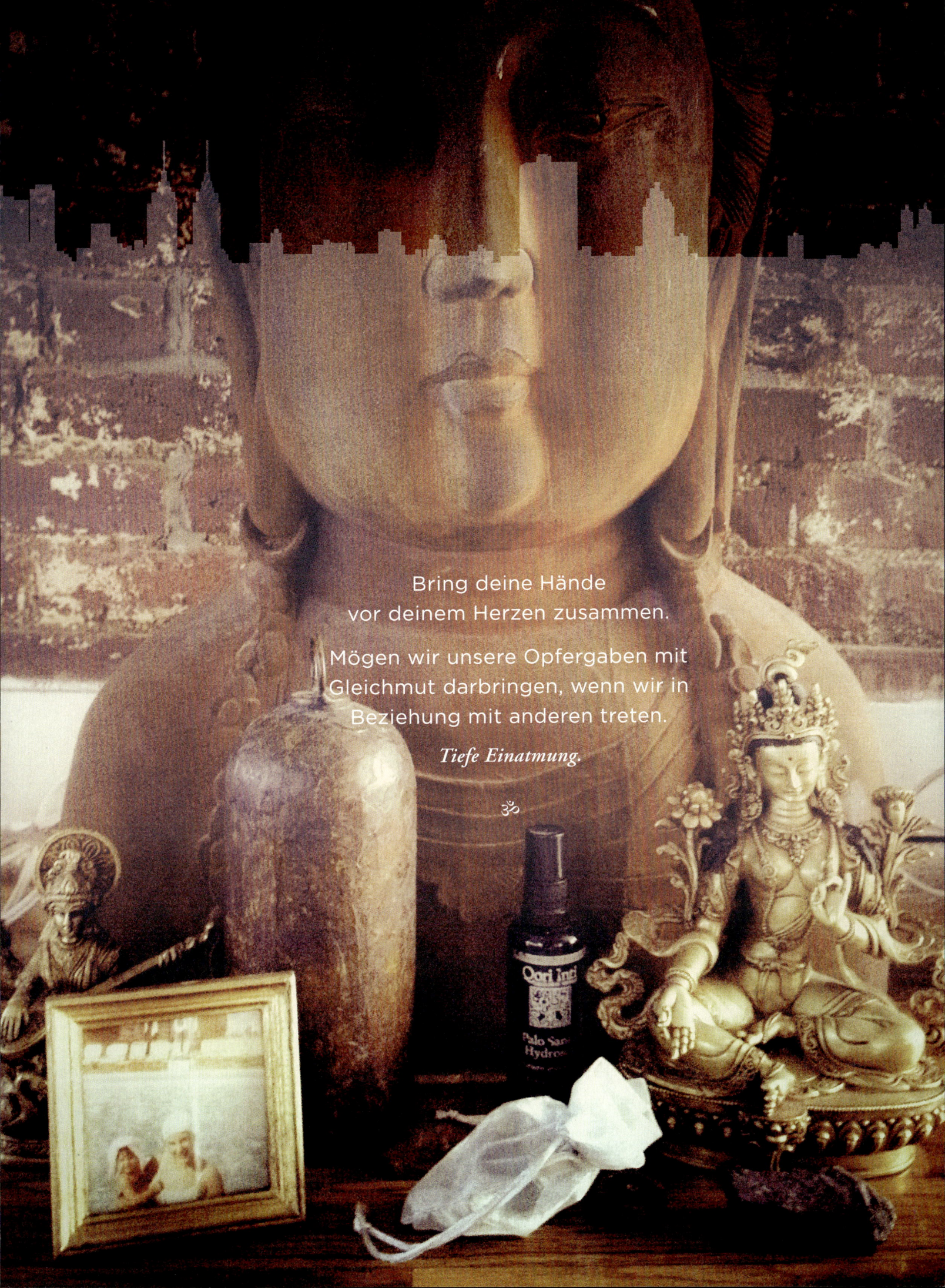

Bring deine Hände
vor deinem Herzen zusammen.

Mögen wir unsere Opfergaben mit
Gleichmut darbringen, wenn wir in
Beziehung mit anderen treten.

Tiefe Einatmung.

ॐ

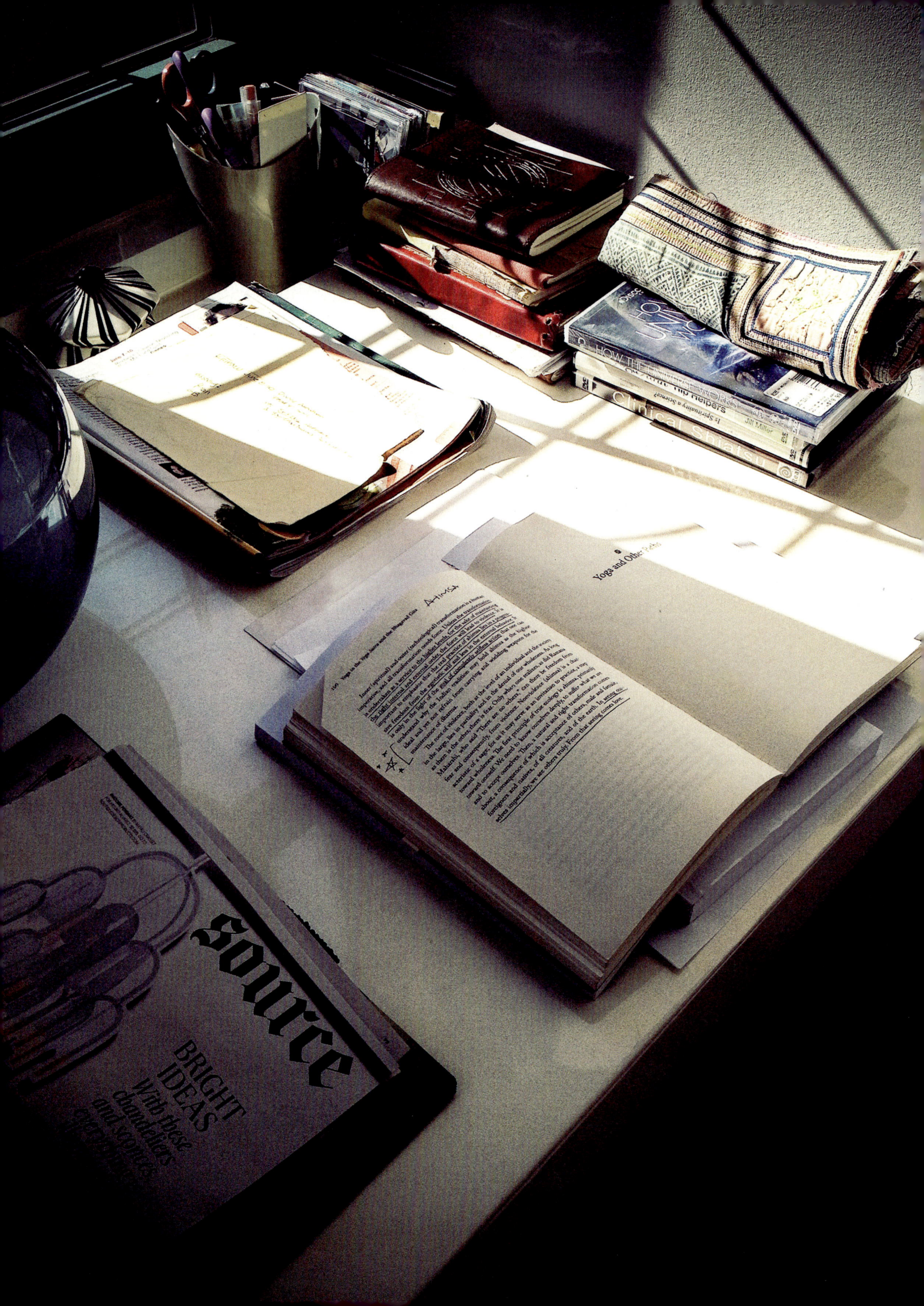

DEIN LEBEN ALS SPIEGEL DEINER YOGAPRAXIS

ERSTE WELLE

HÜFTÖFFNER UND
UMKEHRHALTUNGEN

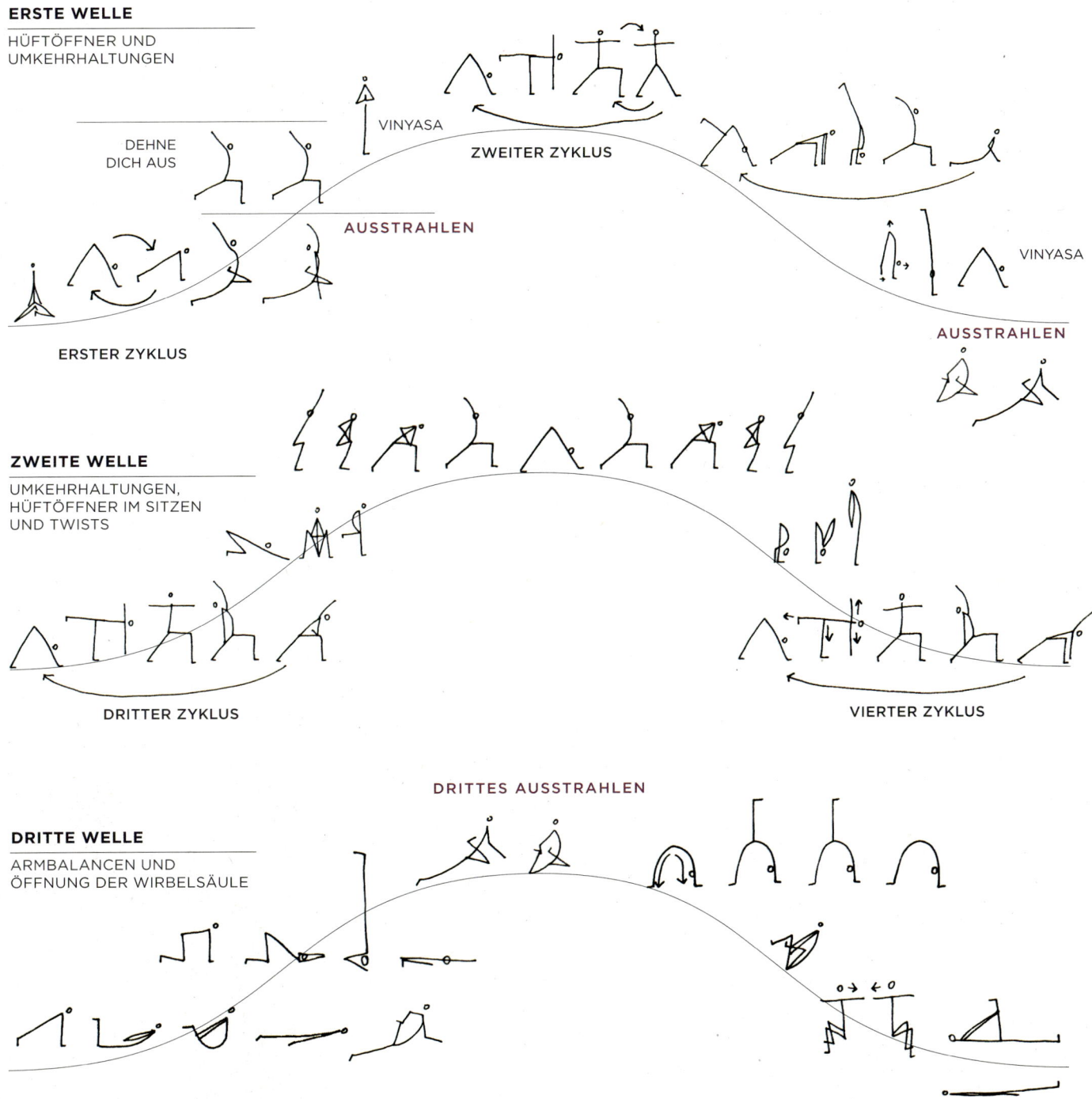

ERSTER ZYKLUS

AUS DER SCHIEFEN EBENE IN DEN NACH UNTEN SCHAUENDEN HUND

Drück dich in den nach unten schauenden Hund. Die Fingerspitzen drücken fest in den Boden, um dich über die Hände energetisch bis zum Herzen aufzurichten. Weite dich von deinem Herzen her bis in deine Hände aus. Press deine Fersen nach hinten, streck die Beine und komm in die schiefe Ebene. Deine Beine bleiben kraftvoll.

Atme aus und komm zurück in den nach unten schauenden Hund. Atme ein und bewege dich vorwärts in die schiefe Ebene – dann zurück in den nach unten schauenden Hund.

Spiel bewusst mit der Geschwindigkeit deiner Bewegungen; fühle, wie sich dein Körper aufwärmt. Spüre die Länge deiner Arme und Beine. Wechsle für ein paar Atemzüge von der schiefen Ebene in den nach unten schauenden Hund und zurück, bis dein Körper aufgewärmt ist. Komm dann zurück in den nach unten schauenden Hund. Schick die Energie für drei bis fünf Atemzüge von deinem Herzen zurück in die Hände.

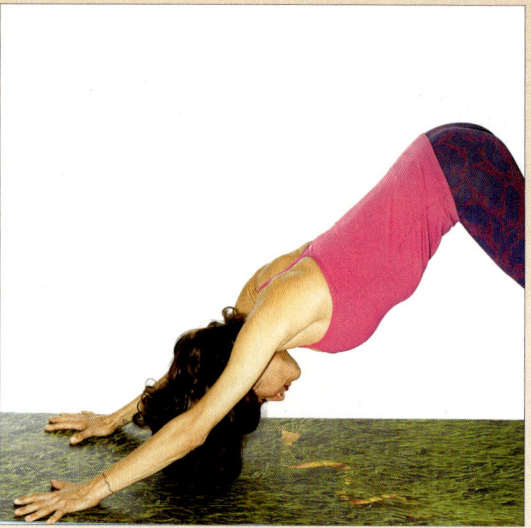

Beständiges Ausstrahlen

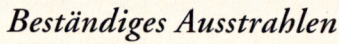

Bewusstes Ausdehnen

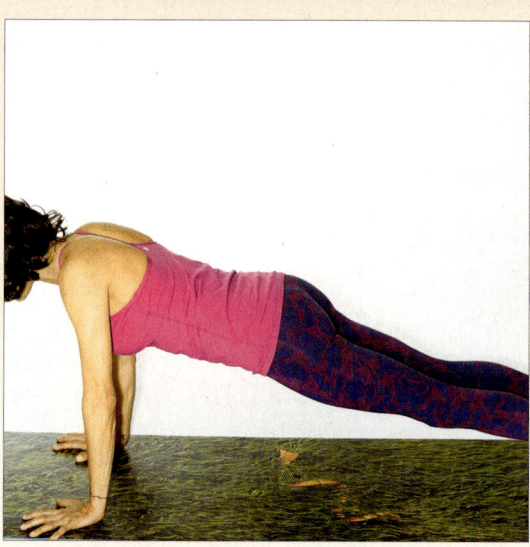

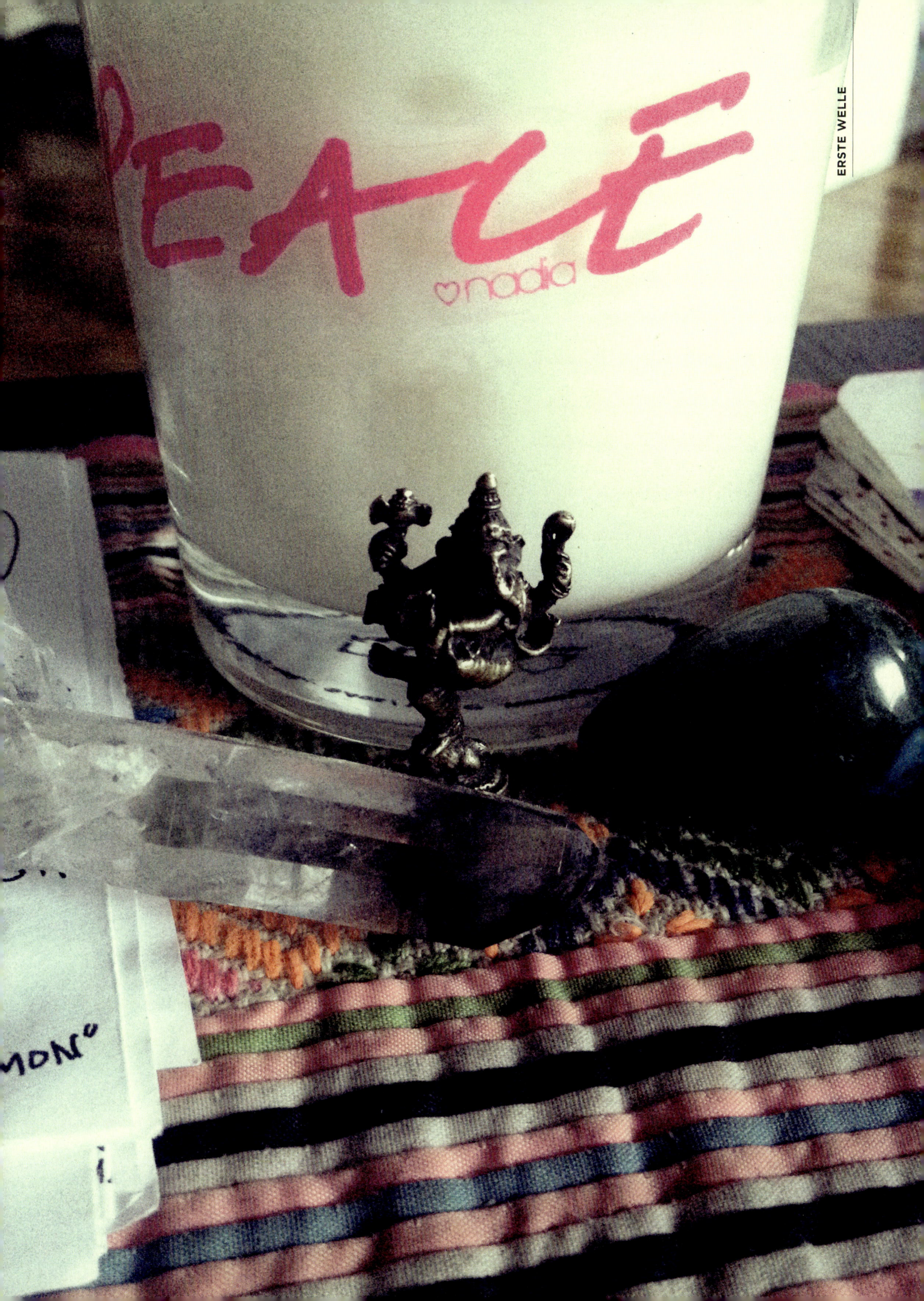

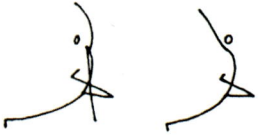

**KRAFTVOLL AUSDEHNEN UND
GLEICHMÄSSIG AUSSTRAHLEN**

Erforsche jeden Einsatz
Wie dienst du?

EKA PADA RAJAKAPOTASANA
DIE KÖNIGSTAUBE

Bring das rechte Knie als Vorbereitung für die Taube nach vorne. Die Zehen des nach hinten ausgestreckten Fußes sind aufgestellt, die hintere Ferse drückt kraftvoll nach hinten. Lauf nun mit den Händen nach hinten und stell deine Fingerspitzen neben deinen Hüften auf. Bleib lang im Oberkörper.
Zieh deine Knie energetisch zueinander, heb dein Becken und werde lang in den Seiten bis hoch zur Kopfkrone. Werde weich im Blick. Entspann deinen Nacken und neige ihn sanft zurück. Deine Beine bleiben kraftvoll, während du von deinem Becken über deine Knie nach vorne ausstrahlst. Senke nun Stück für Stück dein Becken nach unten. Die rechte Hand bleibt auf dem Boden, während du den linken Arm nach oben ausstreckst. Atme ein und zieh die Knie zueinander. Mit der Ausatmung strahle aus und komm sanft nach unten. Bring deinen rechten Arm parallel zum linken in die Luft.

EIN EXPERIMENT: Der Beckenboden ist der Ausgangspunkt. Von diesem Punkt aus lass nun deine Energie zur Peripherie des Körpers ausstrahlen. Schick die Energie durch deine Arme und Beine, als würdest du deinen Körper damit reinigen wollen. Mache diese Asana überschwänglich und strahle in den Raum aus.

Im zweiten Versuch öffnest du dich stabiler, gleichmäßiger. Atme ein und zieh die Energie aus der Peripherie des Körpers zum Beckenboden hin. Während du tief ausatmest, öffne dich gleichmäßig und strahle bewusst in alle Richtungen aus.

Drei bis fünf Atemzüge.

Führ deine Hände zurück auf den Boden und tritt zurück in den nach unten schauenden Hund.

Führ nun das linke Knie als Vorbereitung für die Taube nach vorne. Die Zehen des nach hinten ausgestreckten Fußes sind aufgestellt, die Ferse drückt kraftvoll nach hinten. Stell deine Fingerspitzen neben deinen Hüften auf. Versuche zu spüren, wie sich jegliche Anstrengung in deinem Körper und in deinem Leben bemerkbar macht. Die Fingerspitzen deiner linken Hand bleiben auf dem Boden aufgestellt, der rechte Arm streckt sich nach oben aus. Zieh die Energie in den Knien zueinander, um dich energetisch vom Becken nach oben zu heben. Strahle über dein Herz aus, entspanne deine Augen. Beweg die äußere rechte Hüfte zum Boden und streck dann den linken Arm parallel zum rechten nach oben.

EIN EXPERIMENT: Von der Beckenbodenseite her strahle in alle vier Glieder des Körpers aus, was sich leicht und weit anfühlen darf. Um den Unterschied zu spüren, strahle beim zweiten Mal bewusst aus. Stell dir ein Feuer vor, das sanft und beständig wärmt, aber nicht verbrennt.

Das Ziel ist es, sich bewusst zu machen, wie wir mit unseren Energien umgehen, ob in unseren Asanas oder in unserem Leben.

Führ deine Hände zurück auf den Boden und tritt zurück in den nach unten schauenden Hund.

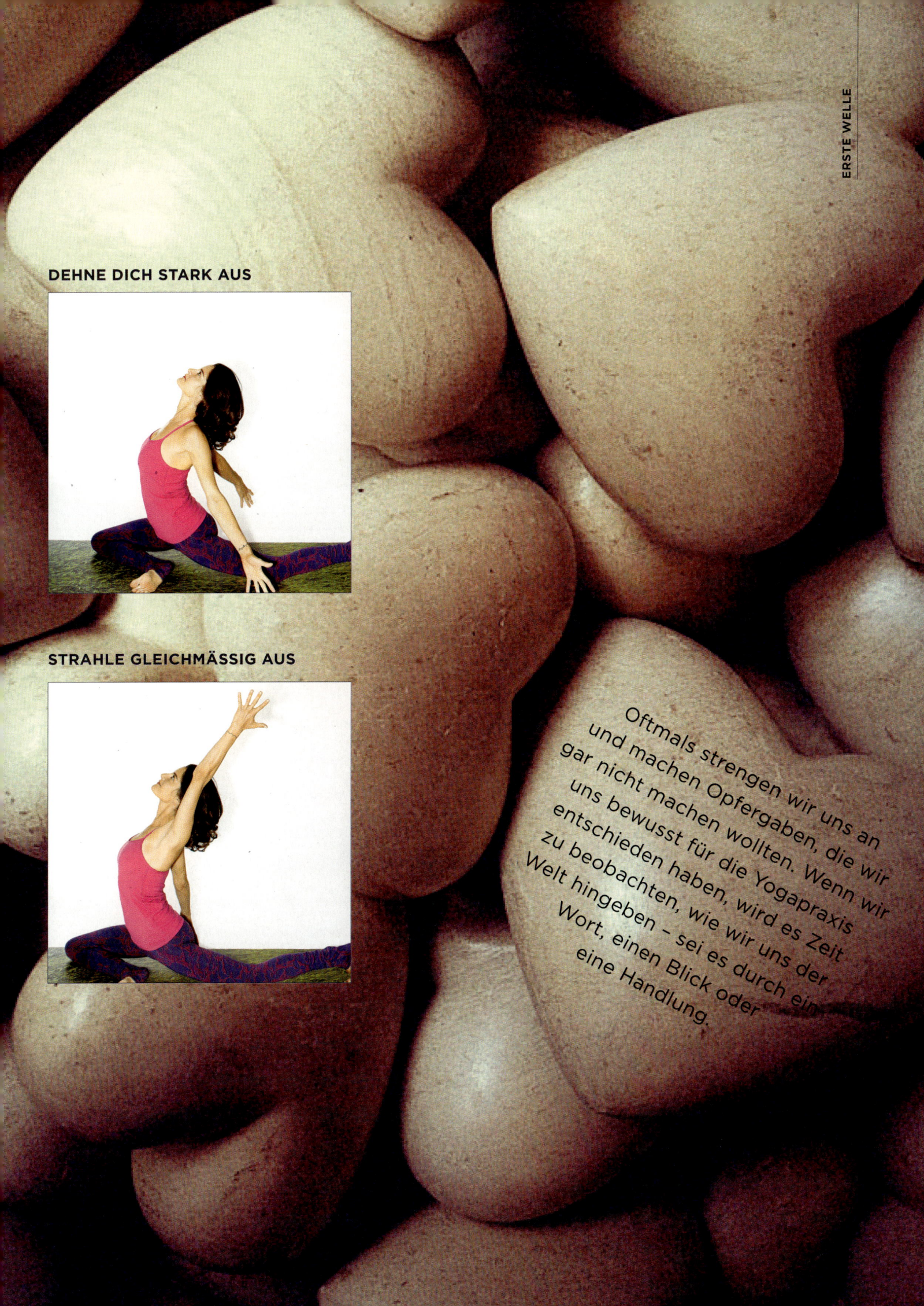

DEHNE DICH STARK AUS

STRAHLE GLEICHMÄSSIG AUS

Oftmals strengen wir uns an und machen Opfergaben, die wir gar nicht machen wollten. Wenn wir uns bewusst für die Yogapraxis entschieden haben, wird es Zeit zu beobachten, wie wir uns der Welt hingeben – sei es durch ein Wort, einen Blick oder eine Handlung.

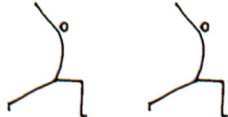

KRAFTVOLL AUSDEHNEN & BEWUSST AUSSTRAHLEN

ANJANEYASANA | WEITER AUSFALLSCHRITT

Bring einen Fuß nach vorne in den Ausfallschritt. Werde dir noch mal des Unterschieds bewusst: Schick vom Beckenboden her die Energie in alle Richtungen aus. Stell dir eine gewaltige, lichtgefüllte Energieexplosion vor. Bleib drei bis fünf Atemzüge hier und tritt zurück in den nach unten schauenden Hund. Bring nun den anderen Fuß nach vorne.

Unsere Yogapraxis hilft uns zu erkennen, wo in unseren täglichen Interaktionen und zwischenmenschlichen Beziehungen Energie verloren geht. Einen Moment lang mag es sich großartig anfühlen, doch wir spüren, dass mehr Energie für die Explosion benötigt wird, als wenn wir bedächtig und fokussiert bleiben.

Vinyasa: Schiefe Ebene, Chaturanga Dandasana, nach oben schauender Hund. Verbinde die Rückseite deines Herzens mit deiner Vorderseite. Tritt zurück in den nach unten schauenden Hund.

Wie können wir unsere emotionale Energie in unserem Alltag bewahren?

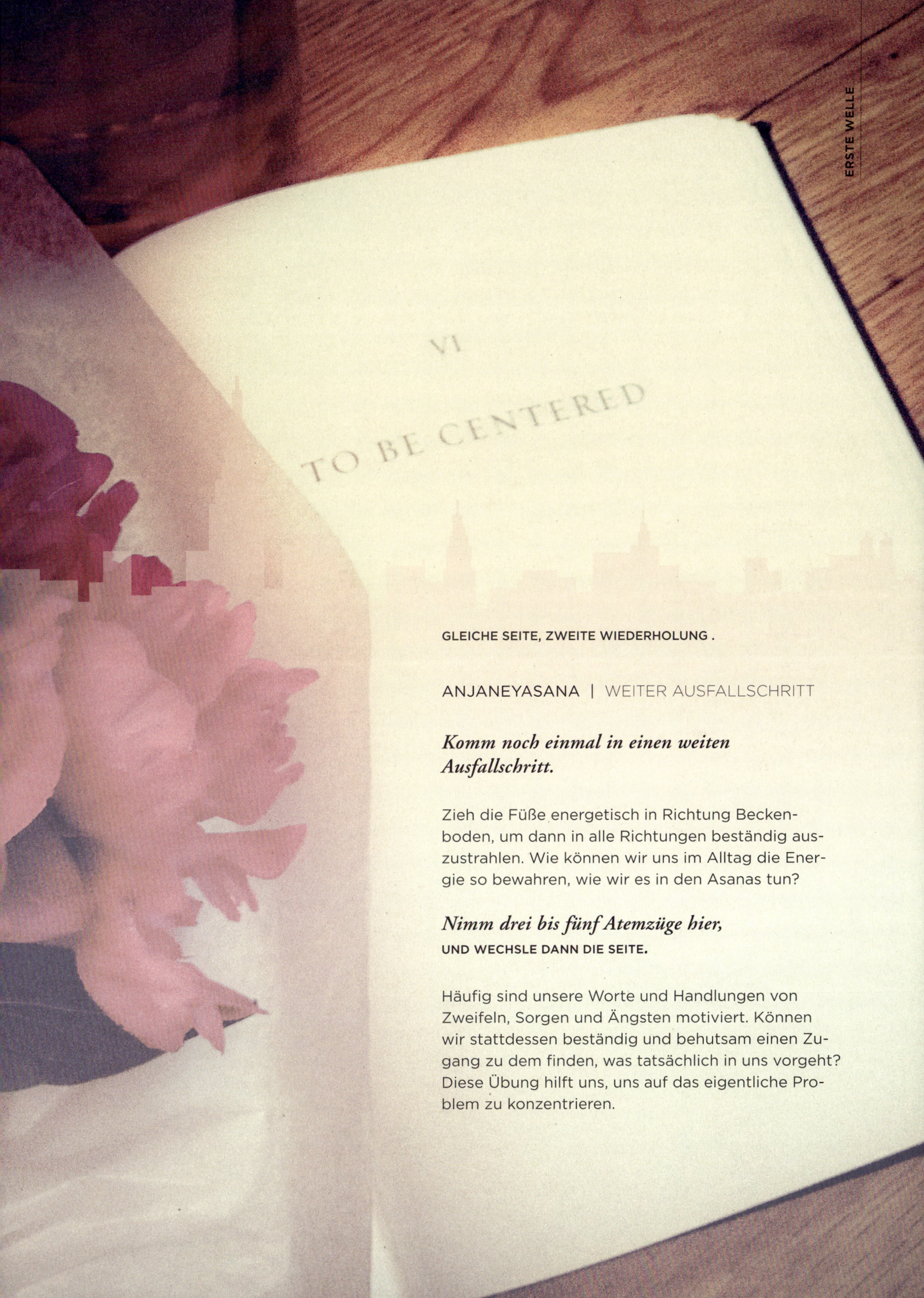

VI

TO BE CENTERED

GLEICHE SEITE, ZWEITE WIEDERHOLUNG .

ANJANEYASANA | WEITER AUSFALLSCHRITT

Komm noch einmal in einen weiten Ausfallschritt.

Zieh die Füße energetisch in Richtung Beckenboden, um dann in alle Richtungen beständig auszustrahlen. Wie können wir uns im Alltag die Energie so bewahren, wie wir es in den Asanas tun?

Nimm drei bis fünf Atemzüge hier,
UND WECHSLE DANN DIE SEITE.

Häufig sind unsere Worte und Handlungen von Zweifeln, Sorgen und Ängsten motiviert. Können wir stattdessen beständig und behutsam einen Zugang zu dem finden, was tatsächlich in uns vorgeht? Diese Übung hilft uns, uns auf das eigentliche Problem zu konzentrieren.

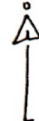

TADASANA MIT ANJALI MUDRA
BERGHALTUNG, HÄNDE IM ANJALI MUDRA

Steh aufrecht mit geschlossenen Augen.
Fühl in deinem Körper, was nach dieser
Entdeckungsreise in dir nachhallt.

Streitest du dich häufig mit dir selbst oder
mit anderen? In dieser Übung wollen wir lernen, ein Bewusstsein für den jetzigen Augenblick zu schaffen. Wir lernen, für uns da zu
sein und von einem Ort der Stabilität und
Klarheit aus zu kommunizieren.

*Verbinde dich mit deiner Basis. Die Hände
sind auf der Matte. Vinyasa: Schiefe Ebene,
Chaturanga Dandasana, nach oben schauender Hund, Ausatmung, zurück in den nach
unten schauenden Hund.*

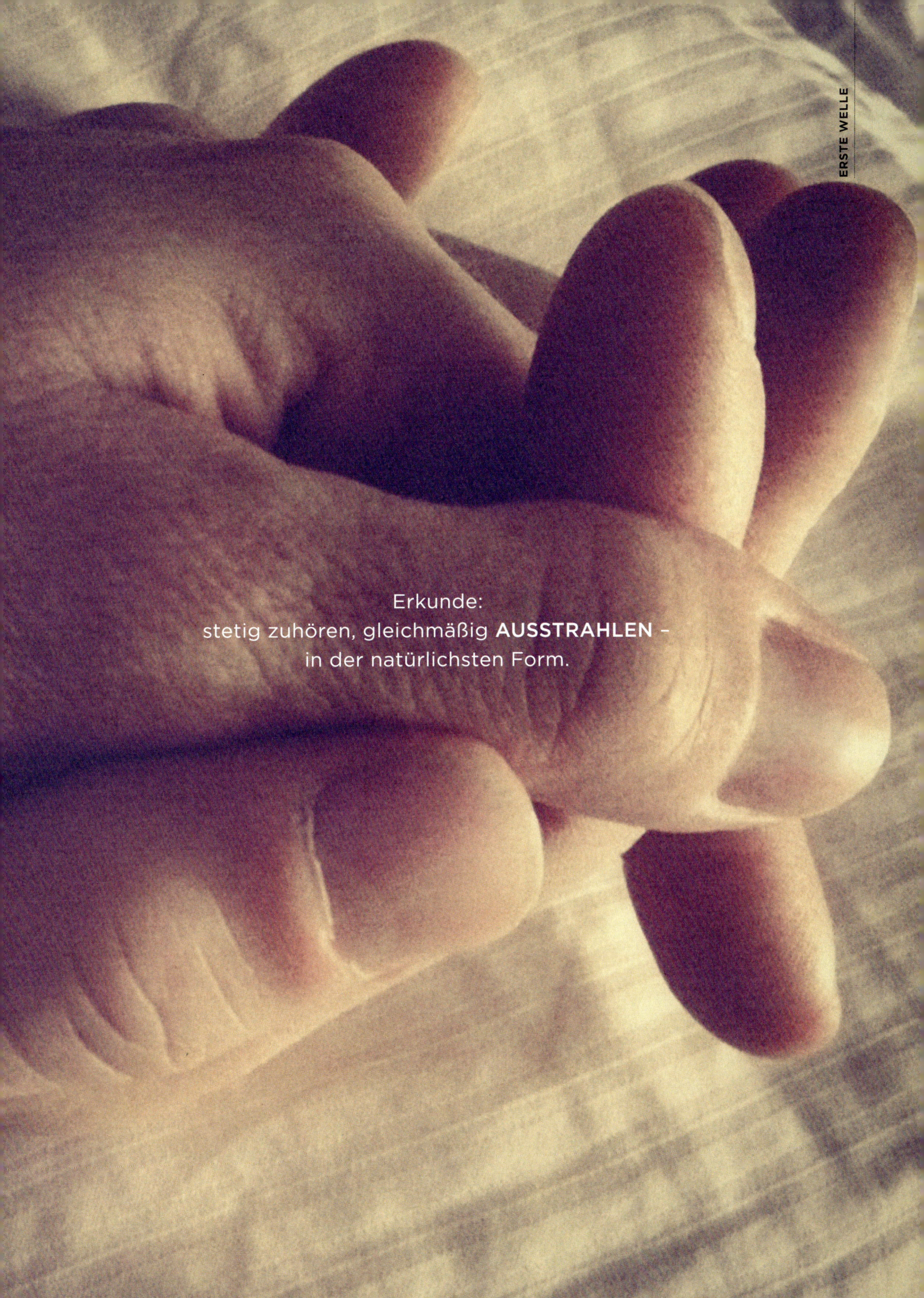

Erkunde:
stetig zuhören, gleichmäßig **AUSSTRAHLEN** –
in der natürlichsten Form.

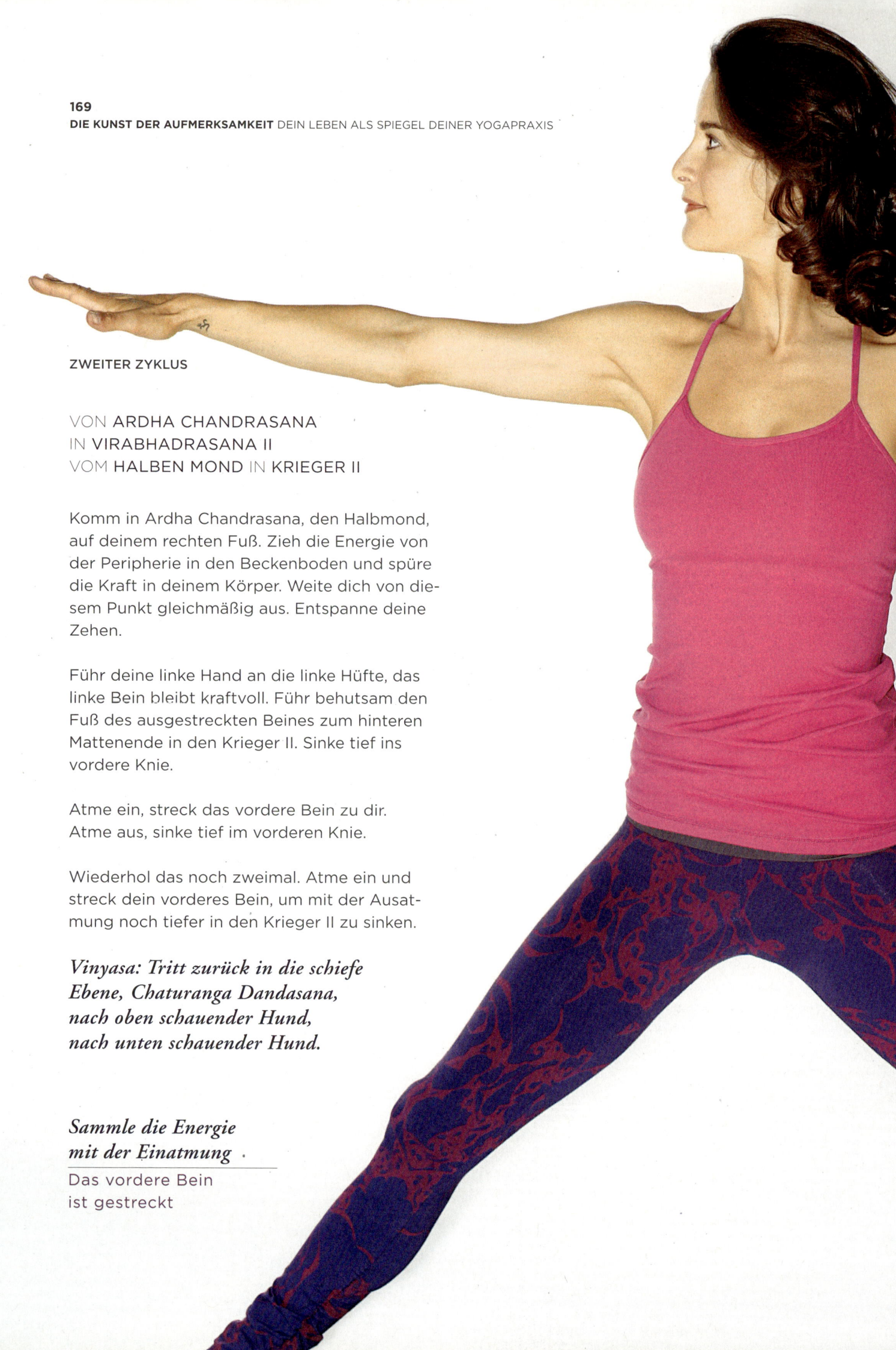

ZWEITER ZYKLUS

VON ARDHA CHANDRASANA
IN VIRABHADRASANA II
VOM HALBEN MOND IN KRIEGER II

Komm in Ardha Chandrasana, den Halbmond,
auf deinem rechten Fuß. Zieh die Energie von
der Peripherie in den Beckenboden und spüre
die Kraft in deinem Körper. Weite dich von diesem Punkt gleichmäßig aus. Entspanne deine
Zehen.

Führ deine linke Hand an die linke Hüfte, das
linke Bein bleibt kraftvoll. Führ behutsam den
Fuß des ausgestreckten Beines zum hinteren
Mattenende in den Krieger II. Sinke tief ins
vordere Knie.

Atme ein, streck das vordere Bein zu dir.
Atme aus, sinke tief im vorderen Knie.

Wiederhol das noch zweimal. Atme ein und
streck dein vorderes Bein, um mit der Ausatmung noch tiefer in den Krieger II zu sinken.

*Vinyasa: Tritt zurück in die schiefe
Ebene, Chaturanga Dandasana,
nach oben schauender Hund,
nach unten schauender Hund.*

*Sammle die Energie
mit der Einatmung*
Das vordere Bein
ist gestreckt

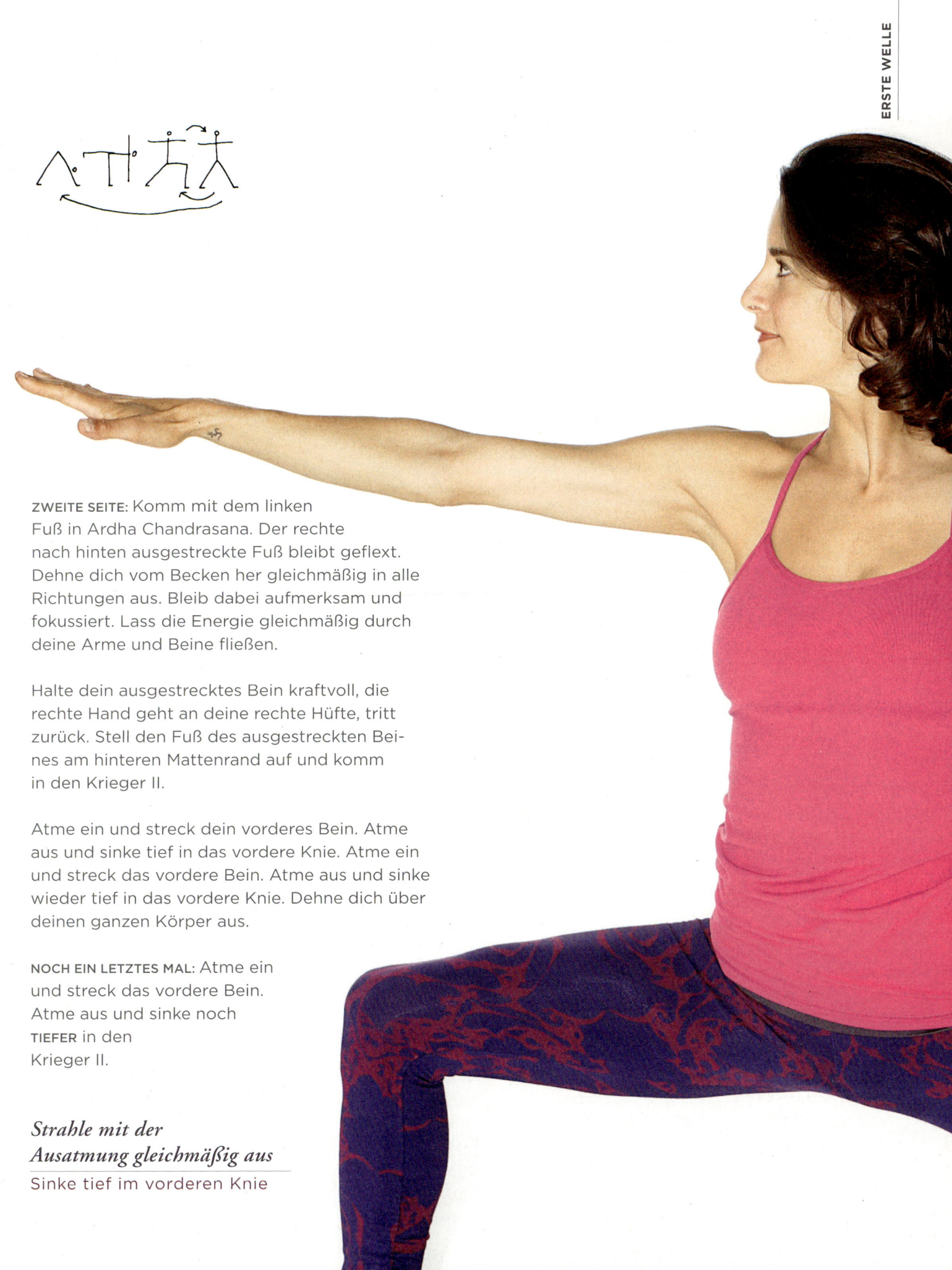

ZWEITE SEITE: Komm mit dem linken Fuß in Ardha Chandrasana. Der rechte nach hinten ausgestreckte Fuß bleibt geflext. Dehne dich vom Becken her gleichmäßig in alle Richtungen aus. Bleib dabei aufmerksam und fokussiert. Lass die Energie gleichmäßig durch deine Arme und Beine fließen.

Halte dein ausgestrecktes Bein kraftvoll, die rechte Hand geht an deine rechte Hüfte, tritt zurück. Stell den Fuß des ausgestreckten Beines am hinteren Mattenrand auf und komm in den Krieger II.

Atme ein und streck dein vorderes Bein. Atme aus und sinke tief in das vordere Knie. Atme ein und streck das vordere Bein. Atme aus und sinke wieder tief in das vordere Knie. Dehne dich über deinen ganzen Körper aus.

NOCH EIN LETZTES MAL: Atme ein und streck das vordere Bein. Atme aus und sinke noch **TIEFER** in den Krieger II.

*Strahle mit der
Ausatmung gleichmäßig aus*
Sinke tief im vorderen Knie

URDHVA PRASARITA EKA PADASANA ZU ANJANEYASANA
VOM STEHENDEN SPAGAT IN DEN HOHEN AUSFALL-SCHRITT

Setz einen Fuß nach vorne und komm in den stehenden Spagat. Der nach oben ausgestreckte Fuß ist aktiv, die Hüften bleiben parallel zum Boden. Der Oberschenkel deines Standbeins dreht nach innen, so dass du den nach oben ausgestreckten Fuß noch mehr in die Luft führen kannst. Behalte das Tempo und die Intensität im ganzen Körper bei. Verlängere dich über die Wirbelsäule und über die Kopfkrone Richtung Boden.

Lös die Haltung sanft auf und komme in den hohen Ausfallschritt. Die Arme an den Ohren vorbei nach oben strecken.

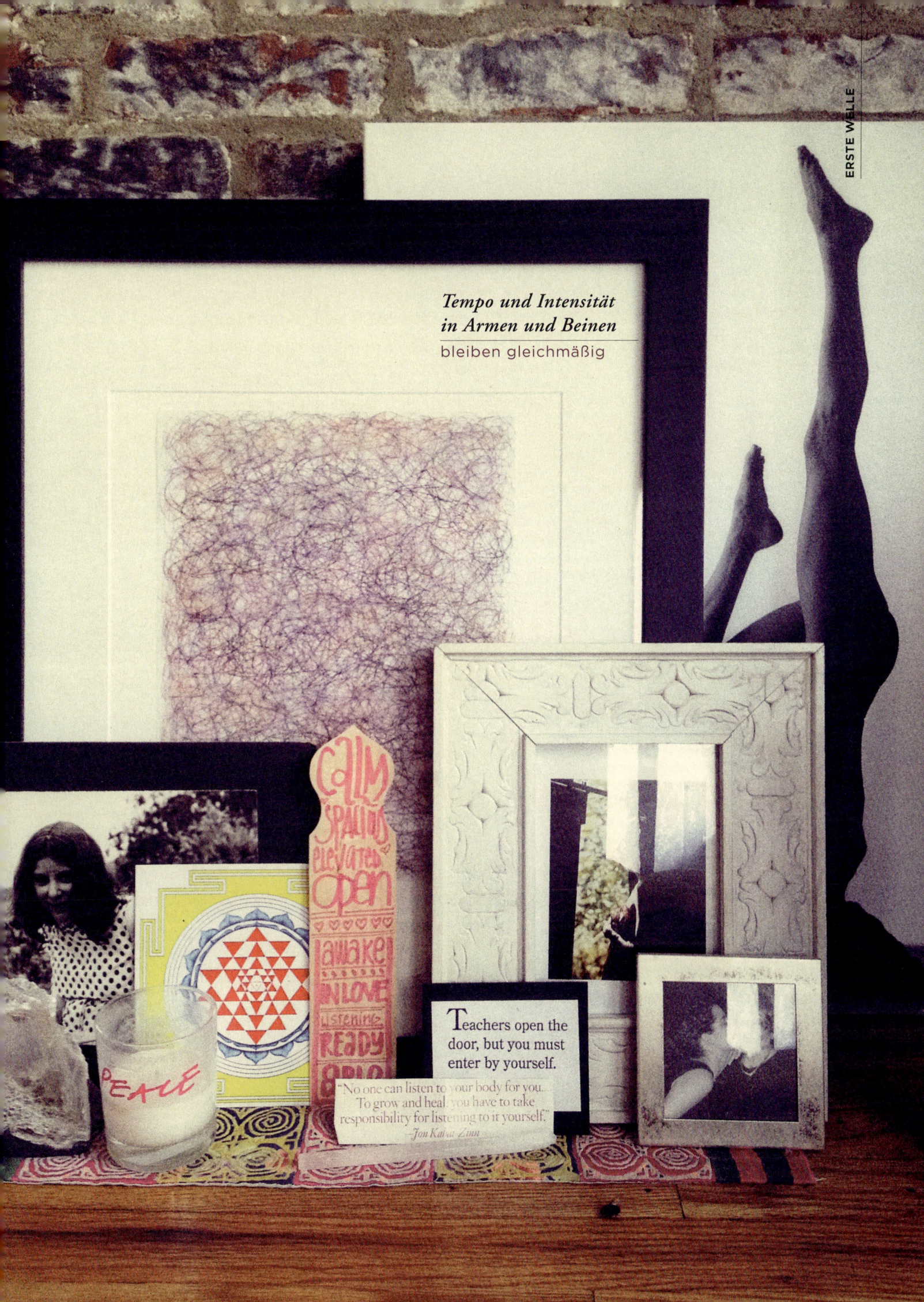

*Tempo und Intensität
in Armen und Beinen*
bleiben gleichmäßig

CALM
SPACIOUS
ELEVATED
open
♡ ♡ ♡ ♡ ♡ ♡ ♡
awake
IN LOVE
listening
READY
8 BIG

Teachers open the
door, but you must
enter by yourself.

"No one can listen to your body for you...
To grow and heal, you have to take
responsibility for listening to it yourself."
—*Jon Kabat-Zinn*

PEACE

VINYASA

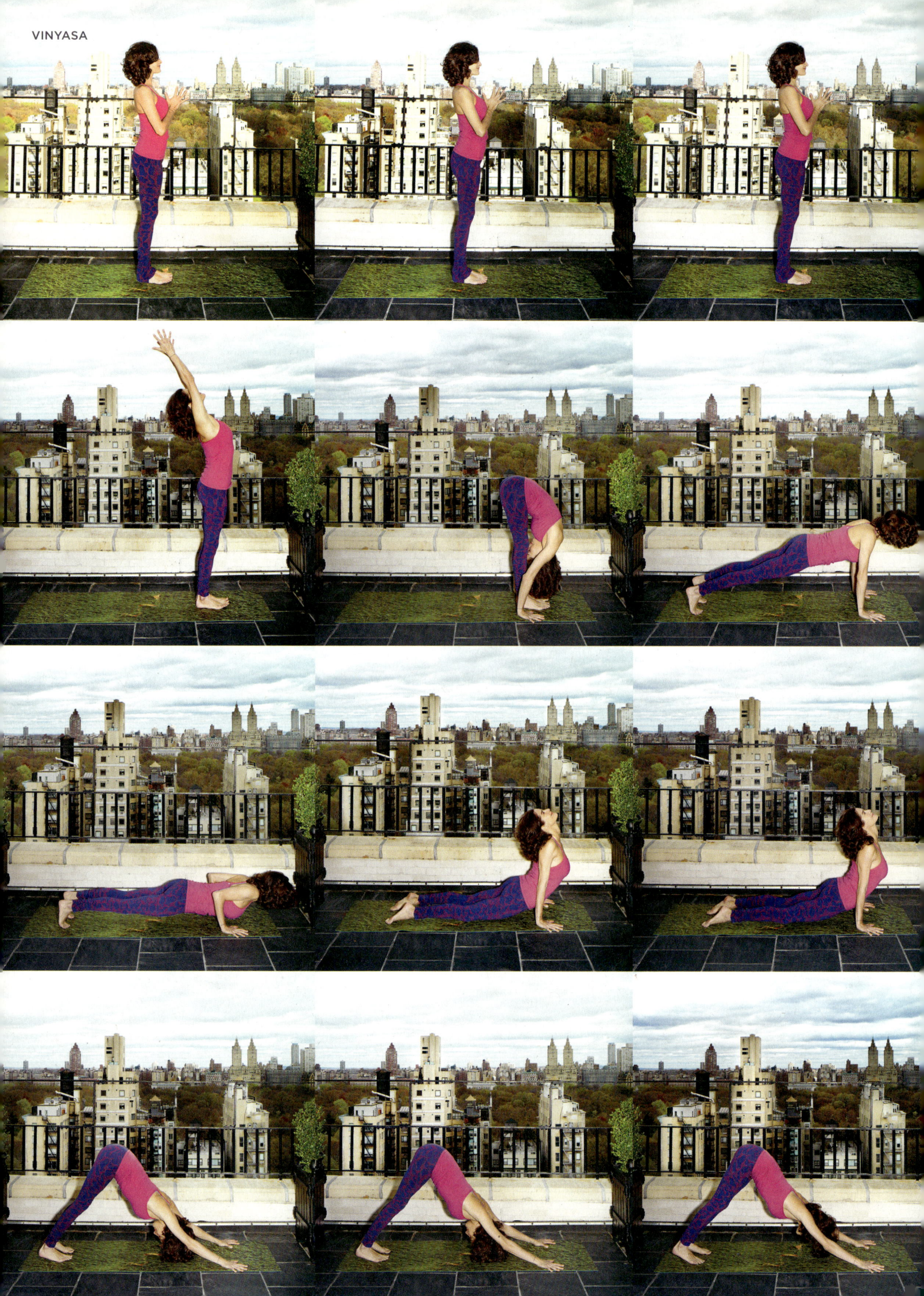

Lass die Energie

gleichmäßig fließen

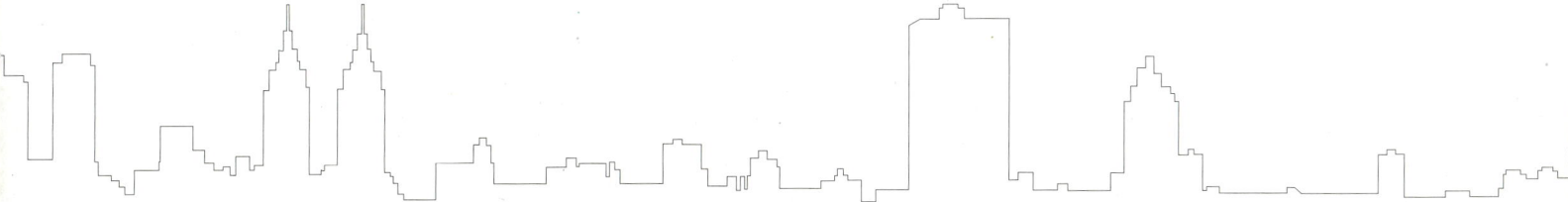

Denk an eine typische Situation, in der
du zu viel tust und dadurch Energie verschwendest. Diese Situation vor Augen
übe nun in der nächsten Sequenz, die
Energie gleichmäßig zu verteilen.
Übe Gleichmut der Situation gegenüber,
während du hier auf der Yogamatte bist,
um insgesamt beständiger zu werden.

Fließe durch ein Vinyasa und lass
deine Energie gleichmäßig ausstrahlen.

Vinyasa auf der ZWEITEN SEITE

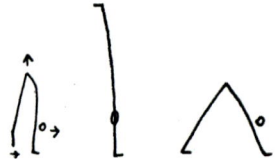

VRKSASANA
HANDSTAND

Lauf mit den Füßen zur Mitte der Matte und komm auf die Zehenspitzen. Schieb dein Herz nach vorne über die Hände. Zieh deinen Bauch nach oben ein und blick nach vorne. Lächle. Bring die Schultern weiter über die Hände. **LÄCHLE.** Strahle gleichmäßig aus. Heb dein Gesäß über deine Schultern und versuche, dich in die Länge zu strecken ... **HÖHER** ... Atme noch einen weiteren Atemzug.

Lös die Asana sanft auf. Komm in den nach unten schauenden Hund.

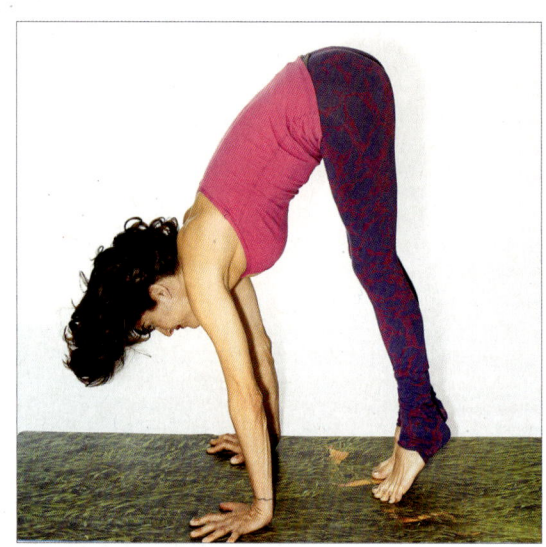

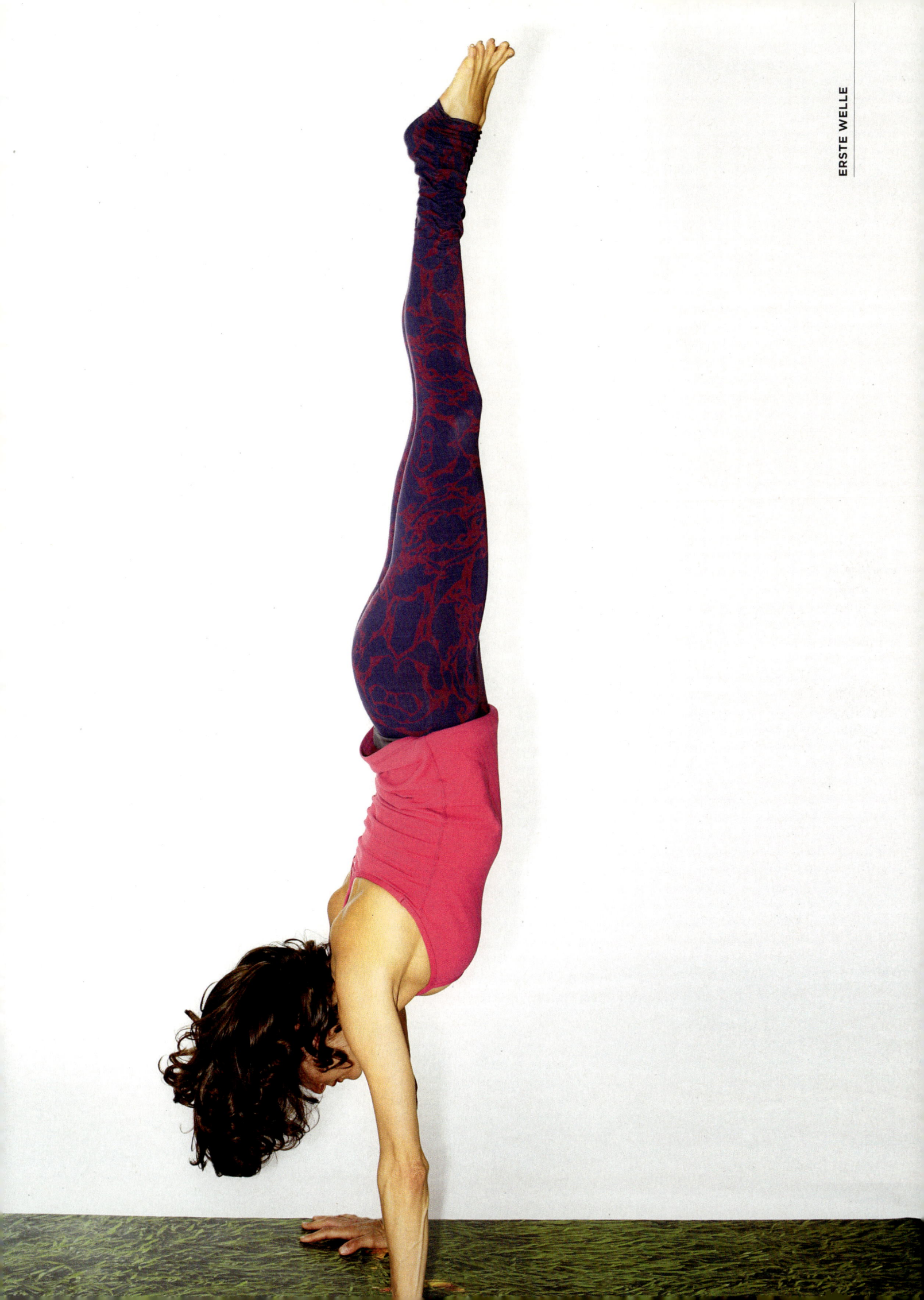

ZWEITE AUSSTRAHLUNG

EKA PADA RAJAKAPOTASANA
KÖNIGSTAUBE MIT DEHNUNG
DES OBERSCHENKELS

Das rechte Knie geht nach vorne. Beug das linke Knie und halte mit der linken Hand die Innenseite des linken Fußes, um den Oberschenkel zu dehnen. Stell die Fingerspitzen deiner rechten Hand neben der rechten Hüfte auf. Zieh den linken Oberschenkel energetisch nach oben zur vorderen Ferse. Bring die hintere Ferse nach unten zum Gesäß.

Dein linkes Schulterblatt zieht nach hinten und das Steißbein nach unten. Dreh die Finger deiner linken Hand in die gleiche Richtung wie deine Zehen.

Zieh das Gesäß weit auseinander und bring die linke Ferse Richtung Gesäß. Lauf mit deiner rechten Hand zu deinem rechten Oberschenkel. Von deinem Beckenboden strahlst du bewusst nach außen aus. Weite deine linke Gesäßhälfte und bring die rechte Gesäßhälfte zurück und nach unten. LÄCHLE. Verlängere deinen Nacken nach hinten.

Spüre, wo in dir ein energetisches Ungleichgewicht herrscht. Wo verschließt du dich? Wo bist du weit und offen? Wo kann der Atem fließen? Strahle bewusst und gleichmäßig vom Beckenboden her aus. Integriere diese Gleichmäßigkeit in deinen Alltag.

Atme drei bis fünf Atemzüge hier.
Lös die Asana sanft auf und komm auf
deine Ellenbogen. Von hier in den nach
unten schauenden Hund.

ZWEITE SEITE: Bring das linke Knie nach vorne und beug dein rechtes Knie. Halte die Innenseite deines rechten Fußes mit deiner rechten Hand. Die Finger deiner linken Hand stehen neben deiner linken Hüfte. Zieh dein rechtes Knie energetisch zu deiner vorderen Ferse. Bring die hintere Ferse zu deinem Gesäß. Zieh das rechte Schulterblatt nach hinten, die Finger deiner rechten Hand zeigen in die gleiche Richtung wie deine Zehen.

Weite dein Gesäß, während du deine Ferse nach unten bringst. Lauf mit der linken Hand zum linken Oberschenkel. Strahle langsam von hier aus. Werde weit in der rechten Gesäßhälfte. Die linke Gesäßhälfte geht nach hinten und zieht nach unten.

Atme drei bis fünf Atemzüge hier.
Komm dann auf deine Ellenbogen.

Mit dieser Übung kultivieren wir ein Opferritual, das wärmend und nährend ist. Wir können lernen, wie wir unsere Energie gleichmäßiger teilen, wie wir in Verbindung mit der Leichtigkeit bleiben, die immer vorhanden ist.

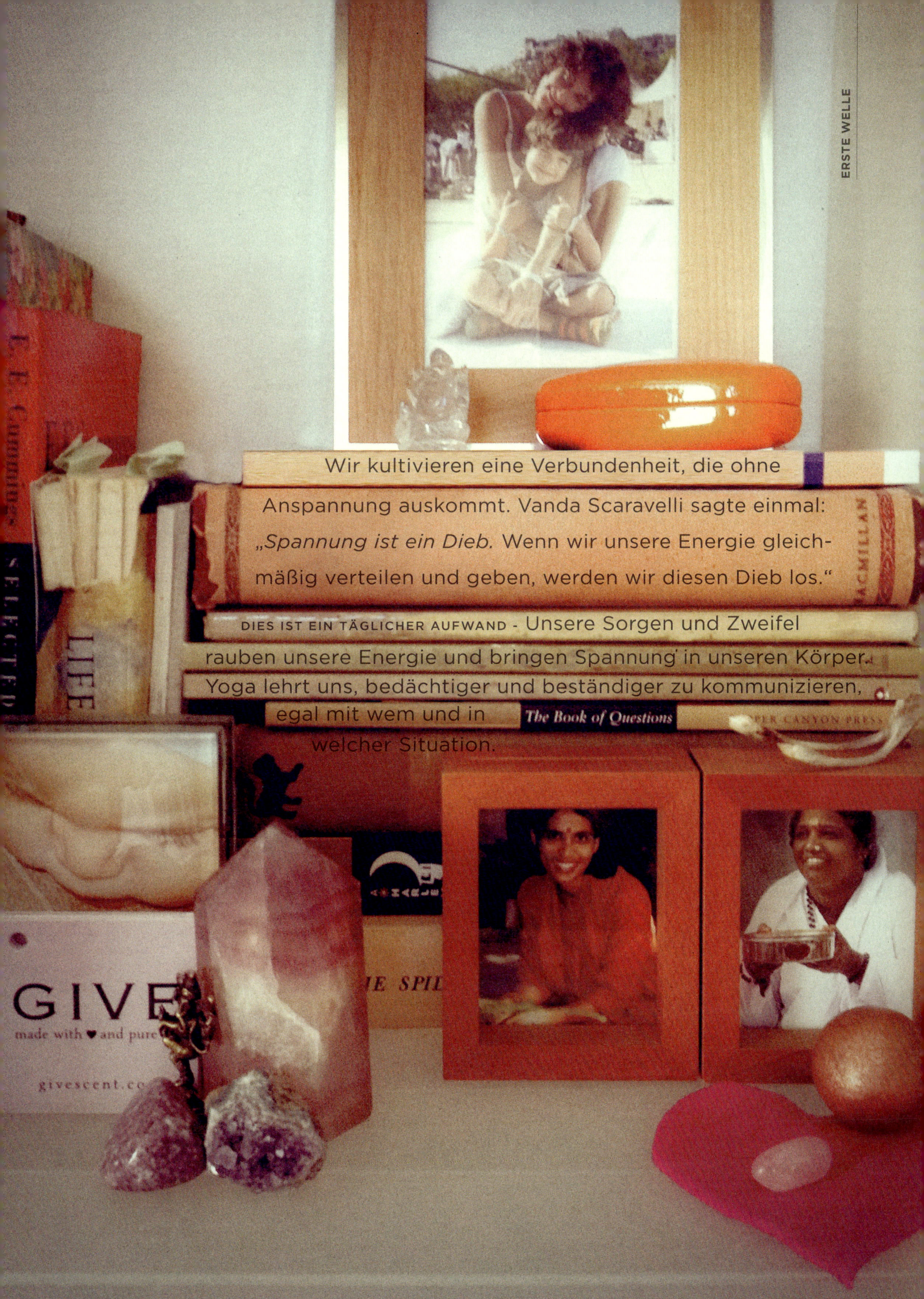

Wir kultivieren eine Verbundenheit, die ohne

Anspannung auskommt. Vanda Scaravelli sagte einmal: *„Spannung ist ein Dieb.* Wenn wir unsere Energie gleichmäßig verteilen und geben, werden wir diesen Dieb los."

DIES IST EIN TÄGLICHER AUFWAND - Unsere Sorgen und Zweifel rauben unsere Energie und bringen Spannung' in unseren Körper. Yoga lehrt uns, bedächtiger und beständiger zu kommunizieren, egal mit wem und in welcher Situation.

The Book of Questions

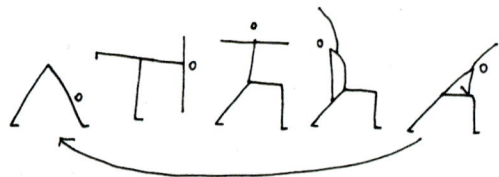

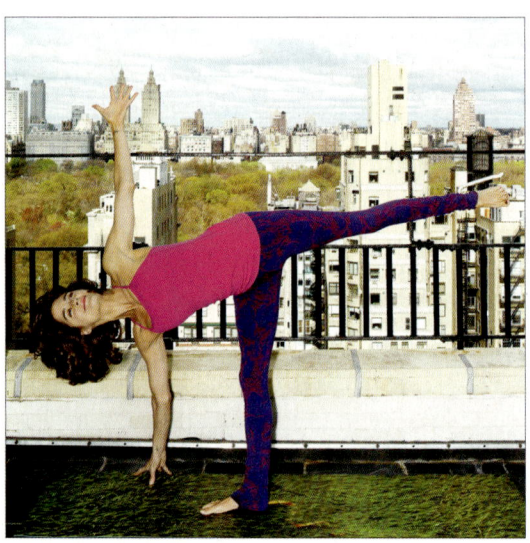

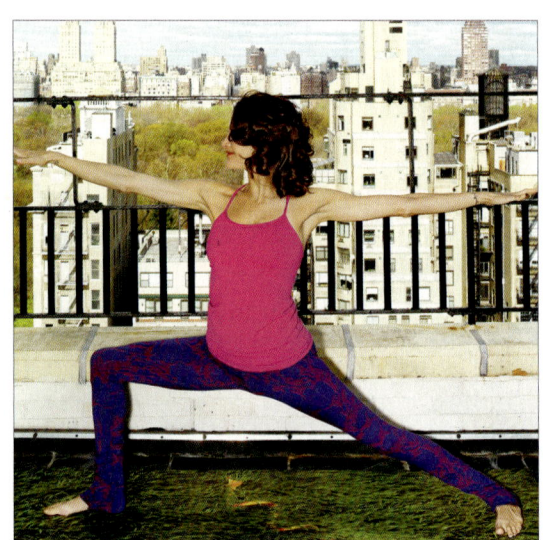

DRITTER ZYKLUS

ARDHA CHANDRASANA | HALBMOND

Strahle energetisch von deinem Beckenboden gleichmäßig in alle Richtungen aus. Spüre, wo in dieser Asana ein energetisches Ungleichgewicht herrscht. Ist der nach oben ausgestreckte Arm kraftvoller als das Standbein? Bleib in alle Richtungen gleichmäßig.

VIRABHADRASANA II | KRIEGER II

Erde dich über deinen hinteren Fuß, um tiefer ins vordere Knie zu sinken. Spüre, wo du nicht präsent bist, und lenke die Energie zu diesem Punkt.

Strahle in deinem ganzen Dasein

gleichmäßig aus

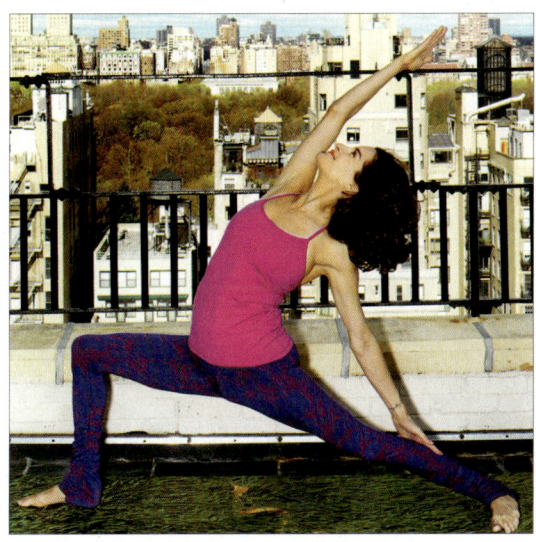

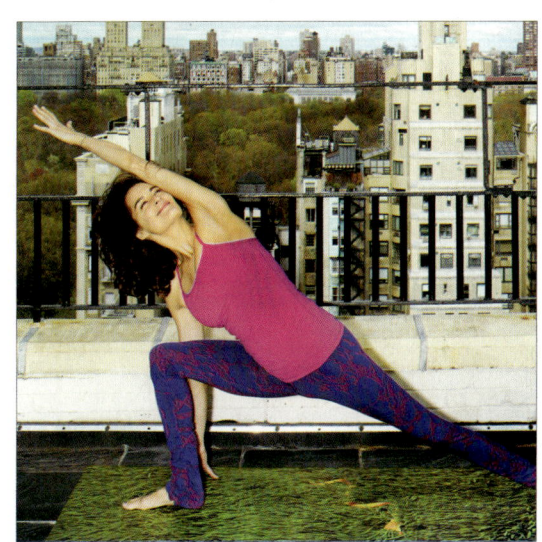

VIPARITA VIRABHADRASANA II
UMGEKEHRTER KRIEGER II

Wo staut sich deine Energie? Lass sie
gleichmäßig in alle Richtungen ausstrahlen.

UTTHITA PARSVAKONASANA
GESTRECKTER SEITWINKEL

Vergleiche deine Füße: Kannst du dein Gewicht
gleichmäßig auf beide Füße verteilen? Und wenn
du Energie von deinen Füßen zur Körpermitte
hochziehst, kannst du diese Energie wieder neu
in deinem Körper verteilen?

*Von hier in den nach
unten schauenden Hund.*

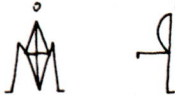

MALASANA ZU BAKASANA
VON DER HOCKE IN DIE KRÄHE

Erde deine Füße und drück deine Knie gegen deine Ellenbogen. Werde lang über die Rückseite deines Herzens. Schließe deine Augen. Fühl die Stabilität der gleichmäßigen Ausstrahlung, während du atmest.

Setz die Knie für die Krähe auf deinen Ellenbogen ab. Atme ein, um die Energie nach innen zu ziehen, beug deine Ellenbogen und atme aus, um deine Füße vom Boden abzuheben. Streck deine Arme und heb dein Gesäß. Bei der nächsten Einatmung beugst du deine Ellenbogen, um tiefer zum Boden zu kommen. Atme aus und spring in eine schiefe Ebene.
VINYASA: Chaturanga Dandasana, nach oben schauender Hund, nach unten schauender Hund.

Unser Körper fühlt sich jeden Tag anders an. Wir können lernen zu erkennen, wo unsere Energie blockiert ist. Wir lernen, wie wir mit Hilfe der Praxis gleichmäßig **AUSSTRAHLEND** unserer Welt dienen können, sowohl in unseren Asanas als auch in unseren Handlungen abseits der Yogamatte.

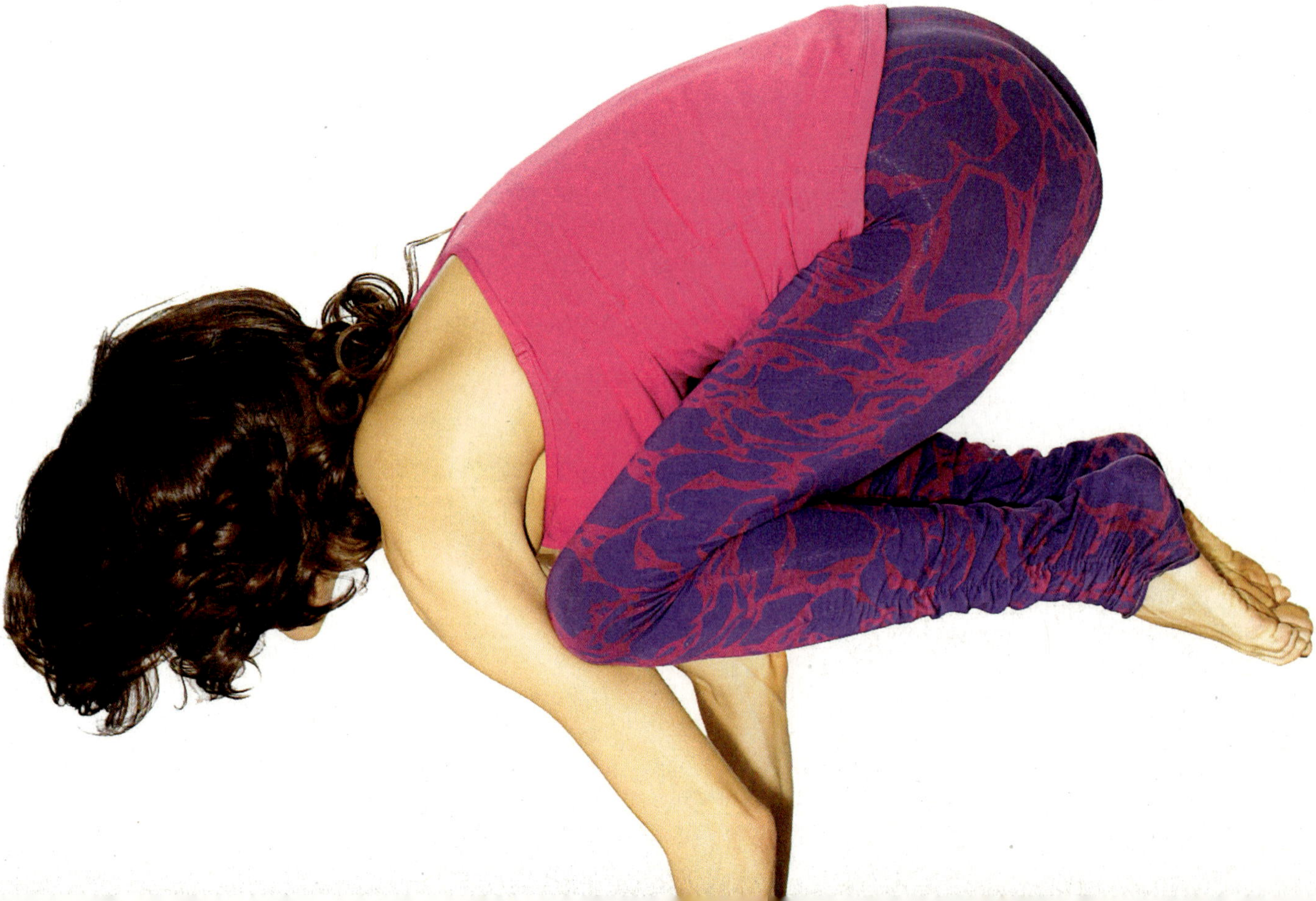

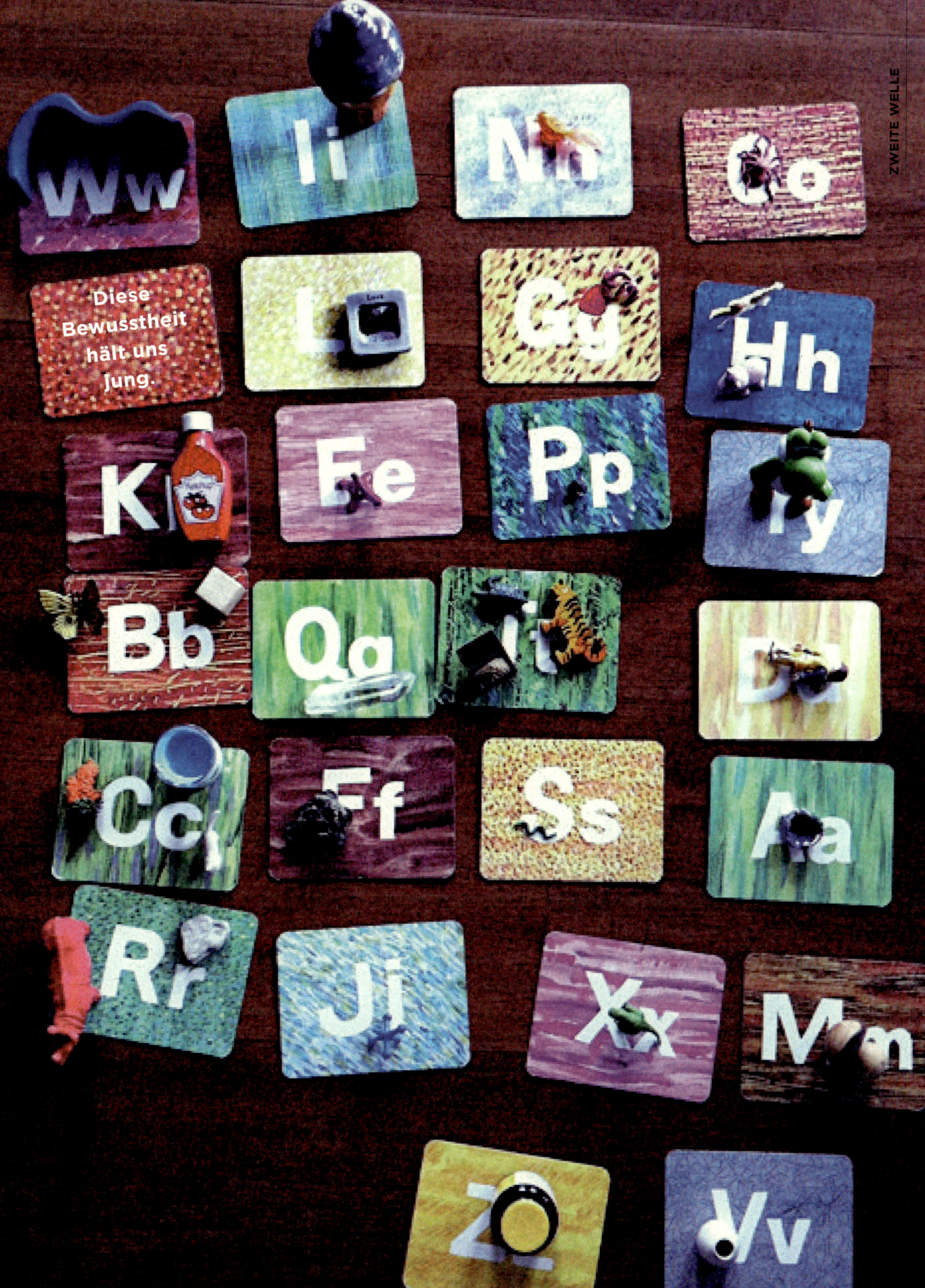

Diese
Bewusstheit
hält uns
jung.

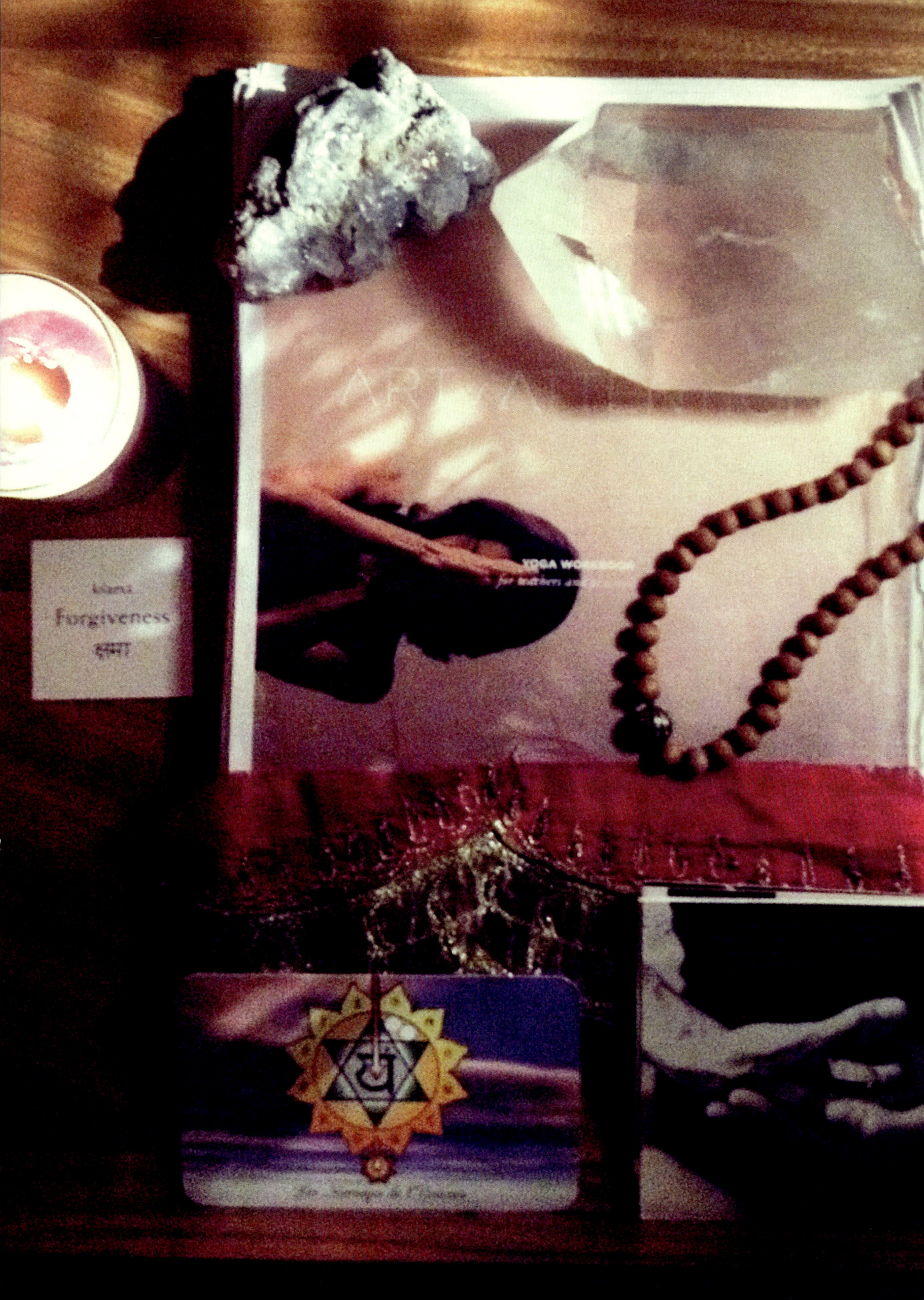

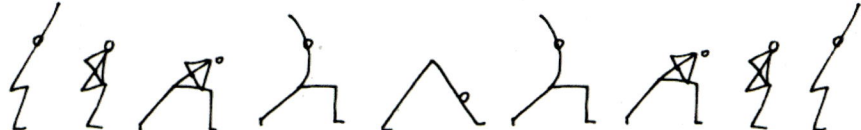

PARIVRITTA UTKATASANA MIT ANJALI MUDRA
PARIVRITTA ANJANEYASANA MIT ANJALI MUDRA
GEDREHTER STUHL MIT ANJALI MUDRA
GEDREHTER AUSFALLSCHRITT MIT ANJALI MUDRA

Aus Tadasana beug deine Knie und komm in den Stuhl. Bring deine Hände vor dem Herzen zusammen und dreh dich zu einer Seite. Deine Knie und die Hüfte bleiben dabei parallel auf einer Höhe. Strahle gleichmäßig aus. Spüre die Weichheit im Gesicht, in der Stirn und dem dritten Auge.

Schaffe Weite und Stabilität. Tritt mit dem linken Fuß zum hinteren Mattenrand.

Bring deine Hände vor deinem Herzen zusammen. Dreh die untere Seite des Bauchs zur oberen Seite des Bauchs und weite dich aus dem Becken heraus gleichmäßig in alle Richtungen. Komm in eine leichte Rückbeuge.

Vinyasa: Bring die Hände zurück zur Matte. Schiefe Ebene, Chaturanga Dandasana, nach oben schauender Hund, nach unten schauender Hund.

Tritt nun mit dem anderen Fuß zurück in einen weiten Ausfallschritt. Führ die Hände vor deinem Herzen zusammen. Atme gleichmäßig. Komm nun wieder zurück in den Stuhl. Deine Knie und Hüften sind parallel zueinander ausgerichtet

Atme ein und komm zum Stehen. Mit der Ausatmung streck dich weit nach vorne und komm dann in eine tiefe Vorwärtsbeuge.

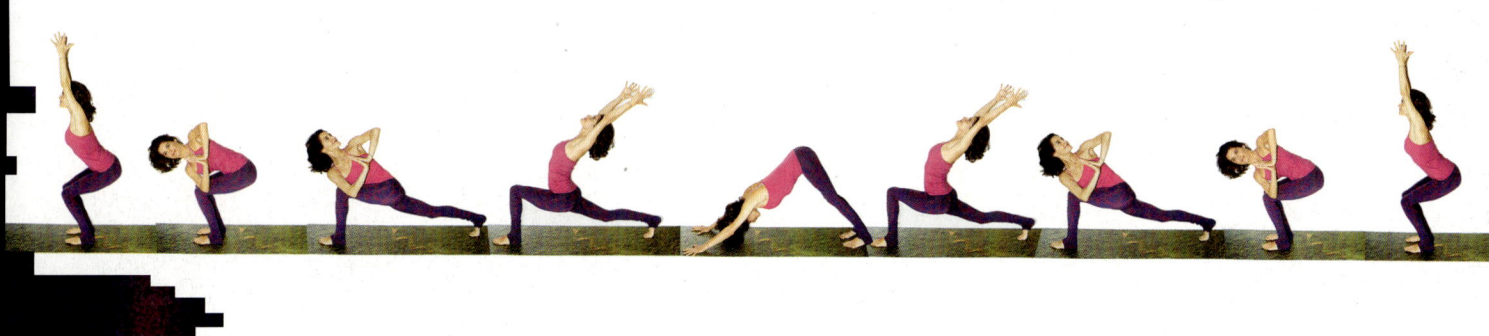

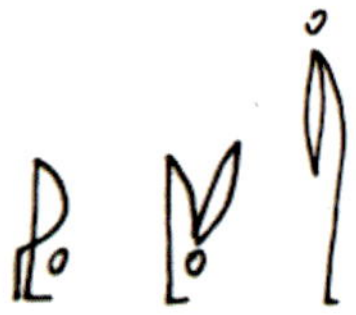

UTTANASANA ZU TADASANA
AUS DER STEHENDEN VORWÄRTSBEUGE
MIT VERSCHRÄNKTEN HÄNDEN IN DIE
BERGPOSE

Verschränke deine Hände hinter dem Rücken
und schaffe Weite im Körper. Konzentriere dich
auf die Punkte im Körper, denen du sonst weniger Aufmerksamkeit schenkst. Bring deine
Schulterblätter auf dem Rücken zusammen
und öffne dein Herz gleichmäßig. Deine Beine
bleiben kraftvoll. Atme ein und komm zum
Stehen. Mit der Ausatmung lös die Hände,
die Innenflächen zeigen nach vorne.

*Spüre die wunderbare Leichtigkeit
in deinem Körper.*

Ob im Gespräch, in unseren Beziehungen oder
in Alltagssituationen: Immer wenn wir uns mit
dieser Position innerlich ausgleichen, entsteht
eine Veränderung in uns und in den Menschen
in unserem Umfeld.

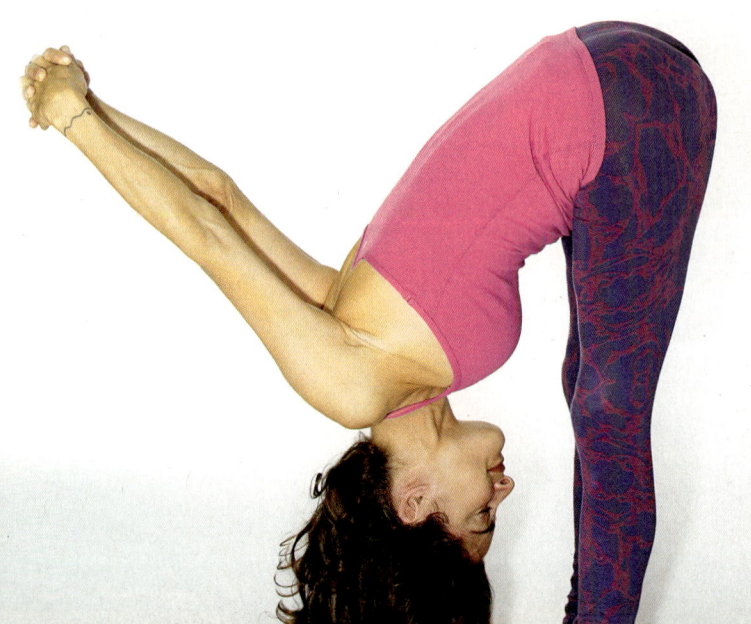

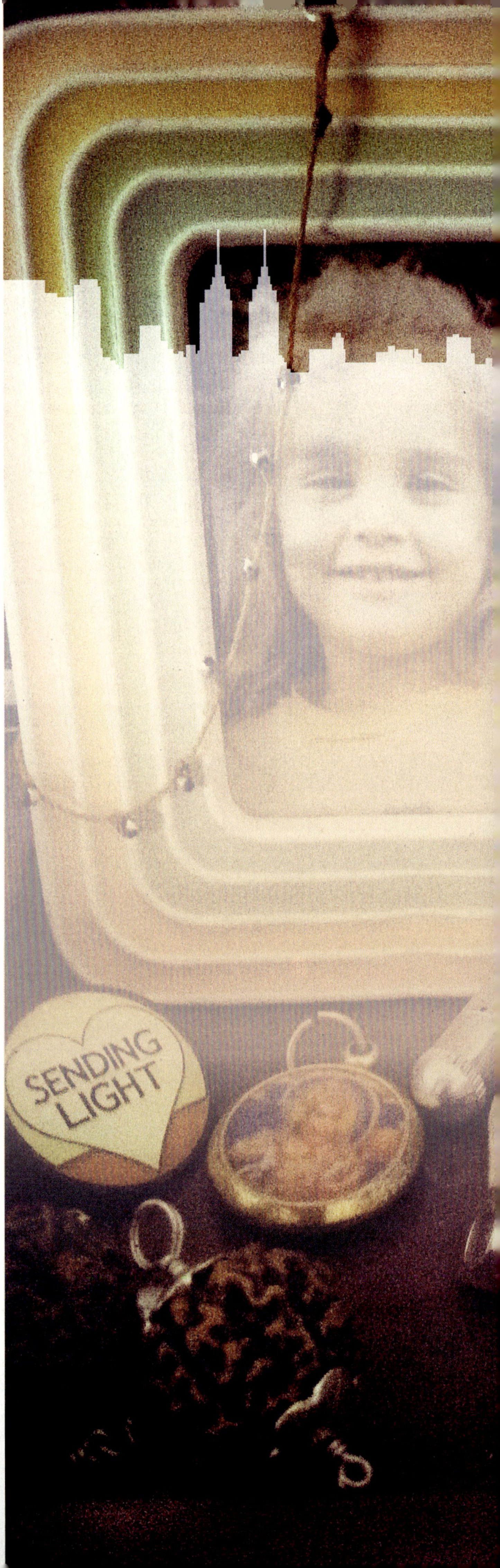

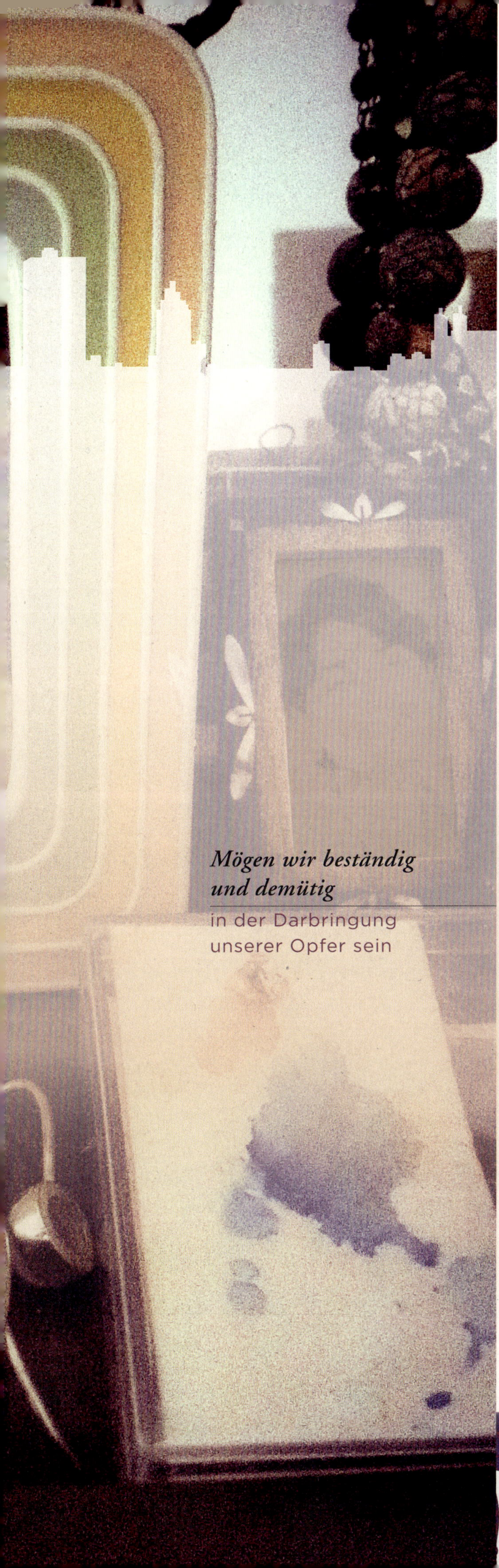

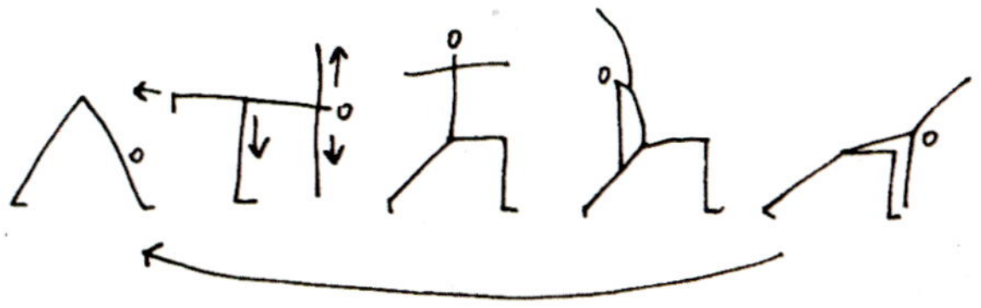

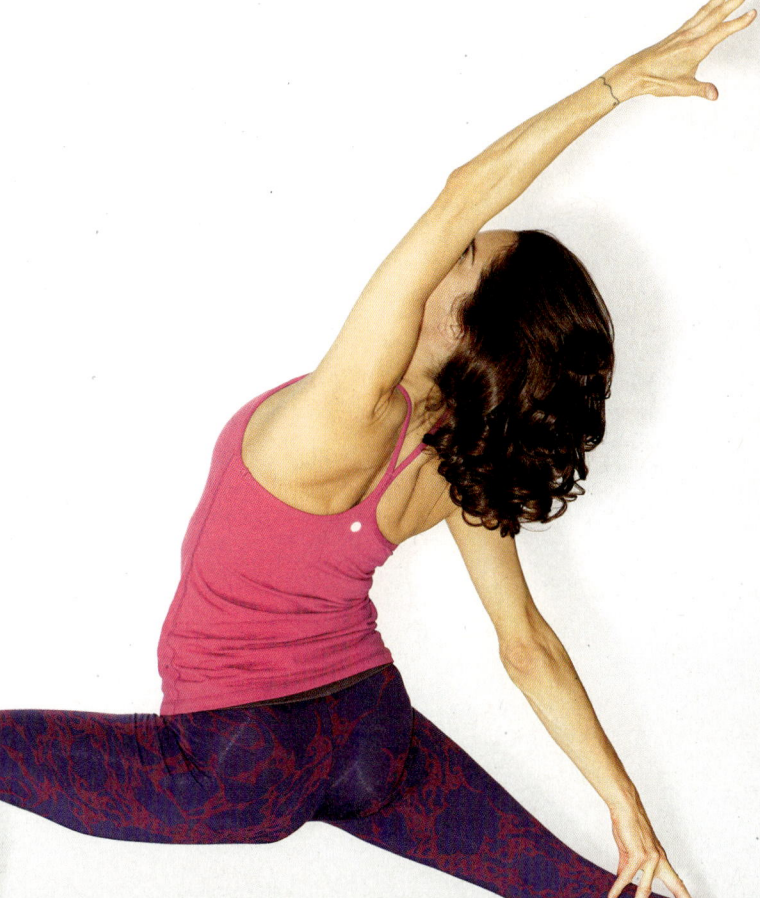

VIERTER ZYKLUS
EIN LETZTES MAL AUF BEIDEN SEITEN.

HALBMOND | KRIEGER II | UMGEKEHRTER
KRIEGER | GEDREHTE WINKELSTRECKUNG

Tagtäglich erleben wir Situationen, in denen wir
uns mehr Geschick wünschen. Wenn du von
Ardha Chandrasana in den Krieger II gehst, achte
darauf, die Öffnung gleichmäßig zu halten, um
den Übergang elegant zu gestalten.

STRAHLE gleichmäßig in alle Extremitäten **AUS.**

Möge es uns gelingen, unsere Energie gleichmäßig zu verteilen, wenn wir uns dem Punkt der
maximalen Ausstrahlung in einer Asana nähern.

Ausgeglichene Aufmerksamkeit, ausgeglichene
Energie, ausgeglichenes Tempo.

Mögen wir beständig
und demütig
in der Darbringung
unserer Opfer sein

BAUCH AUF DEN BODEN

DHANURASANA | BOGEN

Winkle deine Knie soweit an, dass deine Fuß-
flächen zur Decke zeigen. Verschränke deine
Hände über dem Gesäß. Deine Knie bleiben
parallel. Verlängere dein Steißbein nach hinten.
Deine Hände bleiben verschränkt. Beuge deine Ellenbogen, um deine Schulterblätter vom
Boden zu heben. Werde noch länger im Steißbein. Halte deine Hände verschränkt und nutze
die Hände, um dein Steißbein noch länger werden zu lassen, während sich dein Oberkörper
sanft vom Boden hebt. Vermeide es, dich durch
diese Asana zu hetzen. Bleib stattdessen gleichmäßig in deiner **AUSSTRAHLUNG**, während du
atmest.

Dies ist eine großartige Übung für den Umgang
mit schwierigen Situationen. Wir können lernen,
uns einer solchen Situation zu nähern, ohne dabei Energie zu verschwenden.

*Greife mit deinen Händen nach hinten
zu den Füßen.*

Lenk deine Aufmerksamkeit zum Beckenboden.
Bleib auf dem weichen Teil des Bauches.
Entspanne deine Augen.

*Mit jeder Ausatmung strahlst du
über deinen Körper aus.*

Heb nun deine Füße hoch in den Bogen. Zieh
das Steißbein noch mehr in Richtung Boden,
führ deinen Hals für drei bis fünf Atemzüge
sanft nach hinten.

*Lös die Asana auf. Leg deinen Kopf behutsam
auf eine Seite und entspanne dich.*

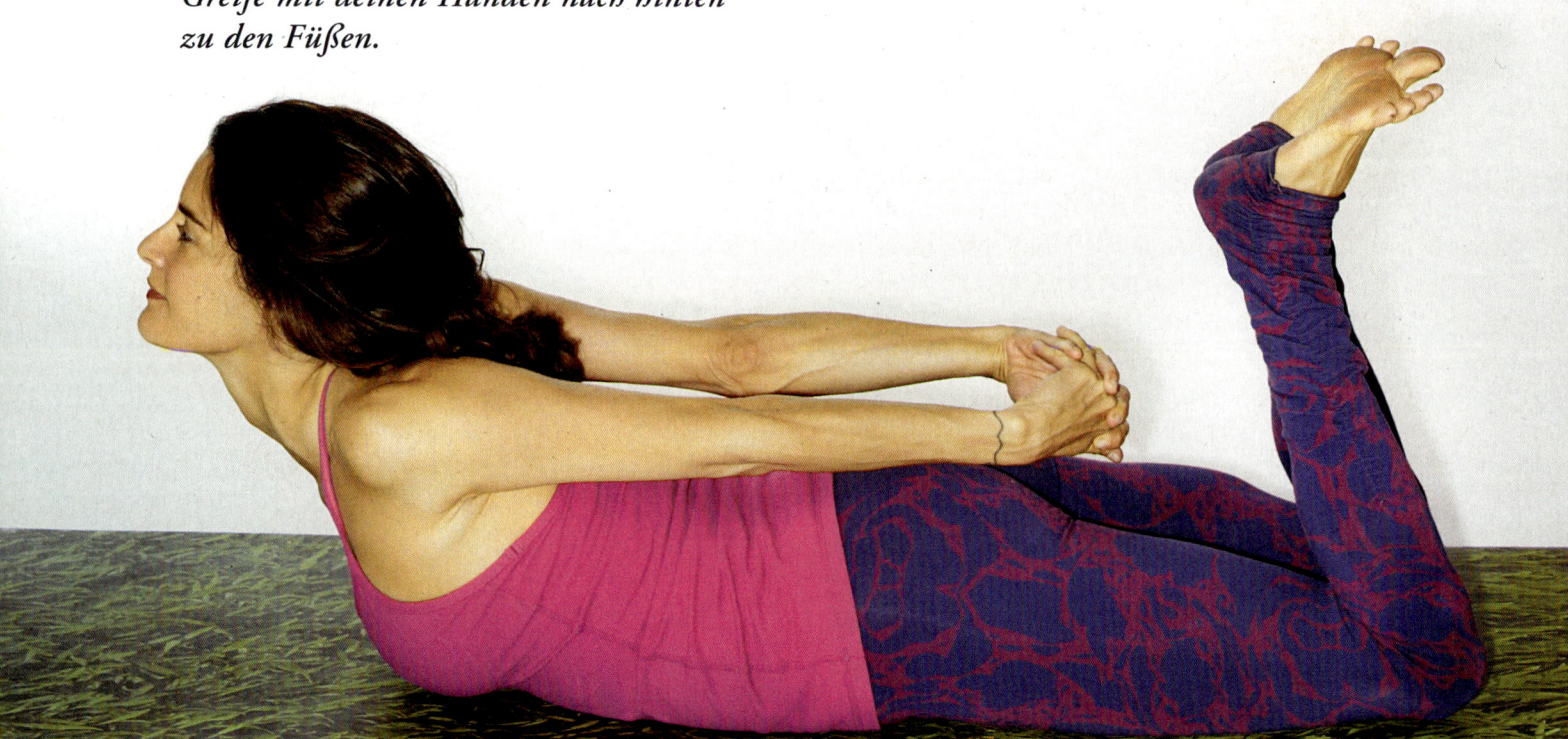

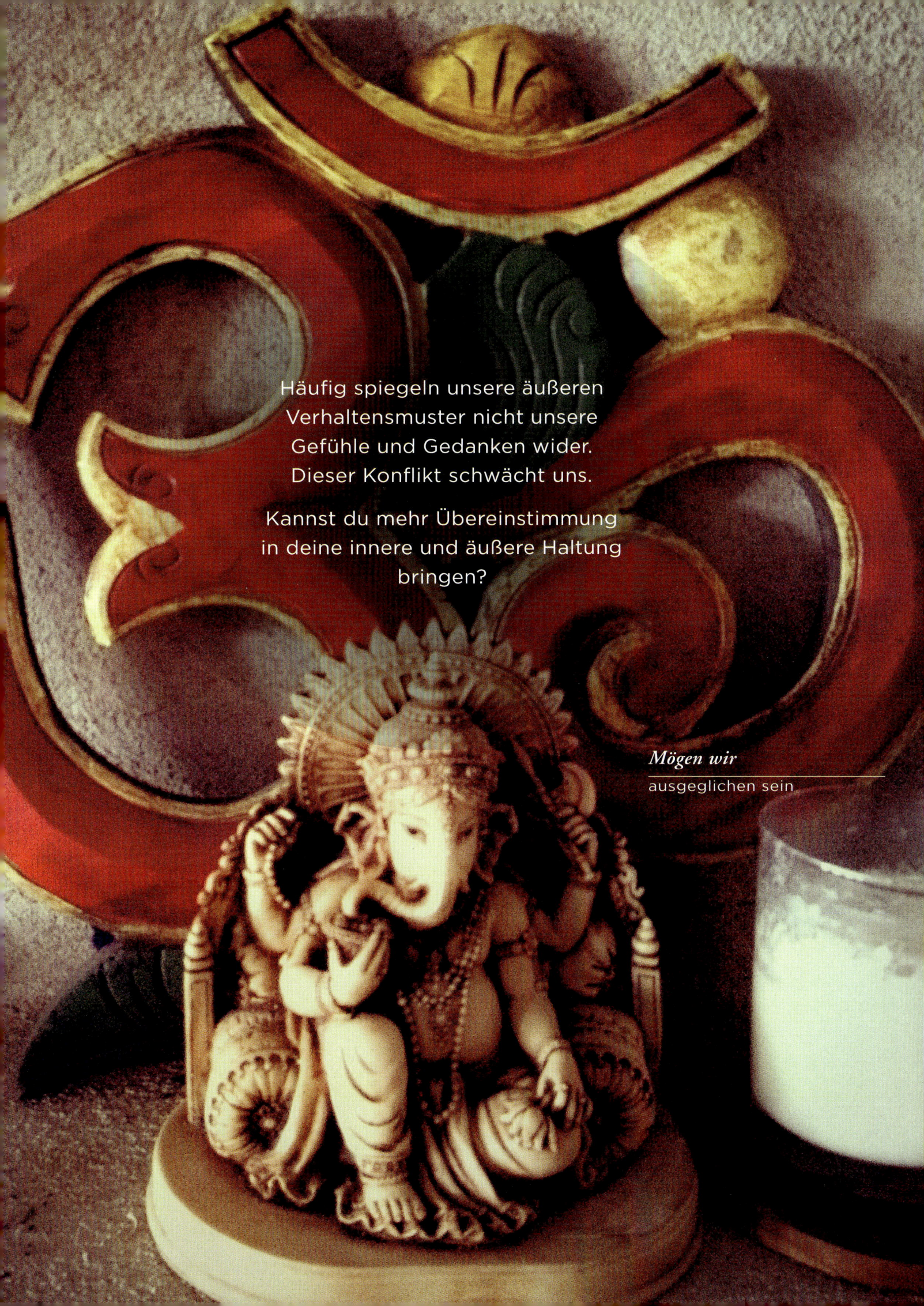

Häufig spiegeln unsere äußeren
Verhaltensmuster nicht unsere
Gefühle und Gedanken wider.
Dieser Konflikt schwächt uns.

Kannst du mehr Übereinstimmung
in deine innere und äußere Haltung
bringen?

Mögen wir
ausgeglichen sein

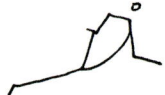

ARDHA BHEKASANA | HALBER FROSCH

Bring die Stirn auf den Boden.

Bring deinen linken Arm nach vorne und stell den Unterarm vor deinem Brustkorb auf. Komm auf den linken Ellenbogen. Beug dein rechtes Knie; leg deine rechte Hand auf deinen rechten Fuß. Das rechte Knie bleibt parallel zum linken. Werde weit im Gesäß, während du nun sanft deine Ferse zum Gesäß drückst. Dein rechtes Schulterblatt zieht zur Mitte der Wirbelsäule. Die Finger deiner rechten Hand und die Zehen des rechten Fußes richten sich in die gleiche Richtung.

Schließe deine Augen und atme ein, um Energie aus deinen Füßen hoch in den Beckenboden zu ziehen. Achte auf eine gleichmäßige AUSSTRAH-LUNG, wenn du deine Beine für ein paar Atem-züge weiter ausdehnst.

Atme aus, um den Unterschied zwischen deiner linken und deiner rechten Körperseite zu spüren. Schaffe innere und äußere Symmetrie.

Deine Stirn ruht auf deinen Händen.
Spüre in deinen Körper hinein.

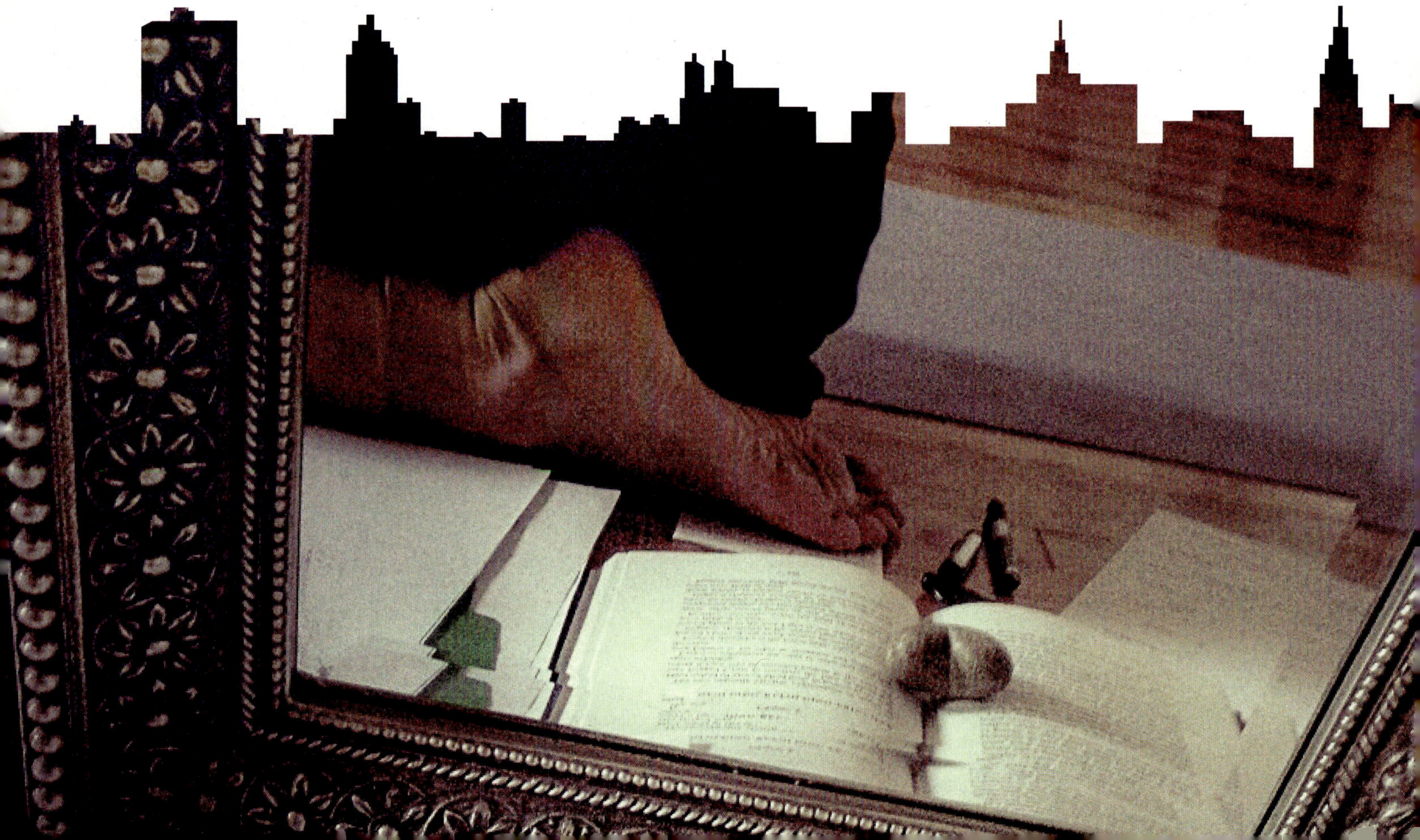

ZWEITE SEITE: Leg deinen rechten Unterarm vor deinem Brustkorb auf den Boden. Die linke Hand greift zum linken Fuß. Weite dein Gesäß und richte dich in dieser Asana aus. Zieh deinen linken Fuß näher zur äußeren Hüfte und atme ein, um sanft die Energie nach innen zu ziehen. Weite dich mit jeder Ausatmung.

Lenk nun deine Aufmerksamkeit auf dein höchstes Selbst und werde dir dieser Verbundenheit bewusst, wann immer du auf deine Yogamatte kommst. Mach aus jeder Opfergabe das, wofür sie bestimmt ist.

Widme diese Position
dem jetzigen Augenblick

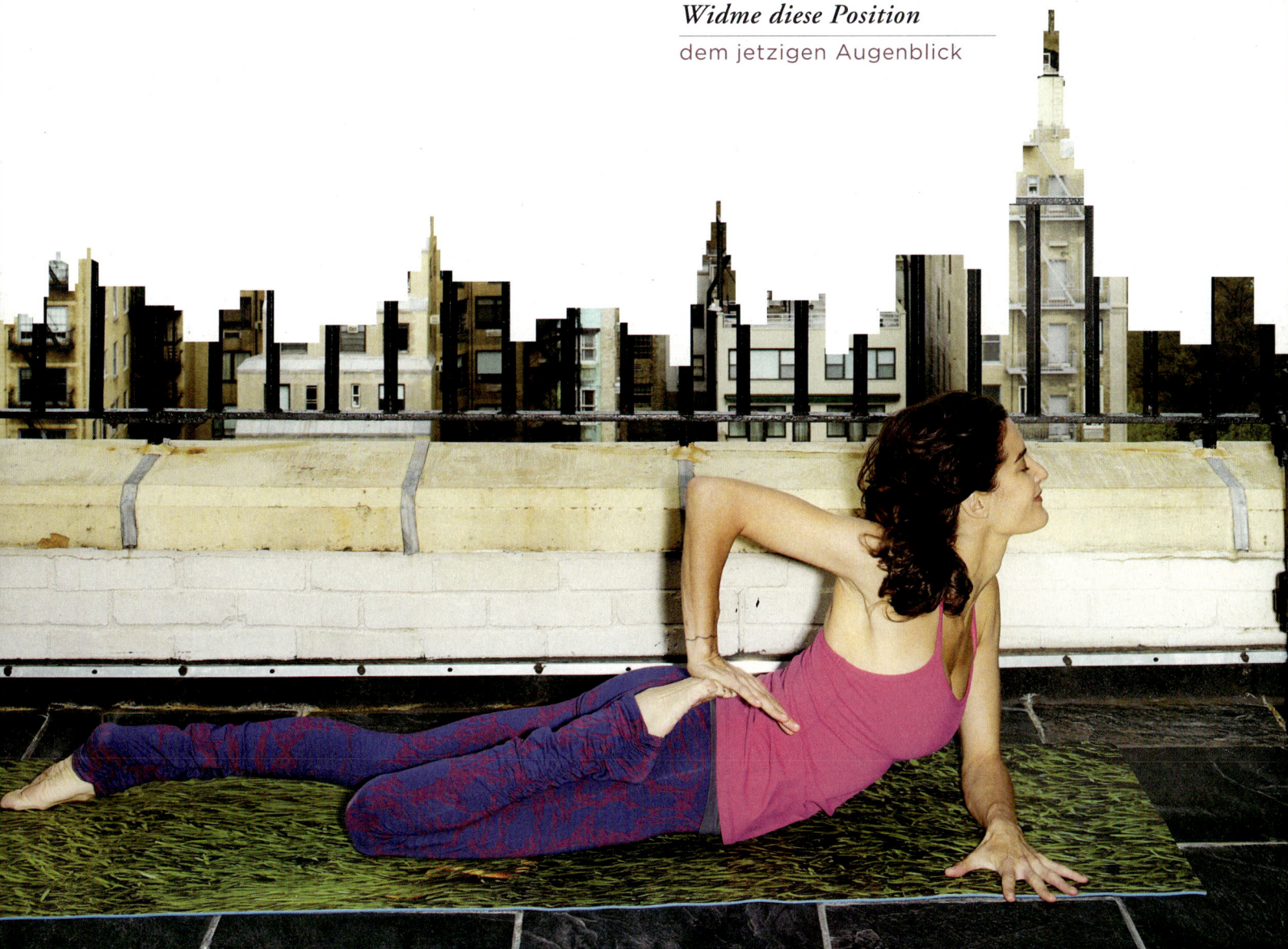

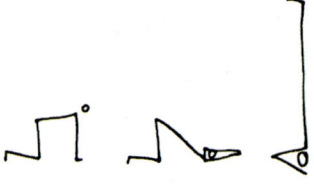

SIRSASANA | KOPFSTAND

Stütz dich auf beide Ellenbogen und verschränke deine Hände ineinander. Deine kleinen Finger befinden sich innerhalb der Hände. Setz die Kopfkrone vor deinen beiden Daumen auf dem Boden auf. Die Hände bleiben kraftvoll verschränkt. Der Hinterkopf drückt gegen die fleischigen Stellen deiner Daumen. Öffne nicht deine Hände um deinen Kopf in die Hände zu legen. Die Hände geschlossen zu halten, ist der sicherste Schutz für Hals und Wirbelsäule. Stell die Zehen auf, heb die Knie und lauf nach vorne. Schaffe eine gleichmäßige **AUSSTRAHLUNG** in deinem Körper. Zieh die Energie über deine Arme bis hinauf in die Kopfkrone und schick die Energie langsam und gleichmäßig weiter in deinen ganzen Körper. Es ist nicht so wichtig, ob du heute in den vollständigen Kopfstand kommst. Die Frage ist: Strahlst du die Energie gleichmäßig in deinen gesamten Körper aus? Diese Kontinuität ist es, die dich stabilisiert.

Genieße diese Asana für etwa eine Minute –
oder so lange, wie du dich darin wohl fühlst.

Bleibe energetisch ausgeglichen
und gleichmäßig im Tempo,

während du deine Beine
zurück zum Boden führst

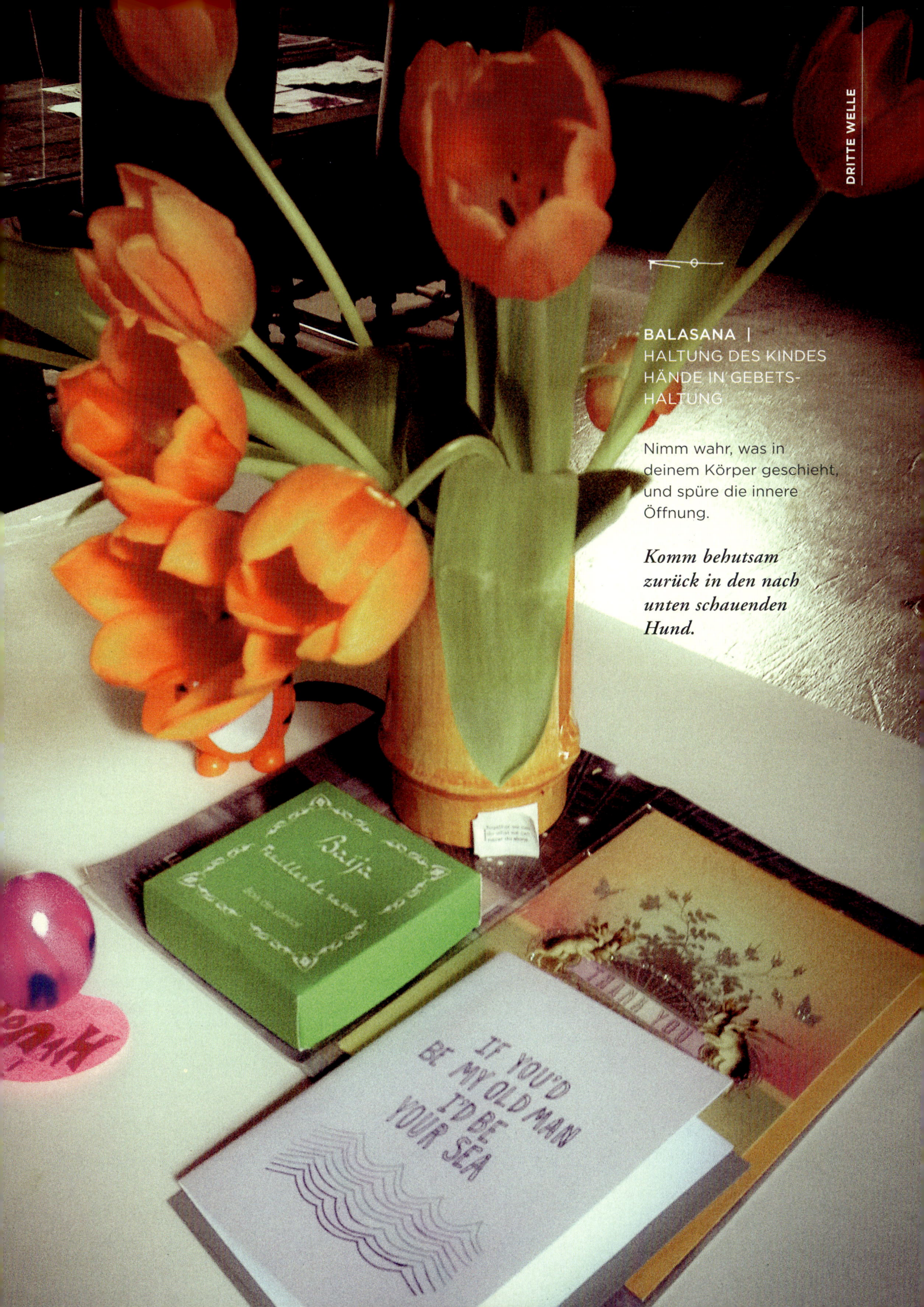

BALASANA |
HALTUNG DES KINDES
HÄNDE IN GEBETS-
HALTUNG

Nimm wahr, was in
deinem Körper geschieht,
und spüre die innere
Öffnung.

*Komm behutsam
zurück in den nach
unten schauenden
Hund.*

IF YOU'D
BE MY OLD MAN
I'D BE
YOUR SEA

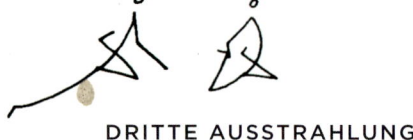

DRITTE AUSSTRAHLUNG

EKA PADA RAJAKAPOTASANA
VARIATION DER KÖNIGSTAUBE

Bring das rechte Knie nach vorne und komm auf den linken Unterarm. Winkle das linke Knie an und greif den kleinen Zeh des linken Fußes mit deiner rechten Hand. Spreize die Zehen, schließe die Augen und spüre, wohin die Energie fließt. Bring deine Aufmerksamkeit zum Beckenboden, um von hier gleichmäßig in alle Richtungen auszustrahlen. Komm in eine sanfte Rückbeuge. Die Wirbelsäule bleibt lang. Die Rückseite deines Herzens vereint sich mit der Vorderseite deines Herzens. Damit stellst du eine Ausgeglichenheit der Vorder- und Rückseite deines Oberkörpers her.

Atme hier ein paar Mal ein und aus. Lös die Asana auf und komm für ein paar Atemzüge auf deine Ellenbogen. Tritt zurück in den nach unten schauenden Hund.

ZWEITE SEITE: Bring nun das rechte Knie nach vorne in die Taube und leg den rechten Unterarm parallel vor deinem Oberkörper ab. Winkle das rechte Knie an und greif mit der linken Hand an die Außenseite des rechten Fußes. Spüre, wo du in deinem Körper aufmerksam bist. Lenke die Aufmerksamkeit dann zum Beckenboden und komm gleichmäßig und geduldig in eine Rückbeuge. Jede Ausatmung schenkt uns eine neue Sichtweise, ist eine neue Opfergabe und ein weiteres Geschenk.

Lös die Asana auf und ruh dich auf deinen Ellenbogen für ein paar Atemzüge aus. Ausatmung, nach unten schauender Hund, schiefe Ebene, Chaturanga Dandasana. Komm auf den Bauch und roll dich von hier auf den Rücken.

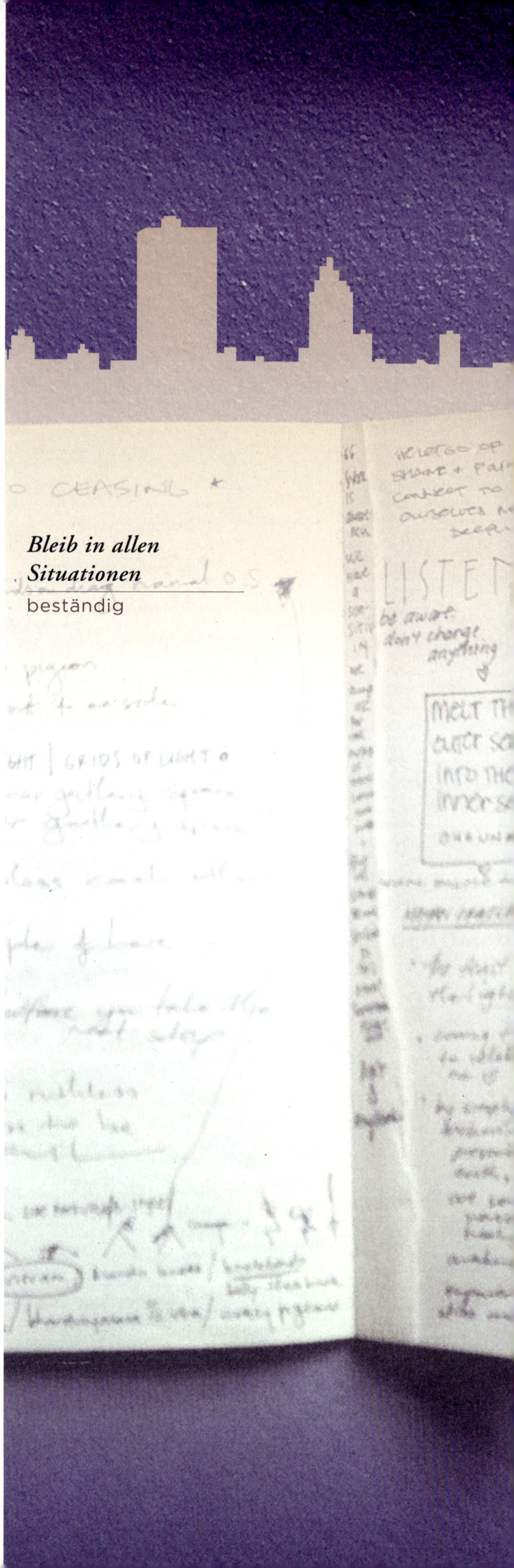

Bleib in allen Situationen
beständig

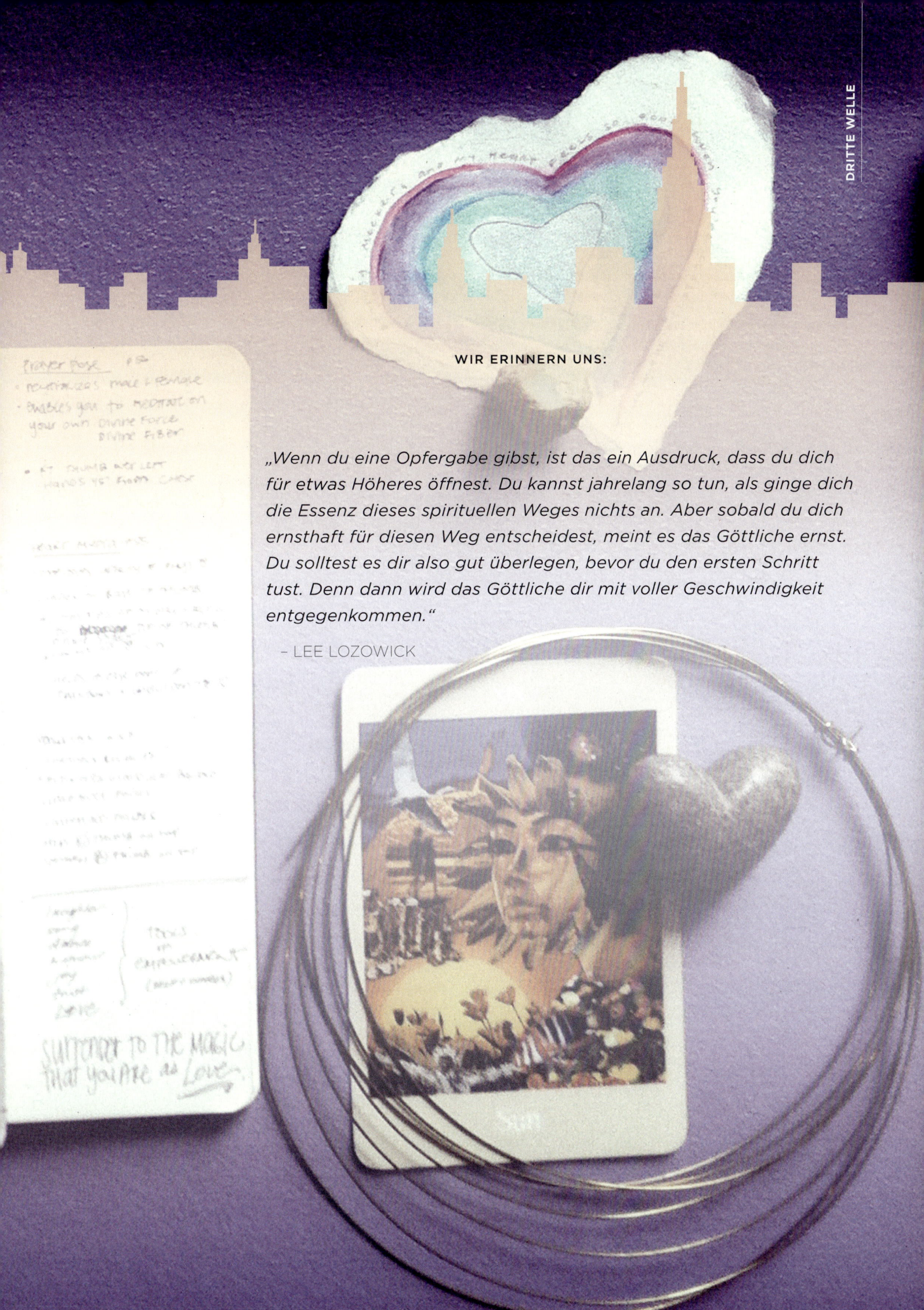

WIR ERINNERN UNS:

„Wenn du eine Opfergabe gibst, ist das ein Ausdruck, dass du dich für etwas Höheres öffnest. Du kannst jahrelang so tun, als ginge dich die Essenz dieses spirituellen Weges nichts an. Aber sobald du dich ernsthaft für diesen Weg entscheidest, meint es das Göttliche ernst. Du solltest es dir also gut überlegen, bevor du den ersten Schritt tust. Denn dann wird das Göttliche dir mit voller Geschwindigkeit entgegenkommen."

– LEE LOZOWICK

NADELÖHR

Roll dich auf den Rücken, winkle die Knie an und stell deine Füße hüftweit auf. Leg deinen rechten Knöchel auf das linke Knie und greif mit deinem rechten Arm durch die Beine hindurch. Verschränke deine Hände entweder hinter deinem linken Oberschenkel oder halte mit beiden Händen das linke Schienbein. Weite die rechte Gesäßhälfte von dir weg, während du das rechte Knie näher an dich heranziehst.

Pause.

Winkle nun die Ellenbogen an, um das linke Knie näher heranzuziehen. Deine Schulterblätter bleiben auf dem Boden, beide Füße sind aktiv. Wo konzentriert sich deine Aufmerksamkeit? Lenke mehr Energie in die Hüften und öffne sie sanft. Bleib gleichmäßig, beständig und bedacht. Beweg dein rechtes Knie nun von dir weg, um die Dehnung zu verstärken. Versuche, gleichmäßig von der Hüfte her AUSZUSTRAHLEN. Zieh dein linkes Knie noch näher an dich heran, ohne die Beständigkeit der AUSSTRAHLUNG zu verlieren. Lös dann die Asana auf, streck deine Beine aus und spüre, wie dein Körper reagiert. Werde lang im Nacken und ruh dich aus. Spüre für ein paar Augenblicke nach.

Wechsle die Seite und genieße.

Leg nun den Knöchel des linken Fußes auf das rechte Knie und greif mit dem linken Arm durch die Öffnung. Verschränke deine Hände hinter dem rechten Oberschenkel oder greif das rechte Schienbein. Werde weit in der linken Gesäßhälfte und zieh das linke Knie näher zu dir heran.

Pause.

Winkle deine Ellenbogen an, um dein rechtes Knie näher an dich heranzuziehen. Die Schulterblätter drücken in den Boden, beide Füße bleiben aktiv. Zieh die Energie in den Beckenboden und dehne sie von dort aus, während du das linke Knie von dir wegbewegst, um die Intensität der Öffnung zu verstärken. Ohne die Beständigkeit der AUSSTRAHLUNG zu verlieren, zieh das rechte Knie ein wenig näher zu dir heran. Lös die Asana dann auf. Streck deine Beine lang aus und spüre wieder für einen Augenblick nach.

Winkle beide Knie an und erde die Füße.

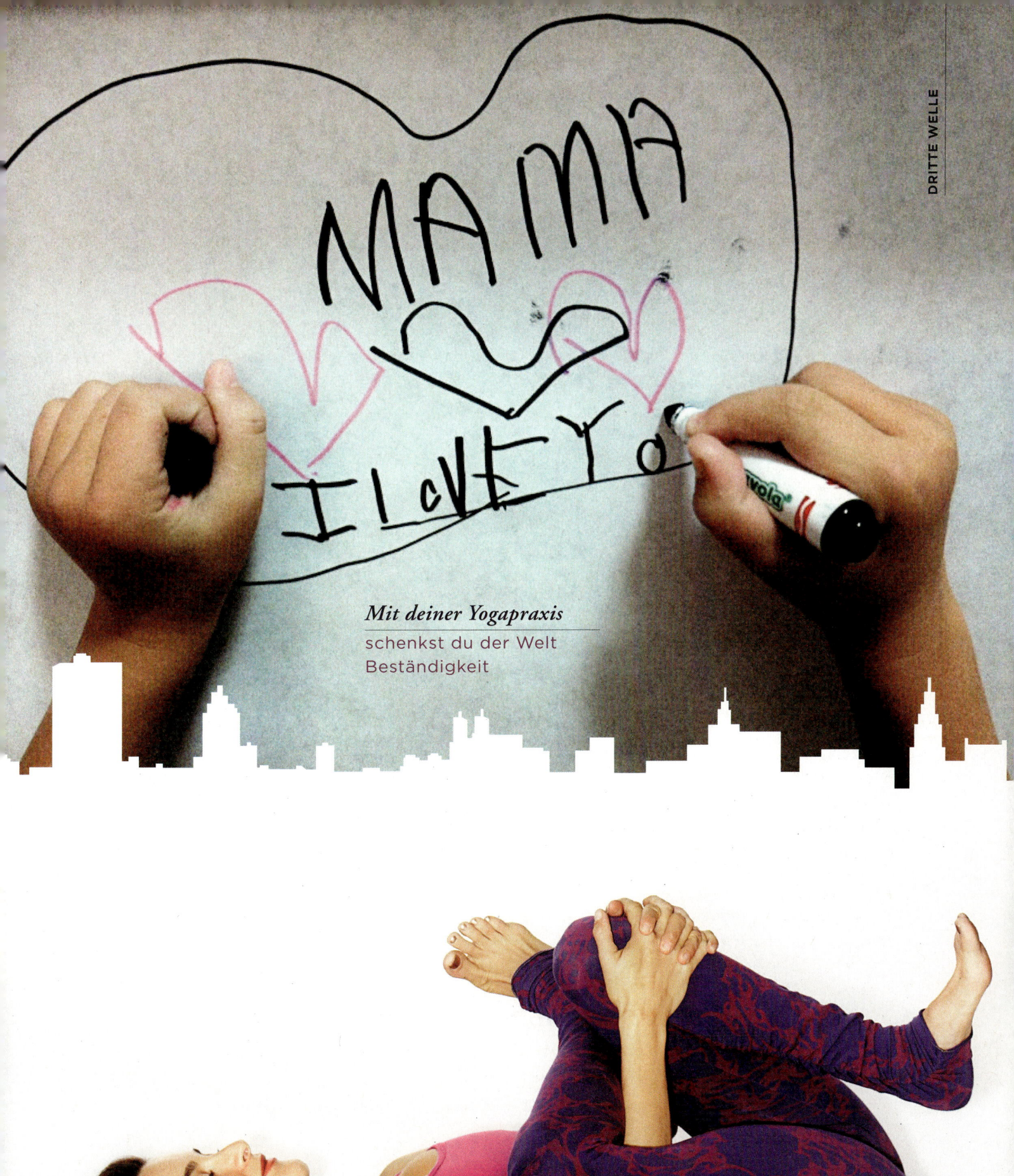

Mit deiner Yogapraxis

schenkst du der Welt
Beständigkeit

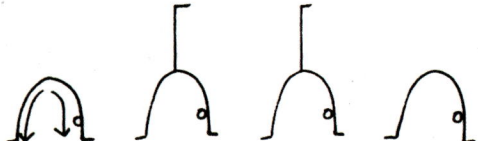

URDHVA DHANURASANA | VOLLES RAD

Stell deine Hände unterhalb der Schultern neben deinen Ohren auf. Drück deine Füße in die Matte. Zieh die Energie aus deinem Beckenboden. Prakti-ziere hier ein bewusstes **AUSSTRAHLEN**. Jeder Atemzug gibt uns die Chance, uns ganz bewusst und beständig zu öffnen. Komm nun auf deine Kopfkrone und zieh die Hände und Füße energetisch zueinander. Heb den Kopf vom Boden weg und zieh die Schulterblätter auf dem Rücken zueinander. Dehne dich aus, um nach oben zu kommen. Streck deine Knie und Arme durch und heb den Kopf.

Schick die Energie von deiner Hüfte gleichmäßig in die Hände und Füße. Werde lang in den Armen und Beinen. Wenn wir mit Geduld innerlich weit werden, gibt uns das mehr Durchhaltevermögen.

Atme zwei tiefe Atemzüge hier.
Komm dann langsam zurück auf den Boden.

Möge unsere Praxis
Weichheit und Beständigke
in unser Leben bringen

ZWEITE WIEDERHOLUNG

URDHVA DHANURASANA
VOLLES RAD MIT AUSGESTRECKTEM BEIN

Komm nun in das zweite volle Rad und öffne dich gleich-mäßig durch Arme und Beine. Führ dein rechtes Knie zuerst zur Brust und streck es dann nach oben aus. Erde dich über die Innenseite des stehenden Oberschenkels, strahle gleichmäßig durch dein rechtes und linkes Bein aus.

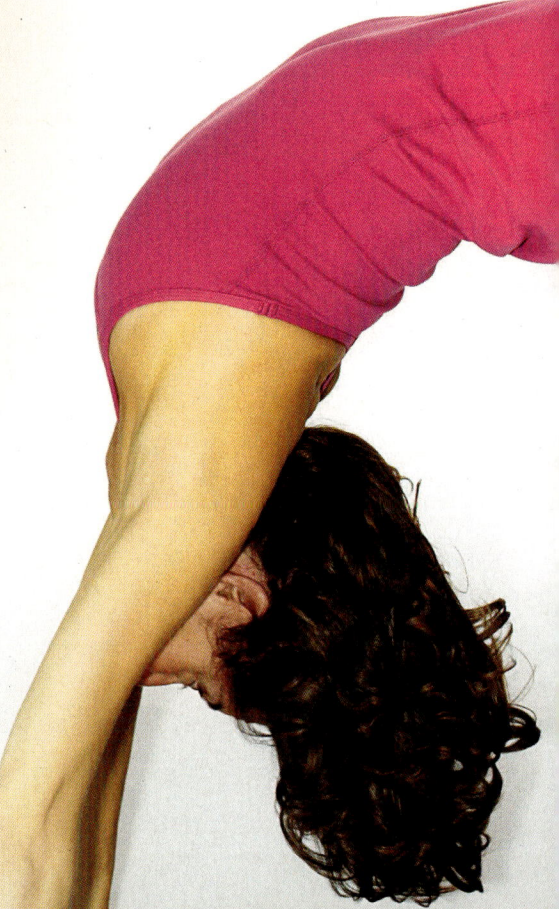

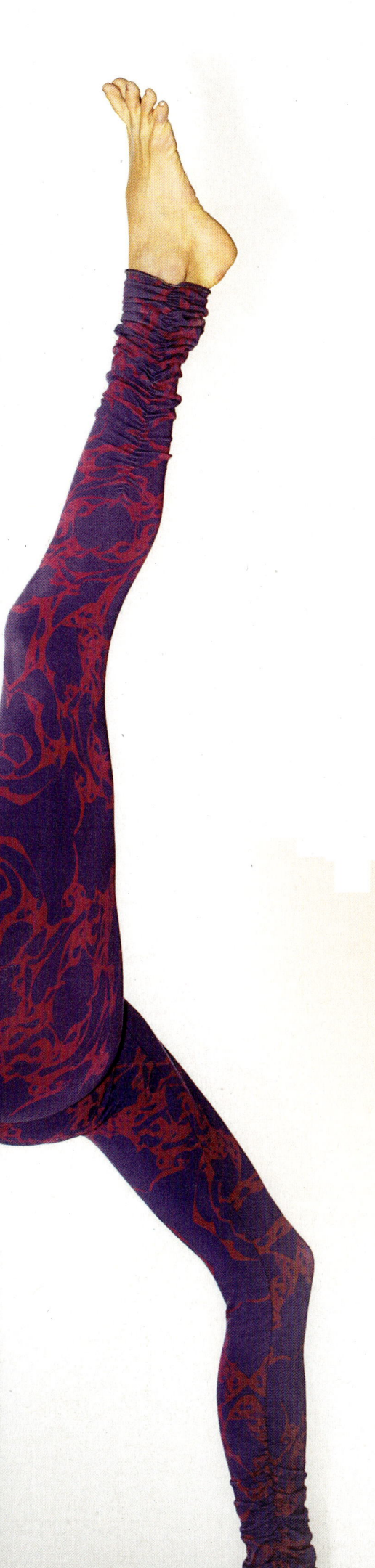

DRITTE WIEDERHOLUNG

URDHVA DHANURASANA
VOLLES RAD MIT AUSGESTRECKTEM BEIN

Komm ein drittes Mal in das volle Rad. Zieh nun das linke Knie zur Brust und streck dann das Bein kraftvoll nach oben aus. Nimm das Ungleichgewicht wahr und schaffe dir sowohl körperlich als auch mental einen Ausgleich.

Weite dich in alle Richtungen mit Bewusstheit und Beständigkeit.

VIERTE UND LETZTE WIEDERHOLUNG

URDHVA DHANURASANA | VOLLES RAD

Komm nun für ein letztes Mal ins volle Rad. Bleib gut geerdet und verteile das Gewicht gleichmäßig für ein paar Atemzüge auf Hände und Füße. Komm in deiner Zeit zurück zum Boden und streck deine Beine lange aus.

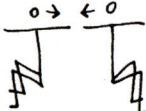

JATHARA PARIVARTANASANA | DREHUNG IM LIEGEN

Streck deine Arme zu den Seiten zu einem T aus und lass deine Knie locker nach links fallen. Werde feinfühlig dafür, wo du täglich unnötig Energie verschwendest, weil du nicht aufmerksam bist. Die Atmung hilft dir, deine Aufmerksamkeit bewusst dorthin zu lenken, wo du sie wirklich benötigst.

Atme für mindestens eine Minute hier und wechsle dann die Seite.

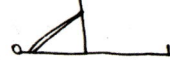

SUPTA PADANGUSTHASANA | HAND-ZUM-FUSS-HALTUNG

Streck dein linkes Bein auf dem Boden aus, das rechte Bein geht gerade nach oben zur Decke. Verschränke deine Hände hinter deinem rechten Oberschenkel. Erde deine Oberschenkelknochen weg von dir und erneuere die **AUSSTRAHLUNG**, um dich gleichmäßig im ganzen Körper zu öffnen. Werde weich im Gesicht und im Blick.

Atme fünf bis zehn Atemzüge hier, und wechsle dann die Seite.

SHAVASANA
TOTENHALTUNG

Schließe die Augen, wenn du so weit bist. Werde lang im Nacken. Lass deine Schulterblätter in den Boden sinken.

Leg die rechte Hand auf den Bauch, die linke auf dein Herz.

Heilung
setzt innere Ausgeglichenheit voraus

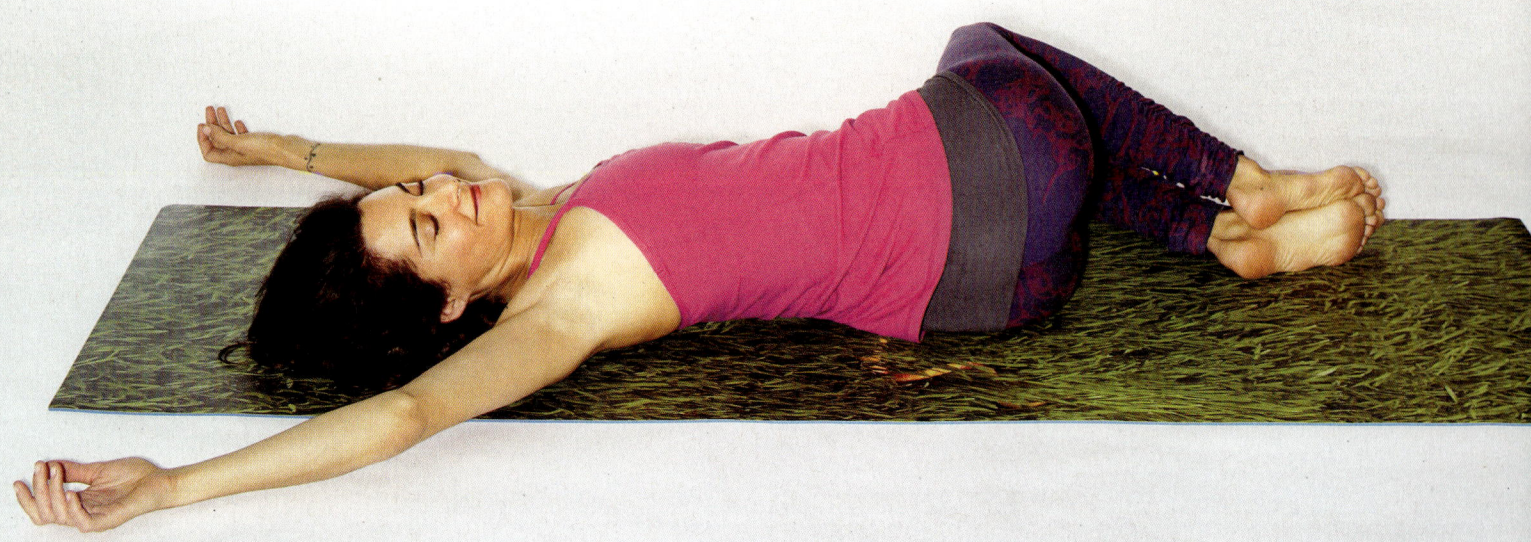

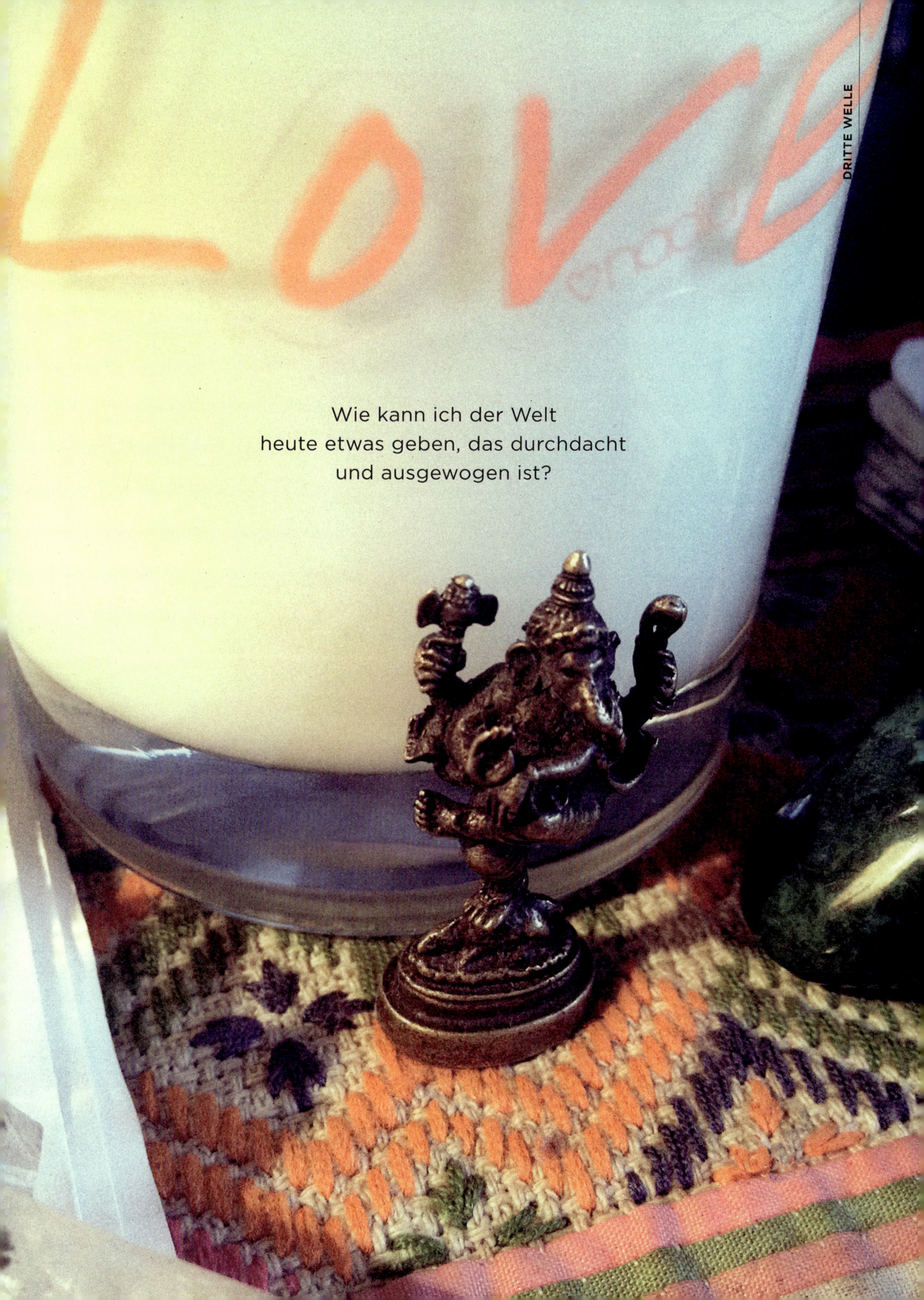

Wie kann ich der Welt
heute etwas geben, das durchdacht
und ausgewogen ist?

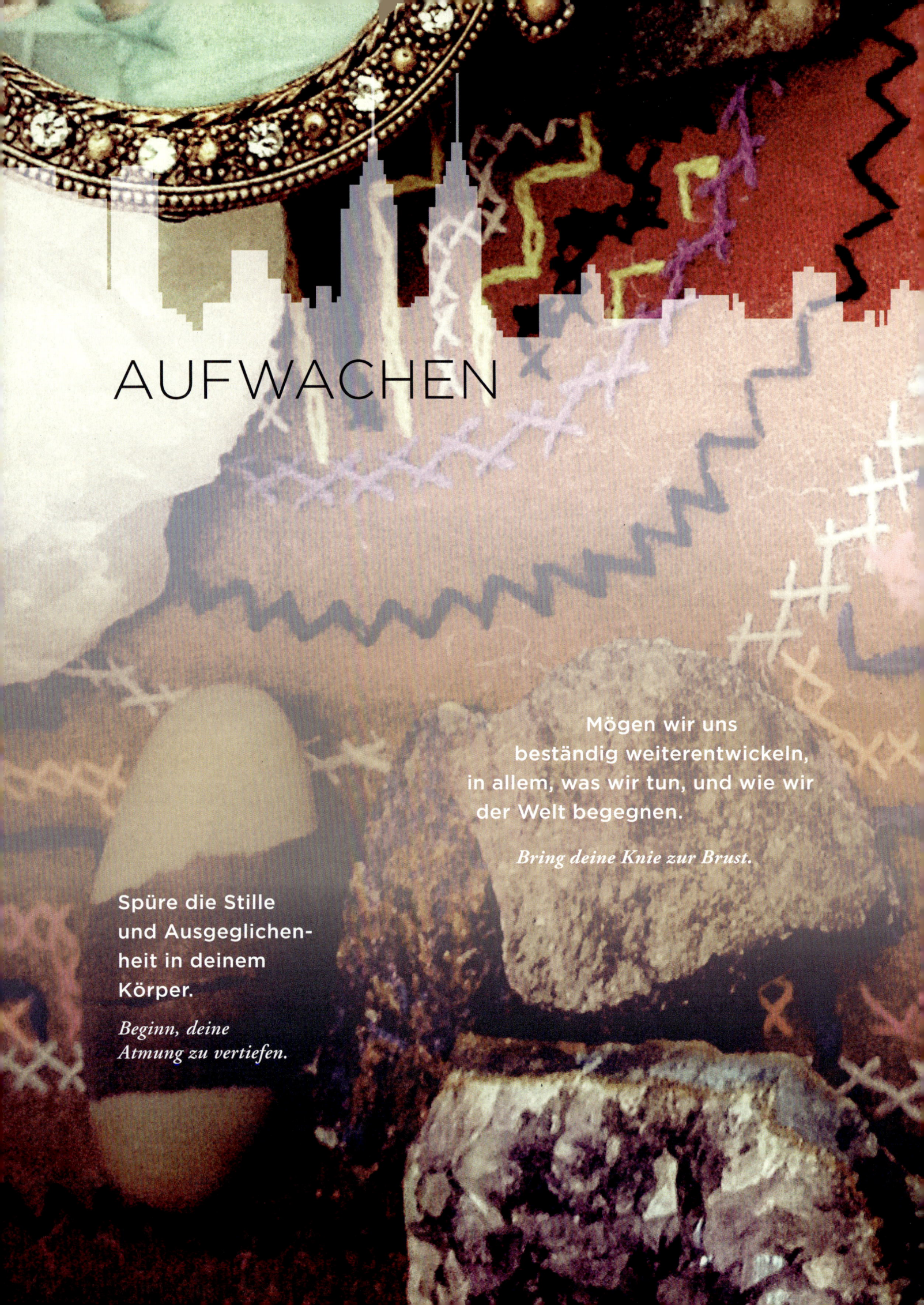

AUFWACHEN

Mögen wir uns
beständig weiterentwickeln,
in allem, was wir tun, und wie wir
der Welt begegnen.

Bring deine Knie zur Brust.

Spüre die Stille
und Ausgeglichen-
heit in deinem
Körper.

*Beginn, deine
Atmung zu vertiefen.*

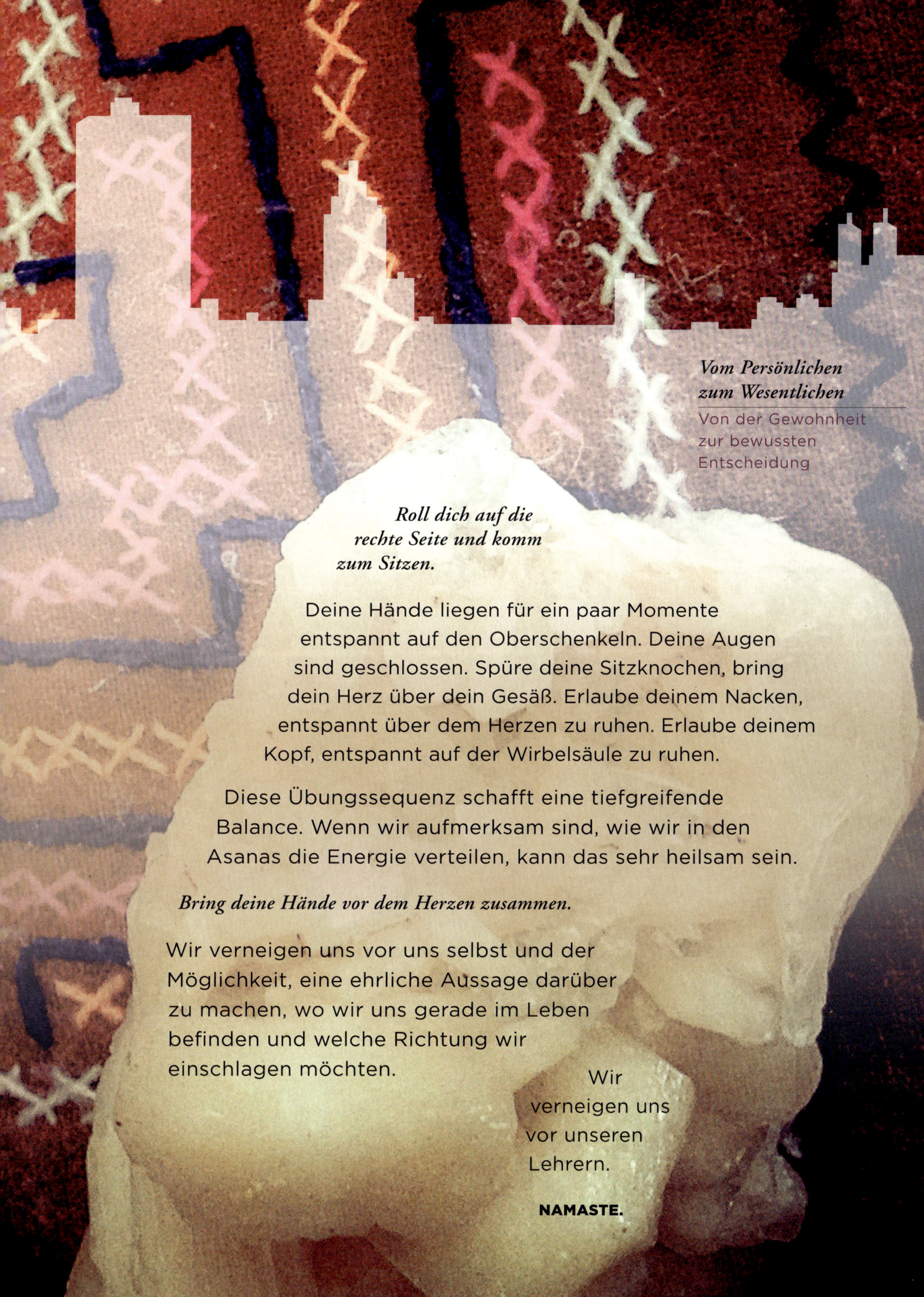

*Roll dich auf die
rechte Seite und komm
zum Sitzen.*

Deine Hände liegen für ein paar Momente
entspannt auf den Oberschenkeln. Deine Augen
sind geschlossen. Spüre deine Sitzknochen, bring
dein Herz über dein Gesäß. Erlaube deinem Nacken,
entspannt über dem Herzen zu ruhen. Erlaube deinem
Kopf, entspannt auf der Wirbelsäule zu ruhen.

Diese Übungssequenz schafft eine tiefgreifende
Balance. Wenn wir aufmerksam sind, wie wir in den
Asanas die Energie verteilen, kann das sehr heilsam sein.

Bring deine Hände vor dem Herzen zusammen.

Wir verneigen uns vor uns selbst und der
Möglichkeit, eine ehrliche Aussage darüber
zu machen, wo wir uns gerade im Leben
befinden und welche Richtung wir
einschlagen möchten.

Wir
verneigen uns
vor unseren
Lehrern.

NAMASTE.

SANKALPA

WIRKLICH ENTSCHEIDEND IST DOCH,
WIE WIR IN EINER SCHWIERIGEN SITUATION
HANDELN, UND NICHT, WAS WIR FÜR SPIRI-
TUELLE BÜCHER LESEN ODER DASS WIR
DHARMA-VORTRÄGEN LAUSCHEN.

- PETER RHODES

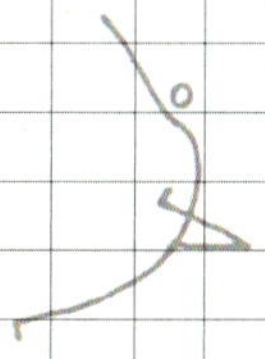

DEINE AUSGANGSBASIS:
EINE GLEICHBLEIBENDE,
AUFMERKSAME RUHE.

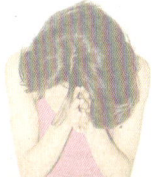
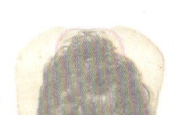
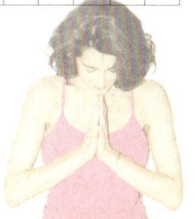

WAS MICH GERADE BESCHÄFTIGT

SPIRITUELLE ARBEIT IST
DAS TRAINING DES GEISTES,
SO DASS ER IN UNSERE VER-
FASSTHEIT HINEIN- UND DARÜ-
BER HINAUS REICHEN KANN,
UM DEN ZUSTAND HERBEIZU-
FÜHREN, DEN WIR WOLLEN.

- RUDI

WIR SIND
AUF DEM FALSCHEN WEG,
WENN WIR AUF DIE HIMMLISCHE
ERLÖSUNG, DIE ERLEUCHTUNG
ODER DIE VERÄNDERUNG WARTEN.
DAS ALLES PASSIERT NICHT
IN DER ZUKUNFT,
SONDERN GENAU JETZT.
ES PASSIERT INNERHALB
UNSERER ERFAHRUNGEN.
DIE ZEIT IST JETZT.

- PETER RHODES

WAS MICH GERADE BESCHÄFTIGT

WENN WIR EIN PROBLEM SEHEN,
WOLLEN WIR ES MEIST SOFORT LÖSEN.
SO WURDEN WIR ERZOGEN.
EINES DER SCHWIERIGSTEN DINGE IST ES
ZU BEOBACHTEN, OHNE VERÄNDERN ZU WOLLEN.
LEGE DEIN SCHWERT NIEDER
UND GIB DEN KAMPF AUF.
KÄMPFEN IST EINE FALLE.

- RED HAWK

DU BIST BEREITS ZUHAUSE, AN JEDEM ORT UND ZU JEDER ZEIT.

ZIEL:

ERSTE WELLE

ZWEITE WELLE

DRITTE WELLE

AUFWACHEN

...JE MEHR WIR DIE INNERE ARBEIT
VERTIEFEN, DESTO MEHR SOLLTE SICH
DIE ÄUSSERE ARBEIT AUSWEITEN, UND
JE MEHR SICH DIE ÄUSSERE ARBEIT
AUSWEITET, DESTO TIEFER SOLLTE
DIE INNERE ARBEIT WERDEN.

- RODNEY COLLIN

HEILUNG ERINNERT UNS DARAN,
DASS WIR GANZ SIND.

- DEEPAK CHOPRA

DANKSAGUNG

ELENAS DANK GILT FOLGENDEN PERSONEN: Danke Erica! Dafür, dass du Licht, Flügel und Quelle bist. Ich fühle mich geehrt, dieses Buch mit dir an meiner Seite zu präsentieren.

Mimi und Papa, Anthony und Jonah Lyon, Jessie, Jeff und Cory Nichols. Bentley und Jensen Meeker. Leila Astarabadi, Shannon Port und Kate Thorson für diese magische Familie. Chloe Crespi, Betty Kay Kendrick, Gregg Greenwood, Garth Stevenson, Christina Ehrlich, Julia March, Victoria Keen, Jin Seo, 5link, AK Kennedy, Hyde Yoga und Katey Denno für die Wahrung der Schönheit.

Danke an Linda Sparrowe für das Bearbeiten unseres Projektes! Du hast maßgeblich dazu beigetragen und wir fühlen uns sehr geehrt.

Danke an die Lehrer und das Team von VIRAYOGA. Kiri Binihaky und Karen McCulloch, Glenna Bedoya und besonders Lynn Hazan.

Danke an Familie Zander, Familie Weissenberger, Familie Nir, Laurie Gerber, Will Craig, Hildie Dunn, Samantha Sutton, Linda Colletta und Katie Torpey für die Liebe, die Lehren, den Kontakt mit der Wahrheit und dafür, mir meine Familie zurückgegeben zu haben.

Für euren Stil, eure Führung, die Liebe und Unterstützung über die Jahre hinweg, Dank an Dr. Douglas Brooks, Louise Amar, Cyndi Lee, Rodney Yee und Colleen Saidman Yee, Seane Corn, Alison West, Dana Flynn, Mark Whitwell, Hugo Cory, J. Brown, Vinnie Marino, Douglas Drummond, Rebecca Dreyfus, Suzannah Ludwig, Sensei John Mirrione und die Harmony by Karate Familie, John Friend, Marlo Phillips, Erin Boucher Kennedy, Liz Eustace, Melissa Eustace, Ally Bogard, Meghan Currie, Sianna Sherman, Janet Stone, Sally Kempton, Saul David Raye, Shiva Rea, Bryan Kest, Eric Schiffman, Desiree Rumbaugh, Beryl Bender Birch, Leslie Kaminoff, Schuyler Grant und die Belegschaft von Kula yoga, Marc Holzman, Anne Vandewalle, Gregoire Pothion, Marie Marty Lozach und die Familie bei BeYoga Paris, Rusty Wells und das Team von Urban Flow Yoga, Brook and Harrison Altman, Katie Hess von Lotus Wei, Lisa Reinhardt von Wei of Chocolate, Nadine Johnson, Mary Margrill, Lori Goldstein, Lysa Cooper, Athena, Victor und Jivan Calderone, Mads Kornerup, Daniel Cook, Danny Kalatsky, Gary Sheva, Eric Cahan, Katey Denno, Brock und Krista Cahill, Eva Mendes, Liev Schreiber, Naomi Watts, Russell Simmons, Zofia Reno, Cristina Ehrlich, Dana Bauer, Judi Bauer, Sarah Perlis, Susan Cianciolo, Libby und Scooter Weintraub, Mijanou Montealagre und Michael Rothman, Kathryn Budig, Tiffany Cruikshank, MB LaRue, Mary Ellen Bonifati McGeough, Tali Magal und Craig Fleishman, Amir Magal, AK Kennedy, Hyde Yoga, Kira Ryder, Kaitlin Quistgaard, Richard Rosen, Scott Blossom, Bruno Danto, Gabriella und die Becchina Familie, Lole, Manduka, Kripalu, das Omega Institute, die Familie der Growing Heart Farm, Anna Walko, Niki Morrisette, Jeff Krasno, Sean Hoess, Karina Mackenzie und das Wanderlust Festival, Stephanie Snyder, Kira Ryder und LuluBandha's, Amy Ippoliti, Christy und Gavin Mackenzie, Kia Miller, Tommy Rosen, Ashley Turner, Mark Mangan und Sascha Lewis.

Dank geht auch an Ekyog und Only Hearts für die Kleidung, die ich in Kapitel Eins trage. Danke Jin Seo von 51inc, Leila Astarabadi, Lululemon und kd dance für die Kleidung und Yael Alkalay's rote Blumen für die Kerzen in Kapitel Zwei. Danke an B by Donna M für die Kleidung, die ich in Kapitel Drei trage. Danke auch an Jin Seo von 51inc für die Kleidung in Kapitel Vier. Danke Lululemon und Victoria Keen für Kleidung, Nadia Narain für Kerzen, Plank Designs für die perfekte Yoga-Matte, Jamie Young für unser wertvolles Murti, Qori Inti für den göttlichen Palo Santo Dunst, Karuna Malas für meine geliebte Mala und Mutter Erde für die Kristalle in Kapitel Fünf.

Vielen Dank an Pam Katch für ihre Mitarbeit an meinem ersten Projekt, das mir dabei geholfen hat, dieses Buch zu visualisieren.

Danke an Derik, Ryan und die YogaGlo Familie für die unglaubliche Offenheit beim gemeinsamen Praktizieren und dafür, der Samen für dieses Projekt gewesen zu sein.

Spezieller Dank gilt Mark Roemer, David Kennedy, Nikki Costello, Christina Sell, Darren und Peter Rhodes, Jill Miller, MC Yogi, Gabrielle Bernstein, Donna Karan, Gwyneth Paltrow Martin, Christy Turlington Burns, Dr. Mark Hyman, Tara Stiles, Kaitlin Quistgaard, Dr. Frank Lipman, Kris Carr, Latham Thomas, Brian und Alexandra Jaye Johnson und Bentley Meeker dafür, ein wesentlicher Teil dessen zu sein, das zu diesem Buch geführt hat. Und: an alle Studenten, die meinen Weg geschmückt haben. Danke.

ERICAS DANK GILT FOLGENDEN PERSONEN: Elena. Dafür, dass du mir den Weg in mein Herz gezeigt hast und mich für mehr Liebe geöffnet hast. Michael Chichi dafür, ein Katalysator zu sein und mich immer dazu zu ermutigen, die Künstlerin zu sein, die ich bin. Meiner inspirierenden Familie der Unterstützung: Dee Dee und Nick Lloyd, Duane, Beth und Kaci Jago, Brooke, Jesse, Ella und Swing Mullins, Jared Thear, Dorothy Jago, Mary und Bob Leeper, Janie Triplet und Familie, Bo Powell und Familie, Amanda Dates, Joanna Intara Zim und die Durga Divas, Deborah Horwith, Taryn Lynch, Jennifer Frances und Steven Lichtscheidl, Luc, Kristyn und Stella Pritchett, Dave Bull, Nansee Parker, Julie Howard, San Francisco, Amsterdam and Hawaiis Frauen-Yoga-Gruppen, Robert Dupper, Dominika Swietlik, Charle Marais, Marianne de Kuyper, Nina Beatty, Andrea Stern, Jenna Hann, Ryan Gamlin und Krisha Fairchild. Ich liebe euch alle.

ELENA UND ERICA MÖCHTEN GEMEINSAM DANKEN: Michael ChiChi, Harlan Emil, Sofia Escobar, Chloe Crespi, Raja Sethuraman, Kristen Lotto, Dominic Neitz, Alice Marshall, Linda Sparrowe, Sally Kempton, Diana Krebs, Maren Brand, J.Kamphausen, Bérénice von Bandel, Emily Mattoon, John Kohler und Rachel Perlman von Gloss Studios, den Lehrern und dem Team von Urban Flow SF, BeYoga Paris und Satori Yoga Studio, Burning Man, Camera Girl, Marian Goodell, Mike Bradley, Tommy Bolduc, Elise Gochberg, Yves Durif und The Carlyle, A Rosewood Hotel.

SPANNUNG ABBAUEN UND VERGEBUNG FINDEN

ASANA-SEQUENZ FÜR KAPITEL EINS

TADASANA
BERGHALTUNG

SURYA NAMASKARA A
SONNENGRUSS

UTKATASANA
STUHLPOSITION

VIRABHADRASANA II
KRIEGER II

**UTTHITA
PARSVAKONASANA**
GESTRECKTER SEITWINKEL

UTTHITA TRIKONASANA
DREIECK

ASHVA SANCHALANASANA
GALOPPIERENDES PFERD

**ADHO MUKHA
SHVANASANA**
NACH UNTEN
SCHAUENDER HUND
EINE MINUTE HALTEN

**UTTANASANA ZU
HANUMANASANA**
VORWÄRTSBEUGE
ZU SPAGAT

**URDHVA PRASARITA EKA
PADASANA ZU ADHO
MUKHA SHVANASANA**
STEHENDER SPAGAT ZU
NACH UNTEN SCHAUENDEM
HUND

**PARIVRITTA
ANJANEYASANA MIT
ANJALI MUDRA**
GEDREHTER
AUSFALLSCHRITT MIT
HÄNDEN VOR DEM HERZEN

**UTKATASANA
ZU UTTANASANA**
STEHENDE VORWÄRTS-
BEUGE MIT VERSCHRÄNKTEN
HÄNDEN

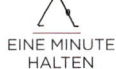

ADHO MUKHA SHVANASANA
NACH UNTEN SCHAUENDER
HUND
EINE MINUTE HALTEN

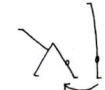

VRKSASANA
HANDSTAND

PARIVRITTA ANJANEYASANA
DREHUNG IM AUSFALLSCHRITT

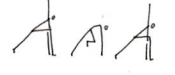

BAKASANA
KRÄHE

WIEDERHOLUNG:
HANUMANASANA | SPAGAT

ADHO MUKHA SHVANASANA
NACH UNTEN SCHAUENDER
HUND
EINE MINUTE HALTEN

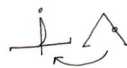

**NACH UNTEN SCHAUENDER
HUND > BRETT > NACH OBEN
SCHAUENDER HUND > KOBRA
> HEUSCHRECKE**

DHANURASANA
BOGEN

SUPTA TADASANA
BERGHALTUNG IM LIEGEN

URDHVA DHANURASANA
VOLLES RAD

SUPTA PADANGUSTHASANA
LIEGENDE BEINDEHNUNG

SHAVASANA
TOTENSTELLUNG

SCHULD LOSLASSEN

ASANA-SEQUENZ FÜR KAPITEL ZWEI

SNAPSHOT
Spürst du
die Resonanz?

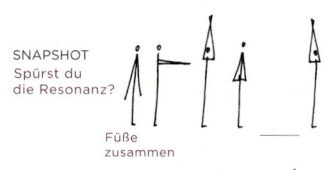

Füße
zusammen

URDHVA BADDHA HASTASANA
BERG MIT VER-
SCHRÄNKTEN HÄNDEN

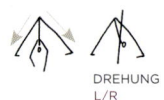

DREHUNG
L/R

PRASARITA PADOTTANASANA
VORBEUGE IN WEITER
STANDGRÄTSCHE

SNAPSHOT
Bist du präsent?

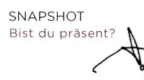

BADDHA VIRABHADRASANA
DEMÜTIGER KRIEGER

SNAPSHOT
Kannst du
für dich da sein?

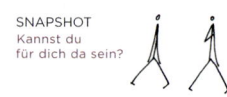

SOLARPLEXUS

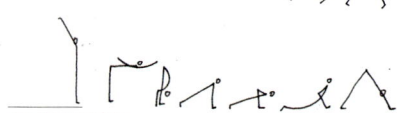

Am Mattenanfang

SURYA NAMASKARA A
SONNENGRUSS A

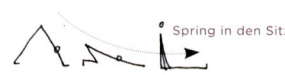

Spring in den Sitz

PASCHIMOTTANASANA
GESTRECKTE VORWÄRTS-
BEUGE IM SITZEN

SNAPSHOT
Bist du
harmonisch?

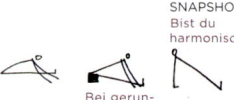

Bei gerun-
detem Rücken
ein Hilfsmittel
benutzen

PURVOTTANASANA
UMGEDREHTE SCHIEFE
EBENE

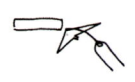

FUSSSOHLEN
pressen
aufeinander

BADDHA KONASANA
SCHMETTERLING

HANDINNENFLÄCHEN
zeigen nach oben

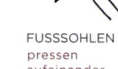

ENTSPANNE
die Gesichtsmuskeln

SUPTA BADDHA KONASANA
LIEGENDER
SCHMETTERLING

DREHUNG L/R
Knie auf die eine
Seite, der Blick
auf die andere

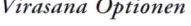

JATHARA PARIVARTANASANA
DREHUNG IM LIEGEN

Virasana Optionen

OPTION 1
Gesäß auf
dem Boden

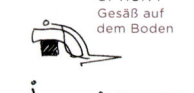

OPTION 3
im Liegen, Gesäß
auf dem Boden

OPTION 2
Gesäß auf dem
Hilfsmittel

VIRASANA
HELDENPOSITION

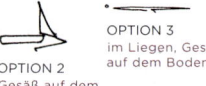

Blick nach L/R

BALASANA
KINDESHALTUNG

Kopf ruht auf
Hilfsmittel

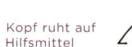

RESTORATIVER ADHO MUKHA SHVANASANA
NACH UNTEN
SCHAUENDER HUND

Hilfsmittel unter
dem Bauch

RESTORATIVES BALASANA
KINDESHALTUNG

HILFSMITTEL UNTER
DEM KREUZBEIN
Gesäß an der Wand

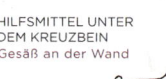

VIPARITA KARANI
BEINE AN DER WAND

Shavasana options

OPTION 2
Gesäß
auf dem Boden

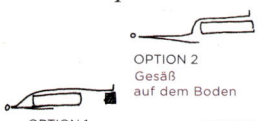

OPTION 1
Schultern auf
dem Boden

OPTION 3
Gesäß
auf dem Boden

SHAVASANA
TOTENHALTUNG

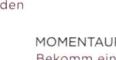

MOMENTAUFNAHME
Bekomm einen umfassenden
Eindruck deiner selbst

KAPITEL DREI

ATMEN
UND
RUHIGER
WERDEN

SCHULTERAUSRICHTUNG

1 Werde lang in den Körperseiten.

2 Schieb die Schultergelenke nach hinten.

3 Presse sanft die Spitzen deiner Schulterblätter hinter deinem Herzen zusammen.

4 Dreh die Unterarme energetisch nach innen und die Oberarme energetisch nach außen.

5 Schaffe dir in dieser Form Weite von innen nach außen.

NACH DEM HÖCHSTEN STREBEN

ASANA-SEQUENZ FÜR KAPITEL VIER

AUSATMEN
öffnen

EINATMEN
rund werden

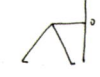

KATZE/KUH-POSITON

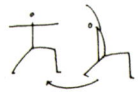

ADHO MUKHA SHVANASANA
ZUM NACH UNTEN SCHAUENDEN HUND MIT GEBEUGTEN KNIEN

SCHAFFE DIR
in diesem Raum
Bewusstsein

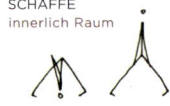

PARIVRITTA ANJANEYASANA
GEDREHTER AUSFALLSCHRITT

UTTHITA TRIKONASANA
DREIECK

VIRABHADRASANA II
ZU VIPARITA VIRABHADRASANA
VOM KRIEGER II IN DEN UMGEDREHTEN KRIEGER

SCHAFFE
innerlich Raum

PRASARITA PADOTTANASANA
ZU TADASANA
VON DER AUSFALLGRÄTSCHE MIT VERSCHRÄNKTEN HÄNDEN IN DIE BERGHALTUNG

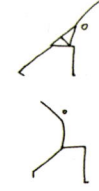

UTTHITA PARSVAKONASANA
LANGE FLANKENSTRECKUNG

VIRABHADRASANA I
KRIEGER I

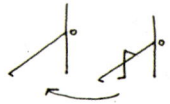

VASISTHASANA VARIATION
SEITLICHES BRETT MIT LEICHTER RÜCKBEUGE

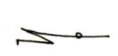

BALASANA
HALTUNG DES KINDES

EKA PADA RAJAKAPOTASANA
KÖNIGSTAUBE

ERWEITERE DEINE BEREITSCHAFT
bei allem, was du machst

JANU SIRSASANA
KNIE-KOPF-HALTUNG

UPAVISTHA KONASANA
WEITE GRÄTSCHE MIT VORWÄRTSBEUGE IM SITZEN

BHARADVAJASANA II
GEDREHTER SITZ

PARSVA BAKASANA / DVI PADA KOUNDINYASANA
SCHRITT FÜR SCHRITT IN DIE SEITLICHE KRÄHE

SIDDHASANA / SUKHASANA
VOLLKOMMENE HALTUNG ODER BEQUEMER SCHNEIDERSITZ

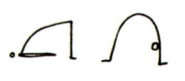

SETU BANDHASANA TO URDHVA DHANURASANA
VON DER BRÜCKE INS VOLLE RAD

BETRACHTE
jede Situation

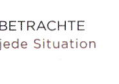

JATHARA PARIVARTANASANA
DREHUNG IM LIEGEN

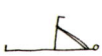

ERDE DEINE OBERSCHENKEL

DIENE
deiner Familie,
deinen Freunden,
deiner Arbeit

SHAVASANA
TOTENHALTUNG

DEIN LEBEN ALS SPIEGEL DEINER YOGAPRAXIS

ASANA-SEQUENZ FÜR KAPITEL FÜNF

ERSTER ZYKLUS 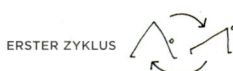 VOM BRETT IN DEN NACH UNTEN SCHAUENDEN HUND

1. GLEICHMÄSSIGE AUSSTRAHLUNG EKA PADA RAJAKAPOTASANA KÖNIGSTAUBE

WEITE DICH KRAFTVOLL ANJANEYASANA WEITER AUSFALLSCHRITT

VINYASA TADASANA MIT ANJALI MUDRA BERGHALTUNG, HÄNDE IM ANJALI MUDRA

ZWEITER ZYKLUS 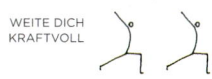 ARDHA CHANDRASANA ZU VIRABHADRASANA II HALBER MOND ZU KRIEGER II

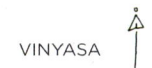 URDHVA PRASARITA EKA PADASANA ZU ANJANEYASANA VOM STEHENDEN SPAGAT IN DEN HOHEN AUSFALLSCHRITT

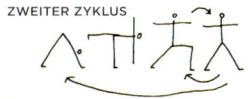 VRKSASANA HANDSTAND

VINYASA
2. AUSSTRAHLUNG EKA PADA RAJAKAPOTASANA KÖNIGSTAUBE MIT DREHUNG DES OBERSCHENKELS

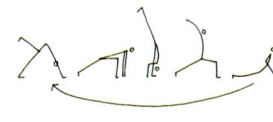 ARDHA CHANDRASANA ZU VIRABHADRASANA II ZU VIPARITA VIRABHADRASANA II ZU UTTHITA PARSVAKONASANA HALBMOND ZU KRIEGER II ZU UMGEKEHRTEM KRIEGER ZU GESTRECKTEM SEITWINKEL

DRITTER ZYKLUS

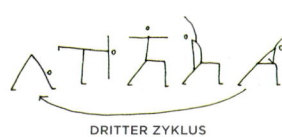 MALASANA ZU BAKASANA VON DER HOCKE IN DIE KRÄHE

PARIVRITTA UTKATASANA WITH ANJALI MUDRA ZU PARIVRITTA ANJANEYASANA MIT ANJALI MUDRA GEDREHTER STUHL MIT ANJALI MUDRA ZU GEDREHTER AUSFALLSCHRITT MIT ANJALI MUDRA

UTTANASANA ZU TADASANA AUS DER STEHENDEN VORWÄRTS-BEUGE MIT VERSCHRÄNKTEN HÄNDEN IN DIE BERGPOSE

HALBMOND I KRIEGER II UMGEKEHRTER KRIEGER GEDREHTE WINKELSTRECKUNG

VIERTER ZYKLUS

DHANURASANA BOGEN

ARDHA BHEKASANA HALBER FROSCH

SIRSASANA KOPFSTAND

3. AUSSTRAHLUNG 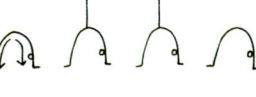 EKA PADA RAJAKAPOTASANA VARIATION DER KÖNIGSTAUBE

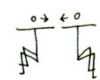 NADELÖHR

URDHVA DHANURASANA VOLLES RAD

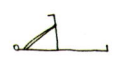 JATHARA PARIVARTANASANA DREHUNG IM LIEGEN

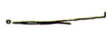 SUPTA PADANGUSTHASANA HAND-ZUM-FUSS-HALTUNG

SHAVASANA TOTENHALTUNG